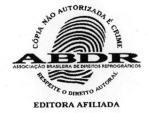

EDITORA AFILIADA

Dados Internacionais de Catalogação na Publicação (CIP)
(Câmara Brasileira do Livro, SP, Brasil)

Leonard, George
O atleta dos atletas / George Leonard ; | tradução
Eleny Corina Heller |. — São Paulo : Summus, 1999.

Título original: The ultimate athlete.
Bibliografia.
ISBN 85-323-0620-9

1.Aptidão física 2. Atletismo 3. Educação física
4. Espírito e corpo 5. Esportes 6. Jogos I. Título.

98-0388
CDD-613.711

Índices para catálogo sistemático:
1. Atletas : Desempenho esportivo : Educação física
613.711

GEORGE LEONARD

O ATLETA DOS ATLETAS

Uma nova dimensão para a atividade física

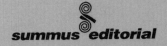

Do original em língua inglesa
THE ULTIMATE ATHLETE
Copyright © 1974, 1975 by George Leonard

Tradução:
Eleny Corina Heller

Capa:
BVDA/Brasil Verde

Proibida a reprodução total ou parcial
deste livro, por qualquer meio e sistema,
sem o prévio consentimento da Editora.

Direitos para a língua portuguesa
adquiridos por
SUMMUS EDITORIAL LTDA.
que se reserva a propriedade desta tradução
Rua Cardoso de Almeida, 1287
05013-001 — São Paulo, SP
Telefone (011) 3872-3322
Caixa Postal 62.505 — CEP 01214-970
http://www.summus.com.br
e-mail:editor@summus.com.br

Impresso no Brasil

Outras dimensões, novas concepções

Ao associar-se à publicação de *O atleta dos atletas*, de George Leonard, o SESC de São Paulo mantém-se em linha de coerência com seu propósito de dar repercussão ao surgimento de novas concepções, de novos pontos de vista e de questionamentos desafiadores da razão convencional em matéria de cultura. E cabe, nesse aspecto, frisar que, para o SESC, os esportes, as atividades físicas e as práticas corporais ocupam, sem favor nenhum, um lugar de destaque no campo da cultura. Passou-se o tempo das cisões que situavam a ação e a reflexão, o corpo e o intelecto, a matéria e o espírito, em territórios separados por fronteiras intransponíveis. Apesar do gênio de Descartes, que insistia em ver-nos como resultado da junção de dois agregados, a mente e o corpo — o segundo naturalmente subordinado à primeira —, essa representação seccionada da natureza humana tornou-se obsoleta e não encontra, contemporaneamente, senão poucos defensores e escassos argumentos.

É em razão desse entendimento que o SESC esforça-se por valorizar, disseminar e consolidar uma nova representação acerca da prática esportiva, à qual não falta o estatuto de cultura num de seus sentidos mais apropriados, ou seja, aquele de criação, expressão, comunicação e sociabilidade. Decorre daí o empenho da instituição em multiplicar as oportunidades de acesso à atividade física, levando-a ao alcance de públicos cada vez maiores. Provém daí seu interesse em ampliar uma rede de equipamentos cada vez mais diversificada, descentralizada e aberta.

Cultura não se restringe, todavia, a um conjunto de práticas sociais, quaiquer que sejam elas, destituídas de sentido, propósito e direção.

Para um pensador do porte de Michel de Certeau, só ocorre verdadeiramente cultura quando o agente cultural assume consciência das razões de sua ação e de sua criação. Esse agente cultural — qualquer um de nós, mergulhado nos atos rotineiros da existência cotidiana — ascende ao nível de criador no exato momento em que age e, simultaneamente, evoca integralmente o sentido de seu agir.

É precisamente essa profunda pesquisa do sentido que torna cativante o livro de George Leonard. Qual a dimensão essencial dos esportes? Como a atividade atlética dissolve a distinção corpo/mente para afirmar-se como um fator de suprema realização pessoal, como experiência existencial intraduzível? Como, a partir da prática esportiva, resulta possível decolar da individualidade estrita e alcançar a fruição do desafio coletivo? Como substituir a agressividade destrutiva da competição exacerbada pela harmonia do trabalho cooperativo, centrado nas atitudes de integração, solidariedade e cooperação? Pelos meandros dessa indagação complexa, George Leonard vai conduzindo a construção de sua tese. Tese que pode ser acompanhada com prazer pelo leitor, graças a um texto desenvolto, que combina idéias, exemplos e narrativas de uma forma extremamente agradável.

A publicação no Brasil de *O atleta dos atletas* irá produzir, com certeza, discussões, debates e polêmicas estimulantes, necessários ao avanço da reflexão sobre o papel da prática esportiva nas sociedades modernas.

Não é preciso mais do que isso para que o SESC de São Paulo sinta-se feliz em participar dessa iniciativa.

Danilo Santos de Miranda
Diretor do Departamento Regional
do SESC no Estado de São Paulo

A minha mãe, JULIA ALMAND LEONARD, que superou limites e expectativas, que participa do Jogo Maior com plena consciência e que permanece, para seus filhos e para as outras pessoas, um modelo de transformação pessoal.

AGRADECIMENTOS

A minha esposa, Lillie Leonard, que me antecedeu no campo da educação física deixando-se motivar pelo forte sentimento que a anima, de que toda criança, toda pessoa, merece a oportunidade de gozar de uma movimentação física graciosa e competente. O que realizou trouxe alegria a muitas crianças, e a mim também.

A Leo Litwak, velho amigo, parceiro de aikidô e moscardo, que me deu a idéia inicial, inspiradora, de *O atleta dos atletas* e insistiu para que eu começasse a escrevê-lo. A ele devo também a grande orientação e apoio que quase chego a contar como certos.

É difícil expressar meu reconhecimento a Michael Murphy. Com o passar dos anos nossas vidas e metas se tornaram tão interligadas que, por vezes, se torna impossível definir quais de nossas idéias pertencem a ele ou a mim. Neste livro, no entanto, sua generosidade se demonstra ainda mais costumeira do que normalmente é. Dou especial valor a seu trabalho, pelo fato de ele ter lançado uma luz sobre a base evolutiva que os esportes nunca deixaram de ter.

Minha eterna dívida de gratidão a meus instrutores de aikidô Robert Nadeu, Frank Doran e William Witt se vê aparente em todas as páginas que se seguem; muito obrigado Bob-*sensei*, Frank-*sensei* e Bill-*sensei*, pelo treinamento duro mas amoroso que me proporcionaram. Meu obrigado também a Michael e Dyveke Spino pelo treinamento individualizado de *track* (percurso), campo e quadra de tênis e a Raymond Pierce, pela assessoria que me ofereceu quanto ao mergulho. Quero agradecer a John Poppy por sua leitura mais do que cuidadosa e atenta do manuscrito deste livro; à minha filha Burr Leonard pela elaboração de seu índice; e também a Dulce Cottle, Tom Everett, Betsy Hill, James Nixon, Peter Pauley e Gordon Tomkins.

Finalmente, pelo apoio que todo escritor sonha obter, meu especial agradecimento a meus três assessores literários: Richard Grossman, Ann Hancock e Sterling Lord.

Sumário

Apresentação 11

JOGOS ANTIGOS E NOVOS JOGOS

1. Aventuras do Corpo e do Espírito 15
2. Dimensões Ocultas dos Esportes 39
3. O Aikidô e a Mente Ocidental 55
4. Introdução ao Corpo de Energia 66
5. Exercícios de Energia 85
6. O Corpo de Energia nos Esportes Convencionais 99
7. Novos Jogos, Novas Regras 108
8. Rumo a uma Nova Educação Física 129

O JOGO MAIOR

9. O Jogo dos Jogos 145
10. Correr 161
11. Cair, Voar 176
12. Mergulhar 193
13. Arriscar, Morrer 201
14. A Dança dentro do Jogo 212
15. Ideal e Realidade 222
Apêndice – Sete Novos Jogos Para Quem Gosta de se
Aventurar nos Esportes 238

Apresentação

Conheci George Leonard conduzindo um *workshop* em Esalen junto com seu grande amigo e fundador do Instituto, Michael Murphy. Alto, magro, com um ligeiro sotaque do sul dos Estados Unidos, analisavam o livro de Michael sobre a transformação do corpo. Embora tivesse ouvido falar sobre George — ex-editor da revista *Look*, autor de um grande número de matérias e artigos nos anos 60 mestre de aikidô, e também autor de diversos livros — eu nunca o havia encontrado. Curti aquele fim de semana, as horas que passei com Michael e tive um grande prazer em finalmente conhecer George pessoalmente. Resolvi saber mais sobre ele lendo os seus livros. O primeiro que encontrei foi *The Ultimate Athlete*, e, como esportista e terapeuta, fiquei curioso. Durante muito tempo fiquei pensando sobre a imensa distância entre a forma como treinamos nossos corpos como atletas e como necessitamos dos nossos corpos como seres humanos. Tendo treinado natação, eu usava meu corpo de uma maneira: firme, determinada, força e resistência supremas em busca do sucesso. Treinado como terapeuta corporal, aprendi a ver o meu corpo em termos de fluxo, fluidez, nós, bloqueios e integração. As duas concepções não coexistem facilmente, muito menos se juntam. Mas George conseguiu juntar esses opostos.

The Ultimate Athlete — que recebeu em português o título de *O Atleta dos atletas* — foi escrito para o atleta e também para o não-atleta. Nas suas mãos a energia não é mais apenas força e determinação, e sim "ver em termos de energia", o "fluxo" do jogo, o impulso que existe tanto dentro quanto fora do corpo. Este livro está repleto de esportes e de energia, jogos que são convites tanto ao corpo quanto ao coração. Leonardo criou o esporte da alma, um jogo filosófico. "Eu... aprendi que um corpo rijo, inflexível, não é necessariamente um corpo forte, e que revelar emoções não significa ser fraco." É isso que ele nos diz. Estas são as palavras do terapeuta corporal, não do treinador. "Não espere nada, esteja pronto para tudo", nos diz ele. Isso é algo que Fritz Perls, fundador da Gestalt-terapia, poderia ter escrito. Só que George as traduz e aplica à atividade física.

"Em toda cultura sempre acaba surgindo o momento em que o mundo mais amplo começa a mudar de modo a confundir os velhos jogos e as velhas regras." É tempo para um jogo novo, nos diz George Leonard, e eu concordo. Que venha o Atleta dos atletas!

Edmundo Barbosa
Psicólogo e psicoterapeuta corporal
Fundador e diretor da Iniciativa Gaia
(Movimento pela expansão e integração
do conhecimento e da consciência humana)

JOGOS ANTIGOS
E
NOVOS JOGOS

1. AVENTURAS DO CORPO E DO ESPÍRITO

Dizem que todo gordo guarda em si um magro que sonha aparecer. Se isso for verdade, então todo magro deve sentir-se de vez em quando cercado pelos fantasmas dos músculos e da gordura. De certa forma, deve haver um modelo ideal de físico para cada um de nós — homens, mulheres ou crianças. Se encararmos as coisas desta maneira, todo corpo que se encontra em movimento neste planeta pode muito bem encerrar dentro de si um forte e gracioso atleta, capaz de realizar feitos olímpicos. Embora um tanto fantasiosas, essas afirmações não deixam de ser verdadeiras. O atleta que habita em cada um de nós é mais do que um ideal abstrato. Trata-se de uma presença viva, que pode mudar nossa maneira de sentir e de viver. A busca pelo nosso atleta interior pode conduzir-nos à pratica de esportes e exercícios regulares e, portanto, àquela saúde que as academias de condicionamento físico prometem — e isso já seria o bastante para justificar nossa busca. Mas o que eu tenho em mente vai além do condicionamento físico: diz respeito a adentrarmos nos reinos da música e da poesia, no giro dos planetas, na compreensão da morte.

Atualmente, estabelecer uma correlação entre o plano meramente físico e esses outros reinos pode parecer ou excessivo ou mesmo grotesco. Mas tal correlação teria parecido perfeitamente natural para o poeta grego Píndaro, para o qual as competições atléticas expressavam a mais alta aspiração humana; ou para o filósofo Pitágoras, que competia nos Jogos Olímpicos; ou, ainda, para qualquer um de nossos ancestrais que por aqui caminharam há séculos, antes que a civilização lançasse suas palavras mágicas sobre a humanidade, tentando fazer-nos acreditar que o corpo é, de certa forma, inferior ao intelecto e ao espírito. Minha abordagem sobre este assunto é em parte histórica e antropológica. Realizei numerosas entrevistas e conduzi certo número de pesquisas atualizadas. Porém, falo principalmente a partir de minha experiência pessoal; a partir daquela sensação de opressão no coração e de dor nos pulmões, das contusões sofridas em busca da capacitação física, do trabalho fatigante e dos momentos de repentina iluminação. Não que eu tivesse sido um atleta em minha infância ou juventude. Apenas ao aproximar-me dos quarenta é que verdadeiramente me rendi à alegria que o vigor dos movimentos nos traz. Hoje, aos cinqüenta, obedeço a um regime de treinamento de seis dias por semana e sou um exemplo pessoal de como músculos, tendões, ligamentos e articulações podem se manter ativos por longo tempo. Sou uma pessoa ávida por apoiar organizações esportivas, sou amigo e, às vezes, conselheiro de jovens atletas. As páginas que se seguem, certamente, demonstrarão as circunstâncias que me conduziram a essas atividades. Mas convido-o, primeiramente, leitor, a lançar um breve olhar sobre o incidente totalmente comum que me deu estímulo para escrever este livro.

Você é capaz de se lembrar de algum dia de primavera, aos treze anos de idade? A brisa sedutora soprando, as poucas nuvens esboçadas no céu por algum artista descuidado, o sol extraindo aromas enlouquecedores da terra úmida e estimulando impulsos nunca sentidos nas mais variadas partes de seu corpo? Pois foi num dia como esse, em 1972, por ocasião de uma caminhada, já manhã alta, em uma pequena cidade do estado de Virgínia, que deparei com um grupo de 35 ou 40 jovens de treze anos, sentados em um banco de jardim. Obedecendo à visão e ao perfume da florada de abril, eu deixara o quarto do hotel onde me hospedara para inspecionar as redondezas. Diante dos meninos e meninas encontrava-se em pé um homem jovem, de músculos rijos, vestindo calçados e calças próprios para ginástica, camiseta branca, cabelos cortados à escovinha e que trazia consigo um apito e uma prancheta. Perto dele, brilhando como uma guilhotina à luz do sol, havia uma barra fixa. Parei para observar a cena.

O homem olhou para sua prancheta, e chamou: "Babcock!".

Entre os meninos e meninas percebeu-se certa agitação. Um dentre eles se levantou e dirigiu-se à barra: Babcock, o clássico gordinho da turma.

De ombros caídos, permanecia em pé próximo à barra. "Não consigo", disse.

"Você pode tentar", disse o homem com a prancheta.

Babcock alcançou a barra com as mãos, tocou-a de leve — apenas isso — e voltou ao seu lugar, cabisbaixo, enquanto todo o grupo olhava a cena, parecendo compartilhar de sua vergonha. Tomado pela raiva, eu também fui embora. Mas, sob essa raiva, senti em mim algo que, ao mesmo tempo, me atraía e magoava. O incidente parecia haver tocado em uma área de meu passado que eu, convenientemente, havia esquecido. O dia se mostrava tão adorável que não havia espaço disponível para ninguém se aprofundar em áreas dolorosas. Concentrei-me para pensar em outras coisas. Mas Babcock não me deixaria sossegado com facilidade. Aquela cena ficou se repetindo na minha mente. Eu me deixara fascinar pelo modo como o garoto gordinho se encaminhara para a barra fixa, com seu andar levemente balançado, mas movendo-se com rapidez como se estivesse ansioso para acabar logo com tudo aquilo; seu posicionamento errado, sob a barra; o toque mínimo, apenas simbólico das mãos sobre o metal; a absoluta resignação que demonstrou ao retornar para o seu lugar oscilando a cabeça de um lado para outro. Mais e mais uma vez, na minha mente, Babcock se levantava, caminhava em direção à barra, ali se mantinha em pé, tocava-a, retornava. Essa cena, para mim, tomou as características de um drama grego. O homem com a prancheta transformou-se no deus de visão implacável, que trama situações que nos servem de teste e, depois, sem misericórdia, nos impele ao cumprimento de nossos respectivos destinos. Os meninos e meninas eram parte do coro: com seu silêncio tanto condenavam aquele ser desprezível como ainda, com o mesmo silêncio, davam expressão à sua própria apreensão e vergonha.

O que Babcock tinha a ver comigo? Eu me encontrava, então, nas melhores condições físicas de minha vida. Estava profundamente envolvido no estudo e prática da arte marcial oriental do aikidô. Praticava regularmente grandes caminhadas e corridas, participava de várias modalidades esportivas. Distanciei-me dos meus sentimentos em relação a Babcock. Comecei a pensar sobre a natureza da educação do corpo nesta sociedade.

Naquela época, um de meus amigos dedicava-se ao estudo da educação física em uma universidade norte-americana. A faculdade de educação física em que estudava se orgulhava de sua formação "acadêmica" e era muito difícil alguém não se deixar impressionar pela qualidade seca, rigorosa do que ela proporcionava. Tanto seus textos quanto os trabalhos práticos oferecidos eram testemunhas do fato de as ferramentas e métodos da era da tecnologia terem sido colocados em jogo para que se pudessem analisar, digamos, a física exata envolvida numa competição de salto em altura ou numa cortada ideal no vôlei. Mesmo a questão da "motivação psicológica" era ali abordada de forma mecânica, como se se tratasse de um programa de computador. Uma criatura inteligente, que viesse de outro planeta, deparando com esse material teria razões para crer que a terra era habitada por robôs, e sua principal função lhes pareceria óbvia: competir em algo a que se teria dado o nome de Jogos Olímpicos. Estudar para ser professor de educação física era o mesmo que se preparar para criar campeões olímpicos. Algo que nada tinha a ver com Babcock — assim como com a maioria de nós.

Eu me indagava se não seria uma tarefa inútil tentar encontrar valores positivos no campo da educação física e do atletismo. Em 1972, todo esse campo se via sob o ataque de críticas que lhe provinham dos mais variados ramos. Essas críticas, em geral, concordavam quanto ao fato de que o departamento de atletismo das universidades se mostrava como o mais alto refúgio do autoritarismo, do racismo e do sexismo. Essas críticas sugeriam que os movimentos reformadores da década anterior não haviam conseguido sensibilizar o treinador ou o instrutor de educação física. O colorido e a vibração do jogo em campo eram apenas a fachada que mascarava a existência de uma exploração brutal, de abuso de drogas e do cinismo.

De fato, o sistema esportivo vigente era alvo fácil para essas críticas. Mas parecia-me que muitos de nós que se queixavam das condições dos esportes em nossa sociedade deveriam partilhar essa responsabilidade, uma vez que nossa tendência tinha sido a de manter a atividade atlética fora dos limites de nossas preocupações. À medida que minha consciência se ampliou em relação a essa matéria, descobri que a maioria das pessoas que eu conhecia, mesmo aquelas que se mostravam profundamente comprometidas com a reforma social e educacional, raramente consideravam as possibilidades que estavam disponíveis no campo do atletismo. Viajei de *campus* a *campus*, pelos Estados Unidos (grande parte em decorrência de meu livro *Education and Ecstasy**), falando sobre as mudanças básicas que deveriam ocorrer em nosso estilo de vida; mudanças essas que, eventualmente, envolveriam a maneira como nos relacionamos com nosso próprio corpo. Aos que me haviam convidado — que, geralmente, eram professores ou estudantes de psicologia, pedagogia, artes ou ciências humanas em geral — eu fazia indagações sobre o programa de educação física de suas faculdades ou universidades. E a resposta vinha sob a forma de olhares perdidos, se-

---

* Publicado pela Summus em 1998, sob o título *Educação e êxtase*.

guidos de uma certa perplexidade, questionando-se sobre o porquê de eu estar perguntando aquilo.

Fiquei bastante surpreso quando um bom amigo meu, interessado em condicionamento físico, recusou-se a considerar os méritos do livro de Michael Murphy, *Golf in the Kingdom*, simplesmente pelo fato de a obra tratar da Vida Elevada em termos do esporte praticado por corretores de seguros e presidentes conservadores. Mas até mesmo o autor de *A arte cavalheiresca do arqueiro Zen*, o filósofo alemão Eugen Herrigel, julgou necessário iniciar seu adorável livrinho com uma desculpa: "À primeira vista pode parecer intoleravelmente degradante para o Zen — qualquer que seja o modo como o leitor entenda essa palavra — ser associado a algo tão mundano como a arqueria". Por que isso acontece? Quando a atividade atlética começa a ser considerada uma atividade mundana ou degradante, algo de existência totalmente desvinculada do intelecto e do espírito? Em seu *Paideia*, obra clássica sobre a cultuta grega, Werner Jaeger mostra ânimo suficiente para apontar onde surgiu esse corte: em meados do século vi a.c. Nessa época, o antigo sistema atlético, aristocrático e amador chegou ao fim. Sob pressão sempre crescente por vencedores, os grandes jogos que se realizavam em Olímpia e Pitho, Neméia e no Istmo de Corinto caíram presas de um feroz profissionalismo.

...foi só então que o ataque feito por Xenófanes à supervalorização da "força física", grosseira e não intelecualizada, atraiu para si um eco tardio, mas persistente. Tão logo os gregos começaram a perceber no espírito uma natureza diferente ou mesmo hostil em relação ao corpo, o antigo ideal atlético se viu degradado para além de qualquer esperança de salvação, perdendo de uma vez a importante posição que ocupava na vida grega — embora a atividade atlética tenha sobrevivido por séculos, porém, mais como simples esporte. No que diz respeito à sua origem, nada poderia ter sido mais estranho do que uma concepção puramente intelectual de vigor físico ou eficiência. A unidade ideal estabelecida entre corpo e espírito, que ainda se pode admirar (*embora se tenha perdido para sempre entre nós*) nas obras-primas da escultura grega, indica a maneira pela qual devemos entender o ideal atlético de excelência humana, mesmo que esse ideal possa ter-se distanciado em muito da realidade.[1]

---

1. Werner Jaeger. *Paideia: The Ideals of Greek Culture* (Trad. para o inglês de G. Highet), Nova York, 1965, v. I, p. 207.

Coloquei em itálico a frase que Jaeger destacou entre parênteses para dar ênfase ao traço de melancolia e desesperança que ela encerra. *...Perdida para sempre, entre nós!* E, entretanto, o quanto hoje necessitamos dessa unidade, dessa resplandecente unicidade de corpo, mente e espírito! Agora, mais do que nunca, quando a era moderna da descuidada indolência e gulodice está claramente chegando ao fim, necessitamos daquela comichão de vida que se faz sentir em todos os nossos membros, do vínculo com a natureza e com as demais pessoas, que só o profundo prazer em relação ao corpo pode trazer-nos. A união ideal entre corpo e espírito, há tanto tempo perdida pela especialização, profissionalismo e obsessão por vencer, bem pode representar, de fato, as bases mais profundas de uma abordagem do atletismo que se mostre passível de ser trabalhada nessa nova e difícil era, uma abordagem que faça sentido tanto para os Babcocks de nossa sociedade como para os que aspiram ao ideal olímpico.

Passei a maior parte do verão de 1943 na escola para cadetes de aviação, em aprendizagem de vôo, de Maxwell Field, localizada nas planícies do sul do estado do Alabama. Trago ainda vívidas as lembranças dessa época — o alto espírito do trote dos alunos adiantados, os instrutores anônimos das classes abafadas, as intermináveis paradas sob aquele inexorável sol do Alabama. Mas, acima de tudo, lembro-me de nosso treinamento físico — TF, como o chamávamos — e de um determinado instrutor, que se decidira firmemente a fazer com que nosso esquadrão quebrasse todos os recordes de boa forma física de Maxwell Field.

O treinador era um segundo-tenente que acabara de ser promovido, recém-graduado em educação física por uma pequena universidade do sul dos Estados Unidos. Ele tinha a cara de um buldogue, de compleição maciça. No entanto, seu físico, embora musculoso e bem proporcionado, não era nada maciço. Essa desproporção tinha o efeito de fazê-lo parecer ameaçador e patético ao mesmo tempo. Em todo caso, porém, ele era um terror na hora da ginástica. De pé, sobre uma plataforma de madeira, diante de nossa classe composta por cerca de uma centena alunos — o Esquadrão B — ele ladrava a sua repetida exortação:

"O que vocês são, um bando de *moças?*"

Separados pela distância de um braço esticado, fazíamos exercícios tais como: tesouras, flexões de braço, abdominais, flexões sobre os joelhos e assim por diante, até liquefazer nossos músculos. Então nosso tenente passava à sua tortura favorita: séries de exercícios com halteres de madeira. Depois de dez ou quinze minutos, nosso instrutor nos fazia praticar exercícios para o pescoço, durante os quais segurávamos os halteres lateralmente com os braços esticados.

"Vocês vão descobrir", ele ensinava enquanto sofríamos, "que o pescoço é o músculo mais importante de um piloto. *Mantenham esses braços erguidos, mocinhas!* Quando vocês estiverem lá em cima, numa zona de combate — *braços erguidos, aí...!* — esse pescoço vai ter de ficar virando com firmeza o tempo todo. *Virem esses pescoços! Para cima, para o lado, para baixo, para o lado! Grudem os olhos nos caças inimigos!* Mesmo quando o céu parece vazio — êi!, mocinhas! — vocês terão de continuar procurando com os olhos. *Para cima, para o lado, para baixo, para o lado!* Depois de sua primeira missão de combate — *mocinhas!* — vocês voltarão com o pescoço inchado. Então vou deixá-los em forma agora. Girar a cabeça, uma volta inteira!".

Acreditando no que ele dizia, eu ficava tonto olhando o céu sem nuvens do Alabama, procurando os fantasmas dos caças inimigos. Ao mesmo tempo, usava os recursos que ainda me restavam. Recruta havia quatro meses, eu tinha adquirido a necessária capacidade de sobrevivência para a vida totalmente alienígena na qual havia entrado com a idade de dezenove anos — como fazer aquela flexão no ritmo exato para não ser detectado pelo olhar do instrutor, como aumentar e diminuir meus esforços enquanto seus olhos cobriam o esquadrão de cima a baixo, como me tornar invisível. Este último ponto, para mim, era o mais difícil, simplesmente porque eu era o cadete mais alto e mais magro da turma.

Certa vez, enquanto fazia os exercícios para o pescoço com os halteres, ouvi meu nome ressoando pelo esquadrão afora.

"Leonard, ponha esses braços para cima!"

O horror de me sentir individualizado pelo nome fez com que corresse pelo meu corpo um choque que fez com que meus braços caídos se erguessem de um salto.

"Todas vocês, moças, mantenham esses braços para cima!"

Certos dias praticávamos corrida de obstáculos escalando muros, saltando sobre valas, rastejando dentro de canos, balançando em cordas. Outras vezes, percorríamos uma trilha esportiva de duas milhas denominada Estrada de Burma, que seguia por um vale arborizado situado nos limites do campo de golfe do Posto. O tenente estava sempre presente ali, pressionando-nos com seus xingamentos cada vez mais desesperadores acerca de nossa sexualidade. Um visitante que se aproximasse a certa distância pensaria ter caído numa aula de ginástica de uma turma feminina.

A cada dia que passava, o calor se tornava mais intenso. Rezávamos para que chovesse. Às vezes, manhã alta, surgiam cúmulus que assumiam proporções gigantescas no começo da tarde, agitando-nos com a promessa de uma tempestade. Mas as nuvens sempre falhavam conosco. Urubus pairavam no ar sobre o Campo Maxwell voando alto no inacreditável calor de fim de tarde. De fato, houve apenas duas breves chuvas durante os dois meses que ali passamos, e ambas ocorreram enquanto nos encontrávamos em sala de aula. Não perdemos um único seriado de TF.

Uma manhã de alto verão, logo após nos termos tornado soldados efetivos, o tenente nos conduziu em uma corrida *cross-country*, ocasião em que determinado incidente lhe sugeriu que o Esquadrão B poderia marcar um recorde de aptidão física para o Campo Maxwell. Corríamos, nessa ocasião, em formação de esquadrão, "marchando" em tempo duplo, cem jovens divididos em colunas de três, numa corrida leve com passadas e cadência impecáveis, ao longo da estrada de terra em direção ao campo de golfe. Estávamos unidos como uma grande máquina. O rítmico tlunc-tlunc-tlunc-tlunc dessa máquina era inexorável e inescapável. Era nossa força motriz. O tenente corria a nosso lado e seu melancólico rosto, de buldogue, demonstrava um prazer que ele jamais se permitira mostrar. Aqui e ali, nos ordenava:

"Em ca-dên-cia, contem!"

Ao que éramos obrigados a responder, com fúria: "Hm, dois, três, huatro! Hm, dois, três, huatro!"

Corríamos por uma das trilhas do campo de golfe em grande estilo. À nossa esquerda, correndo paralelamente a nós, a cerca de 45 metros de distância, movia-se o Esquadrão A, nosso principal inimigo. Eu era capaz de sentir a excitação do tenente. Ele nos mantinha em contagem cadenciada. Bradávamos essa contagem em desafio. O Esquadrão A respondia do outro lado da trilha. Sem nenhum comando, nosso passo se acelerou. Os dois esquadrões, correndo em ritmo duplamente rápido, chegavam cada vez mais perto um do outro. À medida que nos aproximávamos, a contagem cadenciada com freqüência mais e mais rápida, a deles às vezes sobrepondo-se à nossa, em rítmico contraponto.

Então, nos encontramos correndo lado a lado. Eu estava encharcado de suor, arquejando pela falta de ar. O Esquadrão A estava algumas fileiras à nossa frente. O tenente nos lançou um olhar e disse:

"Alcancem".

Parecia-nos impossível obedecer ao comando. Mas a máquina nos impulsionava para a frente. E o tenente fazia-nos sua exigência ritual:

"Em cadê-ê-ê-ênnn-cia, contar!"

Arquejamos e demos nossa resposta: "Hm, Um, ois, rês, uatro!

Hm, ois, rês, uatro!"

Por um período de tempo que não pareceu muito longo, tempo no qual a grama bem poderia ter crescido e morrido de novo, os esquadrões moveram-se em conjunto, em idêntica velocidade e cadência, gritando um para o outro sua contagem em voz rouca, desafiante. Então — no início, a mudança se deu quase imperceptivelmente — começamos a ganhar deles: uma fileira, depois outra, centímetro a centímetro. Naquele instante, comecei a sentir distorsões de visão. Podia agüentar a dor que sentia no meu corpo, mas simplesmente não havia ar suficiente para respirar. As bandeirolas do campo de golfe, tremulando ao crescente calor da manhã, começavam a derreter em ondas que pulsavam na minha cabeça. Senti um impulso irresistível de voltar meus passos para o lado e me deixar cair sobre a grama. Mas esse impulso durou apenas um momento. Antes de deixar minha casa, para alistar-me na Aeronáutica, havia feito um juramento: tinha prometido a meus amigos, com a teatralidade de um adolescente bêbado, que faria *qualquer coisa* para tornar-me piloto e isso incluía especificamente matar ou morrer. Sendo um adolescente um tanto frágil que mal havia passado uma noite longe de seus pais, amorosos e indulgentes, na amedrontada solidão de meu coração eu sabia que realmente precisava de um juramento como esse. Dessa forma segui correndo, disposto antes a morrer do que falhar.

A memória tem o poder de transformar os acontecimentos comuns em eventos míticos. Ainda assim, pode ser uma falha oculta na consciência ocidental que nos permite colocar qualquer coisa — por mais insignificante que possa parecer — fora do plano do mito. Seja como for, parece que justamente naquele momento, naquele clímax, produziu-se uma sutil incerteza na cadenciada contagem do Esquadrão A, o eco ligeiramente atrasado de uma batida a mais nas fileiras detrás. Quase imediatamente, como em câmera lenta, através de minha visão distorcida, vi um cadete da segunda fila dobrar seu corpo para a frente, cambalear para o lado, andar alguns passos em ziguezague e deixar-se em seguida cair sobre a grama, mal escapando de ser pisoteado pelos nossos. Movidos por algum impulso elétrico corremos ainda alguns passos mais e, na periferia de minha visão distorcida, novamente se fez notar um movimento como o de um sonho — e já um outro membro do esquadrão A começava a desabar sobre a grama.

O instrutor tentou reagrupá-los com a contagem cadenciada, mas sem resultado: o esquadrão se havia desordenado. Sem dificuldade, mantivemo-nos à frente, entoando nossa contagem de vitória absoluta. Conseguimos vencer ainda outras duzentas jardas em tempo rápido antes que nosso tenente nos permitisse diminuir o ritmo para corrida branda. Tentei olhar para trás para ver o que teria contecido ao Esquadrão A, mas o tenente gritou: "Olhe para a frente, homem!", e deu início a nova contagem enquanto nos dirigíamos para o quartel, recuperando a respiração ao longo do caminho.

No dia seguinte, na ginástica, o tenente não fez referência ao episódio do campo de golfe. Mas nos chamou de "moças" apenas algumas vezes e, ao final da sessão, pediu que nos juntássemos informalmente ao redor de sua plataforma.

"Homens", disse ele, "em duas semanas, a contar desta sexta-feira, será administrado a todos os cadetes de Maxwell o Teste de Condicionamento Física da Aeronáutica (Air Corps Physical Fitness Test). Os resultados individuais e do esquadrão serão registrados e guardados. O Esquadrão B deverá estabelecer um novo recorde para o Campo Maxwell. Quero que pensem sobre isso. Quero que pratiquem suas flexões, abdominais, barra fixa e corrida. Vocês marcarão um novo recorde de esquadrão para este Posto."

Durante as duas semanas seguintes o tenente aumentou com regularidade o nosso treinamento. Uma vez mais, e outra, e outra, falou do novo recorde. Comandou-nos sem misericórdia. Bajulou. Implorou. Estava obcecado por essa idéia.

Quando retornávamos a nossos dormitórios, achávamos graça de sua obsessão. Zombávamos do "recorde do tenente". Mas a força de sua intenção dominou aquelas semanas. Nós nos sentávamos, depois de um dia de agonia, e falávamos sem o menor dó sobre o nosso louco instrutor de TF. Mas acabávamos fazendo flexões e abdominais antes de apagar as luzes. Eu e dois de meus companheiros de quarto passávamos parte de nossos preciosos domingos de folga praticando corrida na Estrada de Burma.

No final, o tenente nos havia conquistado. Muitos anos depois, a lembrança de sua obsessão me ajudou a entender de que forma os jogadores profissionais de futebol americano chegavam a extremos para vencer em nome de seu saudoso treinador, Vince Lombardi. Segundo o relato desses jogadores, a razão pela qual isso ocorria era, simplesmente, o fato de a vitória significar muito para ele. O mesmo se dava em relação a nosso tenente: sua cara de buldogue, implorando, tornou-se finalmente irresistível. O recorde de condicionamento físico poderia ser insignificante em si, mas para ele era uma questão de vida ou morte.

Fomos tomados de compaixão e piedade. Faríamos qualquer coisa para evitar que esse homem alucinado e patético tivesse uma decepção. Faríamos qualquer coisa. O dia do teste chegou e, realmente, marcamos um novo recorde para o Campo Maxwell.

Trapaceamos.

Nada foi planejado. Ninguém deu início. A fraude começou espontânea, natural, e inevitavelmente, em meio ao Esquadrão. Forneceram-nos cartões de marcação e nos dividiram em pares. Enquanto um cadete fazia os exercícios exigidos, o outro contava alto e registrava a contagem final no cartão. Começamos com abdominais. Eu ouvia a contagem ao meu redor: "Um, dois, três, cinco, seis, oito, dez, onze ..." O tenente circulava parando para ouvir, aqui e ali. Sempre que ele se aproximava, a contagem se tornava seqüencial. Mas, à medida que se afastava, os números aumentavam, estranhamente, aproximando-se da marca que o faria feliz. Os testes continuaram — abdominais, flexões, a barra fixa, as corridas cronometradas. Contei como todo mundo. Ninguém foi ganancioso nem exagerado. Fazíamos nossa parte dos exercícios e, quando a contagem atingia um ponto um pouco mais alto do que aquele que considerávamos possível de alcançar, parávamos. Trabalhamos em conjunto, harmonicamente, como havíamos feito na manhã da corrida com o Esquadrão A: uma só máquina, bem coordenada, empenhada em cumprir sua missão. Foi um bom Esquadrão, um ótimo Esquadrão.

Na segunda-feira o tenente anunciou os resultados, o novo recorde do Campo Maxwell e nos deu os parabéns. Estava visivelmente entusiasmado, mas sua voz havia perdido uma certa aspereza. Não se falou muito mais sobre o recorde atingido. Durante nossa última semana, antes de partirmos para nossa escola básica de vôo, na Flórida, fizemos ginástica, corrida de obstáculos e corremos na Estrada de Burma. No entanto, tudo isso parecia ter assumido um caráter superficial. O tenente não nos chamou de "moças" nenhuma vez. Às vezes me surpreendo desejando que ele o tivesse feito.

Trapacear, tentar trapacear e tomar precauções contra a trapaça é essencial à prática esportiva tal como a conhecemos. Longe de se contrapor à nossa tradição atlética, essas atividades se constituem no fator que possibilita a maior parte de nossos eventos esportivos atuais. Pense em jogos nos quais a trapaça é impossível ou irrelevante, e você terá dado o primeiro passo para a transformação do esporte. Mas, antes de qualquer empreendimento temerário dessa natureza, seria bom lançarmos um breve olhar sobre a relação entre a trapaça e a tradição atlética ocidental.

Esse relacionamento sempre existiu. Segundo uma versão popular, os Jogos Olímpicos tiveram início com a finalidade de celebrar um ato de suborno levado a efeito pelo avô de Hércules, Pélope, que deu o nome à península do Peloponeso. Na mitologia clássica, os episódios de trapaça são lugar-comum. Os agitados jogos funerários, descritos no capítulo 23 de *A Ilíada*, são marcados por rancorosas querelas, entre deuses e heróis, que sempre envolviam alguma forma de conduta não-esportiva. De fato, desde os primórdios da civilização, a malícia tem sido tão valorizada quanto a habilidade física. O atleta que descobre meios de "furar" o jogo sem deixar de respeitar ao menos a ilusão de suas regras com freqüência torna-se alvo de um tipo muito especial de admiração. Todos os povos, em seu folclore, possuem a figura de simpáticos trapaceiros que, com esperteza, nos fazem lembrar da ordem que impusemos ao mundo sem destruí-la por completo. Johan Huizinga, em seu *Homo Ludens*, estabelece uma importante distinção entre o "desmancha-prazeres" que se recusa a participar do jogo ou ignora por completo suas regras, e o trapaceiro:

> O desmancha-prazeres não se confunde com o falso jogador, o trapaceiro, pois este finge participar do jogo e, vendo-se diante dele, ainda respeita seu círculo mágico. É curioso notar o quanto a sociedade se mostra mais tolerante em relação ao trapaceiro do que em relação ao desmancha-prazeres. Isso se deve ao fato de que este último estilhaça o próprio universo do jogo. Ao retirar-se do jogo, põe à mostra a relatividade e a fragilidade do universo lúdico no qual, temporariamente, havia se fechado em companhia dos outros.[2]

O trapaceiro ou embusteiro, é um individualista, um aventureiro. Mais adiante, porém, quando a competição e o "vencer" se institucionalizam, a trapaça desaparece da nossa visão e se transforma em parte integral do próprio jogo. Na antiga Esparta, obcecada pelo treinamento físico, isso se mostrava de forma explícita. Exigia-se que os jovens, meninos em treinamento, fornecessem o alimento a ser utilizado nos sacrifícios, roubando-o — fosse dos camponeses, dos mercados ou dos moradores. Os homens jovens eram proibidos de visitar suas esposas, mas encorajados a fazê-lo clandestinamente. Se pegos, em ambos os casos, os infratores eram seve-

---

2. Johan Huizinga. *Homo Ludens: A Study of Play Element in Culture.* Boston, 1955, p.11.

ramente punidos. Assim, ensinava-se a trapacear sem que a ordem e a lei deixassem de ser mantidas.

Poucas sociedades mostraram-se tão claras nesse assunto. O que geralmente ocorre é a gradual transgressão feita pelo profissionalismo, com sua ênfase sobre a vitória a qualquer custo. As Olimpíadas antigas nos oferecem um bom exemplo disso. À medida que as competições foram ficando mais intensas, os subornos se tornaram mais e mais comuns. Aos vencedores olímpicos eram oferecidos os prêmios e privilégios mais extravagantes — isenção vitalícia de taxas, assentos de honra permanentes no teatro, alimentos e vinho, grandes prêmios em dinheiro. Eram ainda tentados a participar de outros jogos com a promessa de receberem substanciais quantias quando de seu início.

Na época de Alexandre, o Grande, os atletas olímpicos eram geralmente desacreditados. Sob o domínio romano, os próprios jogos caíram em desgraça. Permitiu-se que o imperador Nero disputasse as Olimpíadas (as quais haviam sido adiadas por dois anos, a seu pedido) como condutor de biga. Durante a corrida, Nero caiu da sua biga duas vezes sendo obrigado, finalmente, a abandonar a competição. Em um ato de ironia, adequado à falência dos ideais antigos, os juízes o contemplaram com a coroa de louros da vitória.

No mundo ocidental moderno, os esportes não decaíram tanto mas, às vezes, parecem estar indo pelo mesmo caminho. Deve-se ter considerado apenas como curiosidade o fato de o famoso treinador de futebol americano, Vince Lombardi, ter proclamado que "Vencer não é tudo. É a única coisa que importa"; e a afirmação de George Allen que disse: "Perder é um pouco como morrer". Mas é motivo de preocupação o fato de milhares de treinadores fazerem eco a esses gritos, daqueles que escrevem sobre esportes reproduzirem esses sentimentos com apaixonada admiração, de o próprio presidente dos Estados Unidos prová-los, de os pais dos garotos que jogam em categorias menores deixarem seus filhos se expor ao ridículo da doutrina Lombardi-Allen.

Sob essas circunstâncias, não é de admirar que a tentativa de trapaça tenha-se infiltrado tanto nos esportes aos quais assistimos pela televisão a ponto de mal prestarmos atenção. Se vencer é a *única* coisa que importa, é bastante natural que os jogadores façam o possível para, impunemente, ampliar o marcador. No futebol americano, por exemplo, há um jogo entre dois times em campo. Mas observa-se, também, um outro jogo, um Jogo dentro do Jogo, entre os jogadores e os árbitros. As regras exigem que os jogadores na ofensiva não segurem com as mãos aqueles que se encontram em posição defensiva. No entanto, uma certa dose de contato manual ofensivo é necessária para que o jogador possa compensar a liberdade do movimento defensivo. Todos os que estão envolvidos no jogo — jogadores, treinadores, árbitros — sabem que isso é fato. A questão, assim, não é se se deve ou não segurar, mas, sim, quando e de que forma fazê-lo disfarçadamente. Nesse esforço, os jogadores são recompensados por sua habilidade em trapacear de maneira discreta.

Todos nós já fomos obrigados a nos submeter a pessoas encarregadas de fazer vigorar as regras, pessoas que nos mantêm na linha, que nos mostram como e até que ponto podemos trapacear. Cometer falta faz parte da estratégia do basquete; no hóquei, é a chave para o entretenimento do espectador. O Jogo dentro do Jogo torna o jogo possível. Nós, do Esquadrão B, no Campo Maxwell, estávamos privados daquilo que se deve esperar dos homens civilizados. Ou seja, necessitávamos de melhores regras e árbitros de modo que, sob extrema pressão de vencer, pudéssemos obter um registro mais acurado de nossa capacitação física.

A estrutura e o objetivo da cultura esportiva e dos jogos refletem e ajudam a esculpir a estrutura e o objetivo da própria cultura. Nós, que trapaceamos para alcançar uma marca recorde para nosso time, de forma alguma podemos ser considerados como individualistas trapaceiros. Somos os bons homens de uma corporação. Quando jogamos de maneira não tão limpa com nossos árbitros, preparamo-nos para o sucesso no universo externo aos jogos. Aprendemos a pressionar para levar vantagens "maquiando" despesas de representação e ajeitando devolução de impostos; dependemos dos funcionários das organizações e do governo para que nos mostrem os limites de onde podemos chegar. Forçamos até seus limites as leis de trânsito, antitruste e relativas às contribuições políticas. O Jogo que está dentro do Jogo é fascinante, envolvente. Gradualmente, nos esportes como na vida, ele monopoliza a nossa atenção e a nossa energia. O jogo em si é quase esquecido.

Não é minha intenção, aqui, deter-me em questões éticas e sociais, mas apenas sugerir o quanto a institucionalização da vitória a todo preço nos afasta do propósito original e último da prática esportiva, como ela nos atrai para fora do âmbito de nosso corpo e de nossos sentimentos. Também não quero ser meramente negativo. A tarefa de criticar o sistema esportivo em vigor é mais bem desempenhada pelos jovens e corajosos atletas que, candidamente, falam sobre suas próprias experiências. Com eles, aprendemos que não apenas os Babcocks são excluídos e brutalizados pelo sistema vigente. Em seus livros podemos ler a for-

28

ma pela qual o atleta em potencial é ensinado a encarar seu corpo como um instrumento. Vimos como ele, quando este consegue chegar a ser muito, muito bom, pode ter o privilégio de tornar-se o que o jogador de futebol universitário Gary Shaw denomina, em seu livro *Meat on the Hoof*, um tipo de mercadoria para ser manipulado, entorpecido, drogado, usado, comercializado e... descartado. E é absolutamente possível, tal como revela David Meggyesy, *linebacker*[3] profissional em seu livro *Out of Their League*, que este protótipo de supermasculinidade seja tratado como se fosse um eunuco, por vezes proibido de manter relações sexuais com sua própria esposa. Deixo a crítica para os outros. Meu verdadeiro interesse faz com que eu me volte para as possibilidades vivificadoras, até mesmo transcendentais, que residem no reino dos esportes e da educação física. Descobri que cada aspecto negativo que assinalei até agora contém em si possibilidades positivas, como se pode resumir aqui:

O CORPO COMO INSTRUMENTO

A pesquisa e a formação de treinadores e intrutores de educação física mostram-se intensamente focalizadas no desempenho à custa da experiência. O instrutor se pergunta quantas vezes uma garota ou um garoto consegue se erguer na barra fixa, mas não como ela ou ele se sente ao fazê-lo, como é fazê-lo. Ensinam-se aos jovens os jogos esportivos do Sistema: futebol, beisebol, basquete — os quais provavelmente não serão metas de vida. Para induzir o atleta — que, em essência, é tratado como máquina — a conquistar cada último centímetro ou meio-segundo, são empregados frios métodos científicos. Mas:

Pode-se devolver aos atletas seus sentimentos e sua humanidade sem com isso prejudicar seu desempenho a longo prazo. De fato, alcançar um estágio mais elevado de consciência pode muito bem ter como resultado a superação dos limites dos níveis de desempenho. Pode-se oferecer atividades físicas a serem utilizadas por toda a vida por qualquer tipo físico. É possível estabelecer padrões significativos, tanto quantitativos como qualitativos, a todos nós e não apenas aos maiores atletas.

---

3. Um dos jogadores do time que está na defensiva; sua função é avançar sobre os atacantes adversários, principalmente os que protegem o *quarterback*. (N. do T.)

A SEPARAÇÃO ENTRE CORPO E ESPÍRITO

A unidade ideal entre o físico e o espíritual já foi considerada "irremediavelmente perdida entre nós". Os atletas e os intelectuais, em geral, vivem em mundos diferentes — o que acaba prejudicando a todos. Os atletas tendem a mostrar-se insensíveis e autoritários. Os intelectuais, a transformar-se em cérebros desprovidos de corpos, inconscientes das conseqüências acarretadas por seu pensar. Mas: *A separação pode e deve ser reparada. A época da energia barata acabou, no mínimo, por enquanto. A próxima era exigirá recursos físicos de origem humana. Os complexos problemas ecológicos que surgirão demandarão sensibilidade para com a natureza e para com as demais pessoas; para tanto, só poderemos senti-la se nos tornarmos sensíveis também em relação a nosso próprio corpo e sentimentos. Descobriremos que a separação entre corpo e espírito constitui um dos maiores equívocos do pensamento ocidental, que jamais deverá ser repetido. Podemos aprender a vivenciar nosso corpo como modelo que reproduz o meio ambiente, o mundo, o universo, como auxílio para a mais alta especulação filosófica. O atletismo pode retornar a seu correto lugar de honra entre as artes e as ciências humanas. As faculdades de educação física podem erigir-se como centro do* campus, *a pedra fundamental do empreendimento educacional como um todo.*

A INSTITUCIONALIZAÇÃO E ÊNFASE NA COMPETIÇÃO

Nos esportes, a vitória transformou-se num meio de vida que nos impede de vislumbrar outras possibilidades. Nessas circunstâncias, os piores aspectos do profissionalismo ameaçam todo esforço. As tentativas de trapaça e as precauções contra elas se encravaram no jogo em si. Sob a forte pressão pela vitória imediata, perderam-se os ideais de esportividade e os próprios esportes correm o risco de se tornar mero entretenimento. Mas: *A competição pode ser colocada em sua adequada perspectiva, como auxílio à conquista e como questão de bom espírito esportivo. A excitação de curto prazo e a intensidade criadas pelo exagerado desejo de se vencer a qualquer preço podem ser substituídas por uma excitação de caráter mais duradouro e por uma intensidade que floresça a partir do centro da experiência atlética em si. Pode-se muito bem descobrir que a atividade esportiva e a educação física, reformadas e re-*

novadas, podem nos oferecer o melhor caminho possível para a iluminação pessoal e para a transformação social de nossa época.

Agora que descobri as alegrias proporcionadas pelo físico, a perda me parece tão grande! Durante minha juventude, os esportes organizados constituíam um universo separado do meu. A educação física, para mim, era algo árido e ameaçador, cheirando a ranço de suor e soando a zombaria e desafios. A atividade atlética era algo para o qual a pessoa "saía", algo que se estabelecia *lá fora*. Um time era uma coisa que alguém "fazia" — ou deixava de fazer. Os prêmios, igualmente, se colocavam num plano em separado da experiência pessoal imediata: cartas, troféus, glória, domínio — precoce validação pública da masculinidade. Esse brilho que eu sinto hoje em meu corpo de cinqüenta anos — nenhum instrutor de ginástica jamais sequer o mencionou. O treinador de futebol do colegial masculino sentava-se diante dos estudantes e discursava com gravidade sobre a necessidade de vencermos o colegial técnico como se uma derrota nossa fosse capaz de desmantelar um império. Esse homem nunca mencionou o formigamento em cada membro que se segue a cada corrida longa. As páginas de esportes dos jornais falam sobre vitórias e derrotas, jogos importantes, estatísticas. Nunca fazem menção à transcendência. Nem mesmo agora, o Council on Physical Fitness (Conselho de Condicionamento Físico) da Presidência investe na atividade física como se prescrevesse um remédio: proporciona saúde e evita ataques cardíacos. Talvez nos evite problemas. Nenhuma palavra sobre o auge da atividade, quando um inesperado e gracioso movimento nos liga ao giro dos planetas e nos traz a validação do próprio cosmos. Eu sinto a perda. Por todos esses anos de desvinculamento, por todos esses anos de minha juventude não atlética.

Meu interesse pela educação física continua a aumentar. Puxei esse assunto com pessoas que durante décadas não lhe haviam dedicado um pensamento. Comecei por pedir a cada pessoa que encontrava que me contasse suas próprias histórias relativas ao físico. Muitos dos homens relembraram-se, casualmente, da educação física que haviam tido na escola e universidade como uma espécie de válvula de escape mais agradável, senão memorável, para o confinamento em sala de aula. Outros, que se haviam destacado nos esportes, relataram historietas alegres. Um amigo, na corpulência de sua idade madura, desfiou histórias engraçadas sobre sua prática semiprofissional de luta greco-romana durante as férias de verão do curso colegial e da faculdade. Participara da equipe fixa do time de futebol de seu colégio. Subindo a pé um trecho de esca-

31

das até seu escritório, fez uma pausa para recobrar o fôlego: "Na verdade, eu devia fazer alguma coisa para ficar em forma", disse ele, entre uma arfada e outra. "Fico planejando correr, mas parece que nunca me decido."

Com as mulheres, foi totalmente diferente. A maioria delas se lembrava da educação física com ressentimento e amargura. Elas me disseram da inadequação das instalações e da instrução fragmentária que lhes era destinada. Relataram-me seus sentimentos de frustração e impotência diante da habilidade dos meninos, sempre reforçada no início da adolescência.

E, então, para alguns homens e mulheres, via-se a humilhação velada e meio esquecida que meu questionamento fazia aflorar na forma de dolorosa tomada de consciência. Em um domingo nublado eu almoçava no aeroporto de Miami em companhia de um amigo, homem poderoso e autoritário, reconhecido como líder em pedagogia inovadora. Havíamos dirigido um *workshop*, de final de semana, para professores. Desfrutávamos de um intervalo relaxante antes de nos separarmos e embarcar em nossos respectivos aviões. Pedimos salada de camarão e cerveja. Depois de sermos servidos, encaminhei a conversa para minha inevitável pergunta:

"Conte-me sua história em relação à educação física."

O garfo de meu amigo parou a meio-caminho e ele dirigiu-me um olhar duro. "Foi horrível. Eu me rebaixei tanto!" Balançou a cabeça e continuou a comer, como se nossa conversa tivesse chegado ao fim.

"Eu achava que você tinha sido atleta universitário", disse eu, sem exagerar. Nessa ocasião ele tinha um certo excesso de peso, mas possuía uma forte presença física. Existia nele um quê de urso, alguma característica ao mesmo tempo rude e amável. Não era um homem que se quisesse contrariar. "Estou sendo sincero", afirmei. "Eu pensava que você tinha jogado futebol americano ou arremessado peso."

"É, eu sei. É algo que perdi. E que até agora faz falta na minha vida — o lado físico. Eu me recordo de que, quando fui jogar futebol no colegial, tentei agarrar o adversário e caí. Henri Lambert, aquele filho da puta, veio duro, direto em cima de meu tornozelo. Ele sabia exatamente o que estava fazendo. E quando eu me levantei e saí mancando, ele deu risada de mim. Todo mundo riu. Esse foi o fim de minha carreira no futebol. Muito cruel isso tudo."

"Quem era Henry, um estudante?"

"É, ele era um dos rapazes do futebol. Morreu cerca de cinco anos depois de terminar o colegial." Meu amigo balançou a cabeça, como se quisesse dizer de novo "Aquele filho de uma puta", e depois continuou: "Quando tento jogar tênis, minha mulher me diz que eu sou um jogador nato. Eu tenho bons reflexos, mas... não sei."

Contei-lhe sobre a estranha amnésia que tomava minha mente toda vez que tentava pensar na educação física que recebi na escola, e como esse fato contrasta com a vívida lembrança que tenho do treinamento que recebi na Aeronáutica. Ele admitiu que passara pela mesma experiência. Durante a Segunda Guerra Mundial, entrara para a Officers Candidate School (Escola de Candidatos a Oficiais), de Fort Benning, na Geórgia. Foi colocado em várias classes atrasadas porque era muito lento, cerca de dois segundos em relação aos demais. Cada vez que lhe era permitido tentar de novo, sua velocidade melhorava. Mas a cada classe que se sucedia, menor era o tempo exigido. Ele era sempre um ou dois segundos lento demais.

"Chega então uma época em nossas vidas", ele disse, "em que você tem de tomar uma decisão. Eles me disseram que eu poderia continuar tentando, mas eu mandei para o inferno a idéia de ser oficial. Fui a combate como soldado raso."

A conversa ficou animada quando meu amigo passou a relatar-me suas experiências na Infantaria, na Alemanha. Campanhas duras, bombas que quase o atingiram, a absoluta lealdade ao seu pelotão. Boas histórias, guardadas em segurança no passado. No final do almoço, porém, voltei ao meu assunto inicial:

"Você poderia me dizer que imagem tinha do seu corpo no início da adolescência?"

Novamente recebi seu olhar duro. "Eu era gordo."

Observei aquele homem caloroso, que fazia lembrar um urso, ficar amargo e taciturno.

"Mas você parece ser tão forte e teria julgado que você tinha sido atleta no colégio."

"Não. Essa era minha imagem. Gordo. Olhe, eu não gosto de falar sobre esse assunto. Desperta certas coisas. Não gosto que você fique me fazendo essas perguntas."

Contei a ele sobre a imagem do corpo que eu tinha na minha adolescência. Magrela. Falei sobre o que havia testemunhado em Virgínia: Babcock, o menino gordo na barra fixa e a persistente impressão que exercera sobre mim. Falamos sobre esses pontos negros do início de nossa adolescência, do isolamento emocional, do poder devastador de uma palavra, um riso, um olhar. Separamo-nos levando conosco um novo sentimento de proximidade por havermos vislumbrado conjuntamente, embora de forma incompleta, certos compartimentos fechados de nosso passado. No avião fiz algumas anotações, afastei o encosto da poltrona e fechei os olhos. O ar estava suave. O avião seguia sem esforço sua rota rumo ao norte. Pensei no ressentimento que meu amigo guardava em relação ao fanfarrão que havia machucado o seu tornozelo e que, depois de tantos anos, ainda o magoava agudamente. E lembrei-me da inveja e raiva impotentes que eu mesmo sentira daqueles meninos que, tão novos, com tanta facilidade demonstravam sua aptidão física, saíam vitoriosos nas brigas, conquistavam as meninas e entravam no time com tão pouco esforço aparente. E, confessei a mim mesmo, com um certo embaraço e sinceridade, que de vez em quando, sentia certo prazer em ver alguns ex-jogadores ficando flácidos, arquejando para subir uma ladeira e, então, passar por eles em passo de dança, com um sorriso satisfeito.

Tudo me pareceu tão primitivo, tamanho desperdício, tão desnecessário! Curvei-me e olhei pela janela, a paisagem da Flórida, plana, recortada pela água. O sol da tarde brilhava em clarões diante de meus olhos, refletindo de um lago a outro. Recostei-me novamente e fechei os olhos. Uma imagem passou como um raio na minha consciência. Uma barra fixa. Mas não era a mesma que eu havia visto em Virgínia. Era *eu* que estava envolvido. As nuvens que encobriam minha memória começavam a dissipar-se. Vi o *playground*, a caixa de areia próxima, a barra fixa. Foi no ginásio, eu tinha dez ou onze anos de idade. Um homem desconhecido estava ali no *playground*, um instrutor de educação física visitante, creio, porque não tínhamos aulas regulares dessa disciplina. Ele estava encarregado de fazer alguns exercícios com a nossa classe — primeiro os meninos e, depois, as meninas — e fazia algumas anotações numa prancheta.

As imagens se tornaram mais definidas, mais imediatas: estamos em fila na barra fixa. Eu vejo os meninos flexionando os braços e encostando o queixo na barra. Por alguma razão, tudo ali parece se revestir de muita importância. Todos olham de perto, tecendo elogios. É quase a minha vez. Sinto-me muito nervoso. Fazer barra é algo que eu nunca tentei. Seguro a barra, mas o homem me diz que as minhas mãos estão colocadas de maneira errada. Viro-as e puxo. Ergo-me um pouco em relação à barra. Fico chocado ao descobrir que não consigo ir além. Libero a tensão e fico ali pendurado. Meu coração bate rápido, mas não de cansaço. O homem, muito gentil, me diz para tentar de novo. Cerro os dentes e puxo com toda força. Chego mais perto, mas não o suficiente. Um sentimento de desamparo, quase de pânico, toma conta de mim.

Os outros meninos começam a zombar. Deslizo para o chão. Meu coração bate selvagemente. Tenho a sensação de que estou prestes a perder algo terrivelmente importante. Levanto meu olhar para o homem, suplicante, e peço para tentar de novo. Ele balança a cabeça de modo afirmativo. Enquanto agarro a barra, os outros meninos zombam e se queixam: "Ah, deixa disso, você nunca vai conseguir!" Puxo com toda minha força, violentamente, em espasmos. Fico ali pendurado na metade do caminho. Meu corpo se contorce como uma minhoca presa num anzol. Os meninos riem e gritam para que eu desista. Eu desisto e salto para o chão. O homem anota algo em sua pranheta e chama o próximo. Eu vou embora.

Ao recobrar essa lembrança, quarenta anos mais tarde, dentro de um avião sobrevoando a Flórida, descobri que meu coração batia forte, que a palma de minhas mãos estava úmida. O antigo sentimento de desamparo e vergonha estava ali, mas também uma sensação de excitação por haver recuperado uma parte de mim que se havia perdido. Tudo isso poderia ter sido tão diferente. O teste poderia ter representado o início de um programa individualizado de desenvolvimento físico.

Mas, não! Fui apenas testado e colocado na classe dos que deixam a desejar. Não houve nenhuma outra forma de acompanhamento. Houve apenas aquele zero na caderneta de anotações do instrutor de educação física e nos olhos de meus colegas. Um zero com ar de permanência, que passou a fazer parte de mim, assim como a cor de meus olhos ou o comprimento de minhas pernas. Na ausência de qualquer outro fator positivo, aquele teste e experiências semelhantes por que passei convenceram-me de que, ao sair para o mundo, eu era mais frágil e mais vulnerável do que os meus companheiros. Eu, que como qualquer garoto que conheço, gostava de correr depressa, de agarrar uma bola voando, seria levado a evitar toda forma de atividade física organizada.

Mas para todas as formas de deficiências e restrições, sejam imaginárias ou reais, existem saídas. Joguei bola na vizinhança, contundi-me em quadras de tênis, andei de *skate* e dirigi minha bicicleta à toda velocidade. Cacei e pesquei com meu pai. Observei pássaros, colecionei cobras e, por um momento, pensei em ser naturalista. Vivi bastante ao ar livre. Mas nunca fui a campo e, em todas as fases escolares, sempre descobri maneiras de escapar da educação física: no ginásio, participei da orquestra; no colegial, optei pelo ROTC. Apenas aos dezenove anos, na Aeronáutica, deparei com um tipo organizado de treinamento físico que amei e odiei ao mesmo tempo, deixando-me fascinar totalmente por esse condicionamento. E ainda fico fascinado.

Sempre existem meios de compensar um sentimento de fragilidade e vulnerabilidade. Em meu caso, passei a evitar situações de confronto físico. Aprendi maneiras inteligentes de "me sair vitorioso" de quase todas as situações. Na maioria delas, saí vitorioso mas a um certo preço. Por sentir-me vulnerável, adquiri um certo comedimento. Por sentir-me frágil, adquiri uma certa dureza e rigidez. Esse comedimento, dureza e rigidez, com o tempo, se embutiram em meu corpo e meu ser. O livre fluxo das emoções poderia ser sinal de fraqueza — assim, aprendi a controlá-las. Quando me sentia em perigo ou prestes a perder meu equilíbrio, simplesmente me contraía emocional e fisicamente. (Esses dois pólos nunca se encontram em separado.) As pessoas ao meu redor podiam perder seu controle, cometer indiscrições, ficar histéricas: eu mantinha-me frio e, em meu autodomínio, aparentemente imperturbável. Sentindo-me vulnerável e frágil, tornei-me um modelo de invulnerabilidade e dureza. Os amigos e as pessoas queridas que desejassem tocar no fundo de mim mesmo, sacudir-me até às raízes, frustravam-se. Diante de meu exterior inabalável, concluíram que nem mesmo fogos de artifício seriam suficientes para me afetar. Prepararam bombas H. Sou, no mínimo, parcialmente responsável por numerosas explosões nucleares emocionais.

Uma mudança de rotina, a abertura de um escritório editorial em São Francisco, conduziu-me a esse centro geográfico de inovações sociais e culturais. Ali, pouco depois de entrar nos quarenta, tive a sorte de associar-me a uma verdadeira família de pessoas eruditas e voltadas para experiências, que haviam formado um grupo naquela cidade. Esses aventureiros do corpo e do espírito se caracterizam por uma atitude de questionamento ao saber convencional e pela fé na capacidade humana de mudar e se desenvolver durante toda a vida. Anos de experiência como jornalista me haviam proporcionado um íntimo conhecimento da injustiça humana — social, educacional, racial, sexual — e do trágico desperdício que existe em relação ao potencial humano. Passou, então, a parecer monstruoso o simples fato de se noticiar desapaixonadamente toda essa injustiça e desperdício. Comecei a ajudar a organizar reuniões de grupos de encontro inter-raciais e de protesto. Envolvi-me na reforma educacional.

Mas logo compreendi que apenas a ação social desacompanhada de uma mudança mais profunda nas pessoas que nela se acham envolvidas, em última análise, é inútil. (Aprendi também a importância de repetir incontáveis vezes que *não* se trata de uma coisa *contra* a outra; são necessárias ação social *e* mudança humana individual.) Eu mesmo me submeti a disciplinas de mudança e crescimento pessoais, disciplinas essas que se apresentam sob nomes tão estranhos que facilmente são

36

rotuladas como ridículas e indignas de atenção por críticos que nada sabem a seu respeito: encontro, Gestalt, consciência sensorial, respiração Proskauer, Rolfing, Feldenkrais. Reconheci, com crescente clareza, a relação que se estabelece entre o corpo e tudo o mais na vida — o espiritual, o emocional, o moral, o intelectual, o político.

Em 1970 comprometi-me por toda minha vida com o estudo e prática do aikidô, arte espiritual e física de defesa pessoal e consciência energética. Ao mesmo tempo, muitas das pessoas que conheci e que se dedicavam a experiências e às quais me havia associado se voltaram para a atividade atlética americana como campo para o estabelecimento da mudança humana e da reforma social. Em 1972 Michael Murphy, presidente do Instituto Esalen e meu companheiro mais próximo em todas essas aventuras, publicou *Golf in the Kingdom*. Este livro apaixonante revela, para além de qualquer dúvida, a ligação que existe entre o esporte "mundano" e os reinos mais elevados do misticismo e da transformação. Na primavera de 1973, o próprio Esalen abriu um centro esportivo filiado à Amateur Athletic Union (Liga de Atletismo Amador) dedicado ao estudo e reforma dos esportes e da educação física.

Com tudo isso, agora compreendo: a partir dos quarenta anos tive acesso ao tipo de educação física que meu instrutor de educação física imaginário deveria ter-me oferecido aos dez. Aprendi também que um corpo rijo, duro, não é, necessariamente, sinônimo de corpo forte — e que revelar emoções não é sinônimo de fraqueza. Observei de que forma a musculatura contraída que acompanha uma atitude rígida, contida, em relação à existência, impede na verdade o fluxo da energia vital, bloqueia a alegria e a empatia, ajuda a criar monstros eficazes que podem dominar tanto a natureza como as outras pessoas, podendo ainda destruir a humanidade que se encontra neste planeta. E, mais importante, aprendi que tudo isso pode ser mudado, virado de cabeça para baixo não por mim, mas por todos, homens e mulheres, jovens e velhos, ativos e sedentários, magros e gordos.

Desde aquela manhã de primavera em 1972, quando um menino gordo e uma barra fixa fizeram com que eu me voltasse na direção deste livro, aprendi que o desejo de mudança que se deve estabelecer na educação física e no atletismo não se limita de maneira nenhuma a um pequeno bando de experimentadores. Bem no âmago da educação física vigente já existe uma determinada investida em direção à reforma. Cresce o exército de americanos de todas as idades que se dedicam à prática do *jogging*, da caminhada, da natação e da bicicleta, buscando assim as alegrias proporcionadas pelo ótimo condicionamento físico.

Da mesma forma há sinais, como se verá em breve, de que um número cada vez maior de atletas está encontrando meios de dar expressão àqueles valores mágicos, presentes no esporte, que fazem com que o mero fato de "se sair vitorioso" venha a parecer realmente vazio.

Encontramo-nos, de fato, na fronteira do mais excitante período da história da atividade atlética, o período da recém-desperta consciência do físico, da criação e da mudança. Espero, com este livro, compartilhar com você da excitação que essa época nos proporciona oferecendo-lhe exercícios simples, por meio dos quais você poderá começar a transformar seu próprio corpo e espírito; sugerindo novos jogos para aqueles entre os que me lêem que, eventualmente, ainda não tenham encontrado seu próprio jogo; e procurando entender, ainda que de maneira precária, mas abrangente, o Jogo dos Jogos — aquele capaz de promover a união do limitado corpo humano com as ilimitadas possibilidades da consciência e do ser.

Atletas maiores e menores, conhecidos e desconhecidos, juntar-se-ão a nós nesta aventura. Em meio a estes poderemos alcançar uma figura olímpica tão suave e tão forte como a água que corre, tão penetrante e inevitável como a gravidade — o Atleta dos atletas. Talvez ele se mostre apenas como miragem, imagem fugaz desprovida de face, de voz, de qualquer poder de transformação. No entanto, meu plano é perseguir esse atleta, não importa onde nem quando sua imagem possa aparecer, e convidar você a segui-lo também. Falando por mim mesmo, eu gostaria de saber tudo o que me fosse possível sobre essa figura mítica. Mas essa não é uma opção minha somente. Diz respeito tanto a mim quanto a você.

2. DIMENSÕES OCULTAS DOS ESPORTES

"Oi, Bob, podemos passar aí um minuto?"
O vestiário, iluminado por holofotes, está agitado pelos sons e movimentos masculinos. Alguém esbarra na câmera de televisão e, por alguns instantes, os telespectadores de todo o país têm a sensação de que o aposento sofreu um terremoto. O jornalista esportivo, empunhando o microfone, abre caminho com bastante dificuldade por entre camisetas sujas e peitos nus enquanto procura o *wide receiver*[1] que fez o *touchdown*[2] da vitória. "Bob Jackson!", ele chama. "Aqui! Podemos conversar com você um instante?"

O *wide receiver*, um jovem esbelto de feições sensíveis, quase femininas, toma seu lugar ao lado do jornalista e retribui ao usual aperto de mão.

"Parabéns, Bob."

"Obrigado, Ron." O *wide receiver* levanta os olhos para a câmera. Pisca, momentaneamente, ofuscado pela luz, depois tenta sorrir. Sente-se imensamente feliz por estar ali. E, ao mesmo tempo, daria tudo para desaparecer, para sumir da sala.

"Como você se sente, Bob, depois dessa grande vitória?"

"Estou contente por ter ajudado o meu time." Jackson faz uma pausa e depois continua, com um tom de voz treinado: "Éramos quarenta

---

1. "Recebedor aberto". Jogador de futebol americano especialista em receber lançamentos longos. (N. do. T.)
2. O "gol" em futebol americano. (N. do. T.)

homens. Hoje conseguimos nos unir. Foi um verdadeiro trabalho de equipe."

"Diga uma coisa, Bob, parece-me que o tempo todo você forçou o jogo sobre Brad Pitts, o *cornerback*[3] novato."

"Bem, você deve ter notado que fizemos alguns passes naquela direção." Jackson mostra um sorriso maroto, vitorioso, para a câmera. "Pitts tem muito talento, um grande futuro."

"Você tem razão, Bob, ele tem talento. Mas não é verdade que esse espaço em que você *deve* trabalhar é o de Harris, o grande e experiente *cornerback*, do outro lado?"

"Bem, Ron, o Harris é duro. Mas o Pitt pode anular você. Não se pode bobear nem por um segundo. Ele é bom."

Ron, o jornalista, perde essa resposta porque o diretor de imagem estava lhe dando instruções por seu fone de ouvido. Rapidamente, com perspicácia, ele passa para a próxima pergunta. "Bob Jackson, na espetacular recepção que levou ao *touchdwon* da vitória, me pareceu que você correu paralelo à linha lateral e, em seguida, cortou para dentro de forma que seu *quarterback*,[4] Joe Marco, teve de jogar, contra o fluxo, para fazer o passe. Você classificaria isso como uma quebra do padrão ou..."

Jackson faz uma pausa antes de responder e, por um instante, seu olhar se perde. Mas logo abre de novo o sorriso maroto e responde: "É, Ron, acho que é assim que você teria de chamar... ."

"Muito obrigado, Bob Jackson. Parece que temos ali a presença de Joe Marco. Joe..."

Dessa maneira, todos os telespectadores do país ouviram a história da recepção que levou à vitória, a história contada por dentro, pelo homem que a realizou. Quem discutiria sua autoridade? Mas naquela tarde algo mais acontecera em campo, algo que Jackson jamais pensaria sequer em discutir.

Ele o havia sentido quando a equipe estava agrupada, quando a jogada vencedora fora definida: uma mudança sutil, mas poderosa, de consciência. A tensão e a frustração da longa tarde desapareceram. Ele sabia que todo o jogo dependia dessa jogada, mas esse conhecimento lhe pareceu distante e insignificante. Quando se afastou do grupo tinha

---

3. Função defensiva, geralmente um dos jogadores que procura impedir que o *wide receiver* receba lançamentos. (N. do. T.)
4. É o armador do time, responsável, em campo, pela opção de jogador e pelos lançamentos. (N. do. T.)

consciência de que tudo havia mudado. Era como se todos os espectadores tivessem desaparecido. O gigantesco estádio havia-se transformado um espaço pequeno, íntimo. O som das torcidas também se fora. Ali permaneceram, apenas, silêncio e uma infinita sensação de calma. Quando retomou seu lugar solitário, à direita do resto da equipe, Jackson tinha consciência somente de Pitts, o *cornerback* adversário que o esperava do outro lado da linha, e de seu amigo Joe Marco que, à esquerda, gritava instruções. Não que *ouvisse* essas instruções. As palavras de Marco chegavam até ele mais como uma conexão física que de alguma maneira estranhamente o unia a Pitts, seu oponente. Bola em jogo, Jackson se viu correndo sem nenhum esforço em direção à bandeira, no limite lateral da linha de gol, tendo Pitts acompanhando-o passada a passada. Ele parecia mover-se em câmera lenta, fazendo parte de um movimento mais amplo do qual Pitts e Marco também eram parte. Não tinha absolutamente nenhum desejo de escapar a seu oponente. O fato de Pitts estar ali ao seu lado, na posição ideal para defender o passe, lhe parecia um aspecto necessário da perfeição maior. E apesar de Marco estar 15 ou 20 jardas atrás deles, cada movimento seu era necessário. Jackson sabia exatamente o que Marco estava fazendo. De alguma forma, sem virar a cabeça para trás, era capaz de "ver" o *quarterback* se descolocando para a direita, escapando ao bloqueio, e ameaçando o passe.

Tudo isso demorou apenas alguns poucos segundos mas, para Jackson, podia muito bem ter durado uma eternidade. Agora, à medida que se aproximava da bandeira, sentiu-se atraído a fazer uma curva fechada à esquerda. *Ele* próprio nada fez para virar. Na verdade, se seguisse seu raciocínio lógico teria proibido a si mesmo de mover-se em sentido contrário ao fluxo do jogo. Mas o fato é que virou de repente para a esquerda, como um cometa faz uma curva em torno do sol — e foi esse próprio giro que pareceu atrair para ele a bola que estava nas mãos de Marco. Tudo aconteceu exatamente como se várias alavancas e roldanas invisíveis interligadas ali estivessem de tal forma que teria sido impossível não "cortar" para a esquerda, sem atrair a bola em sua direção. Esta, igualmente, não poderia ter sido atirada para ele não fosse sua guinada à esquerda. A maquinaria invisível estava intrincadamente conectada. Além de tudo, obrigou Pitts a executar sua volta numa curva ligeiramente mais aberta, de maneira que era praticamente impossível evitar o passe.

Ao voltar-se, Jackson abriu os braços e puxou a bola, que brilhava suavemente ao sol do entardecer, em direção à sua barriga, apenas um milésimo de segundo antes que o corpulento *safety*[5] tivesse oportunidade de bater nela, arrebatando-a de seu domínio. Com todo o carinho ele a levou consigo até o solo, protegendo-a com seu corpo e seus braços. Só então o som da torcida chegou até sua consciência. Gradualmente, em ondas distantes, um som que chegava de um outro mundo. Tudo isso aconteceu, mas nunca será noticiado pela televisão, pelo rádio ou pelos jornais. No dia seguinte, quando for apresentado o vídeo do jogo, alguns dos jogadores e treinadores farão piadas sobre como Marco e Jackson "tiveram sorte outra vez". E precisarão do conceito de sorte para explicar um fato que, em termos da realidade que eles se permitem, está além de qualquer explicação. *Pois os vídeos mostrarão claramente que Marco deu início ao movimento do braço para a frente, antes que Jackson começasse a virada não planejada.* Esse momento de unicidade, esse soberbo exemplo de telepatia, de premonição ou, no mínimo, de elevada intuição será menosprezado e tratado como sorte. O próprio Jackson havia esquecido quase totalmente o que realmente acontecera. Da mesma forma que até o sonho mais vívido tende a se apagar se não houver alguém a quem possa ser contado, fatos que não podem ser explicados a um ouvinte que os entenda começam a perder sua realidade, apesar de terem realmente ocorrido.

A longo prazo, o ouvinte molda a realidade ainda mais do que o narrador. Jackson desconhece qualquer pessoa que possa ouvir com empatia a história que ele tem a contar. Ao contrário, existe um modo de discurso bem estabelecido, bem ensaiado, que deve ser utilizado no âmbito dos eventos esportivos. Esse modo de discurso possui suas próprias leis e tabus não escritos. Milhões de telespectadores sabem a verdade sobre este assunto: o passe vitorioso resultou de uma quebra de padrão. É isso e pronto.

O fato que acabei de descrever é fictício, mas apenas no que diz respeito a seus detalhes específicos. Milhares de fatos como esse ocorrem diariamente, em quadra de terra, nas ruas e nos estádios. A maioria não é nem relatada, e, desta maneira, experienciada de forma apenas fugidia. A cultura continua distraindo a si mesma com eventos extravagantes dirigidos aos espectadores, com produtos de consumo, e intermináveis viagens enquanto ignora as vastas riquezas que se mantêm tão próximas a nós quanto a nossa própria experiência. Essas riquezas, de forma alguma, se limitam ao campo esportivo — mas aqui elas se mostram especialmente abundantes. A

---

5. Jogador de defesa, especialista em dar cobertura a outros defensores, interceptando passes e derrubando o atacante que detém a bola. (N. do. T.)

intensidade da experiência, a forma como os relacionamentos se entrelaçam, o total envolvimento do corpo e dos sentidos: nos esportes tudo se combina para criar as precondições para esses eventos extraordinários que a cultura classifica como "paranormais" ou "místicos". Por que, então, devemos nos empobrecer descrevendo os esportes em uma linguagem que desmerece até uma criança com dez anos de idade? O fato é que já existe um vasto repertório subterrâneo de riquezas que vêm do esporte. Essas riquezas virão à tona quando estivermos prontos para elas. Isso se mostrou claramente pela reação ao livro de Murphy, *Golf in the Kingdom*. O livro nos fala de Shivas Irons, um jogador xamânico de golfe profissional que ensinava o jogo com conceitos de gravidade real, corpo interior e corrente de energia. Pouco depois da publicação do livro, Murphy começou a receber chamadas telefônicas e cartas de atletas ansiosos por conversar com ele sobre aspectos relativos aos jogos a que se dedicavam e que, até então, lhes pareciam inexplicáveis.

A figura esportiva de maior peso a contatar Murphy foi John Brodie, *quarterback* do San Francisco 49ers. Brodie, um dos maiores passadores da história do futebol americano, tinha acabado de conduzir seu time a dois campeonatos consecutivos e estava destinado a mais um na temporada seguinte. Para ele, *Golf in the Kingdom* teve um impacto especial porque ele havia passado por numerosas experiências semelhantes às descritas no livro. Propôs a Murphy que se reunissem por um período determinado de tempo com a finalidade de escreverem um livro baseado nas suas experiências no futebol. Murphy acompanhou-o ao campo de treinamento dos 49ers. e, partilhou grande parte da temporada que se seguiu. Depois de 22 anos de futebol, Brodie se tornara um guerreiro sábio demais para quebrar inconvenientemente os tabus do jogo; manteve-se cauteloso quanto às suas afirmações que seriam publicadas. Mas uma das conversas mantidas entre ele e Murphy, transcrita e editada no número de janeiro de 1973 do *Intellectual Digest*, nos permite uma visão daquilo que, em geral, é mantido em segredo nas entrevistas que dizem respeito ao esporte favorito dos americanos:

MURPHY: Você pode me dar alguns exemplos dos aspectos que, em geral, não são registrados, alguns exemplos do lado psicológico dos jogos ou o que você denomina "a energia que flui"?

BRODIE: Com freqüência, no calor e excitação de um jogo, a percepção e coordenação do jogador aumentam drasticamente. Vez ou outra, e atualmente com freqüência cada vez maior, eu sinto uma espécie de clareza que nunca vi descrita de maneira apropriada numa história do futebol. Às vezes, por exemplo, o tempo parece correr estranhamente devagar, como se todos se movessem em câmera lenta. Parece que eu tenho todo o tempo do mundo para observar os *receivers* correndo dentro da jogada ensaiada, embora saiba que a linha defensiva está se aproximando na velocidade de sempre. Sei perfeitamente bem como são duros e rápidos esses rapazes vindo na minha direção e, mesmo assim, tudo me parece estar ocorrendo como num filme ou balé, em câmera lenta. É lindo.

Brodie continua e conta acerca de uma jogada de passe num jogo dos *play-offs*[6] ocorrido em 1971, contra os Washington Redskin. Era o terceiro quarto do jogo.[7] Os 49ers estavam na linha de 22 jardas no seu próprio campo. Era a terceira investida e faltava uma jarda. Depois de posicionar a linha de *scrimmage*[8] e dar início à contagem, Brodie observou que a defesa dos Redskin havia-se deslocado para uma formação que não se repetiria mais naquele jogo inteiro. Nesse momento ele mudou a chamada e fez um pequeno sinal secreto para Gene Washington, seu *wide receiver*. Ao recuar para fazer o passe, Brodie *sabia* que esse passe iria dar oportunidade a um *touchdown*. Por um momento, pareceu-lhe que o passe seria interceptado. Aí aconteceu o inexplicável:

BRODIE: Pat Fischer, o *cornerback* dos Redskin, disse aos repórteres após o jogo que quando ele foi para a bola, ela pareceu, em termos exatos, ter pulado por cima das suas mãos. Estudamos o filme do jogo naquela semana e parecia *mesmo* que a bola pulara por cima das suas mãos para as de Gene. Alguns dos rapazes disseram que foi o vento que fez isto — e talvez tenha sido.
MURPHY: O que você quer dizer com esse *talvez*?
BRODIE: O que eu quero dizer é que nossa consciência daquele passe era tão clara e nossa intenção tão forte, que a bola foi levada a se colocar onde se colocou, fosse pelo vento, o *cornerback*, o inferno, a maré alta...

---

6. Jogo ou série de jogos eliminatórios, geralmente na fase final do campeonato. (N. do. T.)
7. Os jogos de futebol americano são divididos em quatro tempo de 15 minutos. (N. do. T.)
8. A formação inicial de cada jogada para colocar a bola em jogo. (N. do T.)

Murphy e eu descobrimos que aquilo que Brodie afirma quando se refere à intenção, claridade e fluxo de energia encontra eco nas palavras de outros atletas, mas é preciso escutar com muita atenção para ouvir. Escutando com atenção e empatia revelamos amostras das riquezas que o reino da atividade atlética nos reserva.

Por exemplo: David Meggyesy, *linebacker* exterior do St. Louis Cardinals na década de 1960, relata-nos sobre um jogo durante o qual sofreu um golpe na cabeça; esse golpe, aparentemente, abriu-lhe as portas da percepção. Depois do incidente, ao voltar para o jogo, foi capaz de ver a aura brilhando ao redor de cada jogador. Teve a forte sensação do que lhe pareceu ser um campo de energia, no qual interagiam os membros de ambos os times. Conseguia prever o que os jogadores adversários iriam fazer, antes mesmo de começarem a se movimentar. Meggyesy fez sucessivos *tackles*[9] nessa tarde, jogando o que ele e seus companheiros de equipe consideraram como o melhor jogo de sua carreira.

A premonição, capacidade de saber o que vai acontecer antes que os fatos ocorram, supostamente acompanha situações de grande tensão emocional e alto risco físico. Em certos esportes, tais situações são praticamente a regra. As corridas de automóveis, por exemplo, impulsionam a percepção humana aos seus últimos limites, e ainda mais além. Al Francis, mecânico-chefe de Sterling Moss, atestou o fato de que por várias ocasiões o grande piloto britânico parou seu carro exatamente um instante antes da quebra de um eixo ou de o volante travar. Francis acredita também que, quando Moss estava dirigindo, estabelecia-se entre eles uma comunicação telepática, básica. O próprio Moss afirmou: "Acho que esses tipos de sensibilidade são indispensáveis para que as pessoas possam prosseguir por mais tempo. Talvez seja algo de nascença... mas penso que, em grande parte, são o resultado do eterno aprimoramento e aperfeiçoamento, pela experiência, de capacidades absolutamente comuns. Já disse antes: Acho que o homem pode fazer qualquer coisa que realmente queira fazer."

Susan Clements, antiga campeã nacional de mergulho feminino, proclamou ser capaz de predizer quando qualquer sistema, mecânico ou humano, se encontrava prestes a entrar em colapso. Entregava-se por completo a um poder mental sobrenatural. Ao descrever seus mergulhos acrobáticos, que lhe permitiam vencer campeonatos, a senhora Clements insistia que fazia suas manobras apenas em pensamento. Simplesmente ordenava a si mesma: "Vire" ou "Salte" e a ação desejada se

---

9. Derrubar o jogador adversário que está com a bola. (N. do. T.)

manifestava. Assistindo a um programa de televisão sobre mergulho, pude comparar a técnica de Clements com a de suas adversárias. Não há como negar que, enquanto as outras mergulhadoras viravam ou saltavam com excessiva movimentação de braços e pernas, essa campeã parecia mover-se sem nenhum esforço físico.

Todos os esportes aéreos — vôo, planagem, pára-quedismo — têm feito vibrar a imaginação humana e nos levaram a expectativas de relatos de transcendência e de visões elevadas. Mas os escritos sobre aviação não têm conseguido revelar os segredos do céu. Com algumas poucas e notáveis exceções, tendem a detalhamentos técnicos e a narrativas que deixam a desejar em matéria de emoções. O primeiro relatório feito por Charles Lindbergh sobre o vôo transatlântico que realizou sozinho foi divulgado em seu livro *We — Pilot and Plane*, de 1972; esse relato é especialmente lacônico, parecendo ter sido elaborado para fazer com que o maior feito individual da história humana fosse visto como o maior lugar-comum possível. Lindbergh esperou 26 anos para trazer à luz seu *The Spirit of St. Louis*, no qual narra a verdadeira história de seu vôo — as provações pessoais pelas quais passou, seus êxtases e as visitações místicas.

Durante um longo dia e uma noite sobre o Atlântico, voando na maior parte do tempo às cegas e dispondo apenas de instrumentos de vôo primitivos, sem dormir e sozinho, Lindbergh entrou num estado limite entre sonho e vigília, no qual alcançou um conhecimento secreto "além da consciência humana comum". Perdeu sua noção de tempo. Às vezes, parecia-lhe estar voando por toda a eternidade. Por fim, durante uma tempestade que ocorreu como ponto máximo de sua provação, Lindbergh descobre que não está sozinho:

> Enquanto mantenho meus olhos fixos nos instrumentos, durante um período de tempo sobrenatural, em que estou ao mesmo tempo consciente e adormecido, a fuselagem atrás de mim se enche de presenças fantasmagóricas — formas vagamente delineadas, transparentes, móveis, desprovidas de peso e que, comigo, se encarregam de pilotar o avião. Sua chegada não me surpreende... Sem virar minha cabeça, vejo-as de forma tão clara como se estivessem no meu campo normal de visão. Não existe limite para o meu olhar — meu crânio é um grande olho, capaz de ver tudo de uma só vez. Esses fantasmas falam com vozes humanas — são amigáveis, vaporosos, capazes de sumir e aparecer à vontade, atravessar as paredes da fuselagem como se estas ali não estivessem. De re-

46

pente, muitos deles se amontoam atrás de mim. Depois ficam apenas uns poucos. Primeiro um, depois outro, debruça-se sobre o meu ombro para falar mais alto do que o barulho do motor, voltando em seguida a juntar-se ao grupo que se mantém atrás. Às vezes, soam vozes do próprio ar, claras porém longínquas, atravessando distâncias impossíveis de serem medidas pelos critérios de mensuração humana, são vozes familiares que conversam e dão conselhos sobre meu vôo, discutem problemas da minha navegação, me confortam, me transmitem mensagens de importância inatingível na vida comum.

Lindbergh percebe que ele mesmo começa a assemelhar-se a seus visitantes fantasmas. Ainda se mantém ligado à vida, mas apenas por meio de um laço estreito:

Encontro-me na fronteira entre a vida e um grande reino, que se estende além; como se estivesse preso no campo de gravitação entre dois planetas, sob a ação de forças que não posso controlar, forças frágeis demais para serem medidas por quaisquer dos meios sob meu comando, embora representem poderes incomparavelmente mais fortes do que jamais conheci.[10]

Por intermédio de seus visitantes, Lindbergh recebe ensinamentos acerca da nova existência livre, incluindo todo espaço e tempo que se encontram do outro lado da vida. Quando o piloto, por fim, alcança a costa da Irlanda, seus visitantes (que ele sente como familiares e amigos seus de encarnações passadas, que lhe são de muita ajuda) o deixam e ele voa sob a aclamação de milhares de pessoas, que jamais sonharam com as verdadeiras dimensões de sua exploração.

Minha própria experiência de vôo está relatada um capítulo mais à frente. Mas para mim o que é mais glorioso em matéria de experiência aérea se resume a uma carta que recebi de Roscoe Lee Newman, capitão aposentado da aviação naval. O capitão escreveu-me em resposta a um artigo que publiquei, referente à época em que foi aprendiz de piloto:

Tal como você, em toda oportunidade possível na minha época de aluno de aviação (e durante algum tempo depois), eu voava acima

---

10. Charles A. Lindbergh, *The Spirit of St. Louis*. Nova York, 1953, pp. 389-90.

das nuvens para alcançar um mundo diferente, situado a cinco mil pés — e fazia curvas e piruetas até me sentir exausto e satisfeito.

Mas a alegria genuína e secreta desses vôos — e eu NUNCA conversei sobre isso com ninguém — residia em minha consistente capacidade de sincronizar-me vocalmente, cantando, com as freqüências das vibrações e ruídos que me rodeavam — e me reunir a todas as vozes que compunham um grande coral e/ou os vários instrumentos de uma grande orquestra. Não havia absolutamente nenhum acorde destoante e todas as partes e tons eram claros como cristal, reais, adequadamente ampliados e em uníssono. Concluí que as freqüências e qualidades vibratórias ditavam minha escolha de interpretação musical. Diga a sua música favorita — eu provavelmente a terei cantado de forma plena e impecável. E eu era o imperador do Universo!

À medida que os mecanismos de funcionamento se foram aperfeiçoando e os ruídos foram sendo suprimidos, essa experiência especial e prazerosa começou a se extinguir e, por fim, cessou. Agora, é provável que meus tímpanos tenham-se tornado espessos demais para recapturá-la, mesmo que eu pudesse encontrar o avião antigo do ano correto.

Pressionando-nos para além dos limites do esforço físico e da acuidade mental, levando-nos para a borda do precipício que separa a vida da morte, os esportes podem abrir as portas dos reinos infinitos da percepção e do ser. Não tendo nenhuma tradição de experiência mística, nenhum modo adequado de falar sobre o tema, nenhum rito preparatório, o atleta pode se recusar a entrar nesses reinos. Mas a experiência atlética é poderosa e pode forçá-lo a entrar, a despeito de seu medo e resistência, ultrapassado o ponto que não tem retorno, num espaço de assombro e terror.

Michael Spino, corredor de longa distância, treinava num dia chuvoso, ao longo de estradas de terra e asfalto e era monitorado por um amigo, que dirigia o veículo que o acompanhava. Planejara correr seis milhas em alta velocidade. Depois da primeira milha, percebeu que algo extraordinário acontecia: havia corrido a milha em quatro minutos e meio, sem nenhuma sensação de dor ou de esforço. Continuou a correr, impulsionado por aquele ímpeto extraordinário. Parecia-lhe que a estrada molhada, os carros que vinham em sua direção, as buzinas barulhentas não existiam. Seu corpo, gradualmente, perdeu todo peso e resistência. Começou a sentir-se como se fosse um esqueleto. Transformou-se no próprio vento. Seus devaneios e fantasias desapareceram. Tudo que restou para fazê-lo lembrar-se de sua própria existência era "um sentimento de culpa por ser capaz de realizar aquilo".

Ao final da corrida, Spino sentiu-se incapacitado de falar porque perdera a noção clara de sua própria identidade. Tornara-se impossível para ele definir se era Mike Spino ou "aquele que estivera correndo". Sentou-se à beira da estrada e chorou. Havia corrido as seis milhas em estradas molhadas e lamacentas, num ritmo de quatro minutos e meio a milha, um recorde nacional — e naquele minuto não era capaz de definir com clareza quem realmente era.

Realmente, corridas de fundo são um poderoso instrumento de alteração da consciência humana. Tal como muitas das disciplinas de meditação, exige predisposição para suportar a dor e para a abnegação. Os movimentos físicos rítmicos, repetitivos e o fluxo ininterrupto de estímulos visuais são o bastante para induzir visões e revelar mistérios.

Bill Emmerton é provavelmetnte o primeiro corredor de longa distância mais destacado de nosso tempo. Correu mais de cem mil milhas. Com cinqüenta anos de idade fez 1100 milhas em 28 dias. Certa vez, quando fazia o percurso de John'o Groat's a Lands End, na Inglaterra, correu regularmente por 35 horas, fazendo apenas as mais breves paradas necessárias. Depois de aproximadamente 32 horas de corrida, entre 2 e 3 horas da manhã, Emmerton viu-se envolto por um nevoeiro na região dos pântanos da Cornualha, totalmente sozinho, a milhas de distância de qualquer pessoa. Australiano de sangue e berço que era, sabia que tinha ancestrais naquela região da Inglaterra.

"Eu estava completamente, absolutamente, exausto", contou-me. "Tinha acabado de fazer seiscentas milhas, cinqüenta milhas dia e noite, em todos os tipos de condições climáticas — 12 centímetros de neve, os ferozes ventos do Mar do Norte, chuvas fortíssimas, tempestades de granizo. E, então, de repente, tive aquela sensação de luz, senti como se estivesse atravessando o espaço, pisando em nuvens. Não sabia o que era, mas ouvi uma voz me dizendo: 'Estamos aqui para ajudá-lo'. Levantei meu braço e alguém estava ali me ajudando. Era capaz de sentir espíritos; disseram-me que eram os espíritos de meus ancestrais e se reuniram à minha volta, chegando tão perto que senti que podia tocá-los. Nunca revelei isso a ninguém, antes — *nunca*. Mas eles estavam *exatamente ali*. E eu falava com eles. Comecei a *falar*, só isso. Era um sentimento *caloroso*, quase como um orgasmo. E eu dizia: 'Obrigado. Obrigado **por cuidarem** de mim'."

Às vezes, as grandes realizações esportivas parecem colocar seus autores num estado semelhante ao do sonho. Enrico Rastelli, que deslumbrou toda a Europa com seus malabarismos, exibia uma tranqüilidade de criança ao desempenhar os mais espetaculares feitos. Plantando bananeira, com um anel de borracha girando ao redor de uma das pernas, era capaz de fazer com que uma bola pulasse do alto de sua cabeça, batesse na suas costas e fosse parar na sola do outro pé. Quebrou um recorde ao fazer malabarismos com 12 bolas no ar ao mesmo tempo. Rastelli afirmava que se sentia não como se estivesse trabalhando, mas, sim, sonhando.

Outros campeões definiram seus momentos de alta *performance* e percepção extraordinária como sendo totalmente diferentes do sonho. O jogador de golfe britânico Tony Jacklin, vencedor dos torneio U.S. Open e do British Open, admite ter passado por experiências de estados alterados de consciência aproximadamente dez vezes em sua carreira:

"A sensação não é como estar jogando golfe num sonho ou algo semelhante. Ao contrário. Quando me encontro nesse estado, tudo para mim é puro, e intensamente claro. Estou num casulo de concentração. E quando consigo me colocar dentro desse casulo, sou invencível."

Jacklin, citado no *Sunday Times* de Londres (4 de novembro de 1973), segue falando sobre a dificuldade que sente em descrever suas experiências: "Parece bobagem. Só para começar, é muito difícil explicar esses sentimentos a alguém que não os tenha experimentado. Não gosto de falar muito sobre eles. Como se pode perceber, eles são pessoais, são meus."

Certa vez, Jacklin alcançou seu *"casulo de concentração"* no final da última rodada do Trophée Lancôme, competição realizada nos arredores de Paris, em 1970. Numa das mais espantosas finalizações do golfe moderno, fez um *eagle*[11] no décimo sétimo buraco e um *birdie*[12] no décimo oitavo, batendo Arnold Palmer por uma tacada.

Jacklin havia desperdiçado uma tacada no décimo sexto buraco, que é fácil, e isso, subitamente, o amedrontou. Esse medo aguçou sua percepção e ajudou-o a entrar em seu casulo para o décimo sétimo buraco, que era decisivo.

"Tudo entrou em foco. Embora pudesse sentir meu taco em cada centímetro de meu movimento, estava livre de me preocupar com as

---

11. Atingir o buraco com duas jogadas a menos que o *par* — média das tocadas necessárias definida *a priori*. (N. do T.)

12. Idem com uma jogada a menos. (N. do T.)

várias partes que compunham meu jogo. Consegui 350 jardas na primeira tacada, cerca de 50 jardas mais longe do que jamais mandei uma bola em minha vida. A única maneira de chegar ao buraco era com um taco quatro de ferro, batendo o mais forte e mais alto possível — o que, na verdade, seria ridículo porque se tratava de um buraco longo, de *par* cinco. Eu me posicionei ali, com o quatro de ferro e *arrebentei* a bola. Olhei para cima e lá estava ela, voando alto e caindo exatamente onde pensei, a seis pés da haste da bandeira. Dei uma tacada de leve e consegui o *eagle*." Depois disso, o *birdie* final foi fácil.

Jacklin insiste que o aspecto da concentração é crucial, mas não pode ser conseguido pelo simples desejo. "Quando estou nesse estado, nesse casulo de concentração, vivo *plenamente* no presente, não saio dele. Estou absolutamente engajado, *envolvido* no que faço naquele momento particular. Isso é que é importante. É um estado difícil de se alcançar. Ele vem e vai, e o mero fato de você, no primeiro *tee*[13] de um torneio sair e dizer: 'Hoje devo me concentrar', não é bom. Não adianta. Esse estado já tem de estar presente em você."

"Concentração" — uma palavra-chave para muitos atletas que, tal como muitos de nós, não possuem palavra que melhor expresse os vários estados de consciência com os quais, em última instância, podem contar. Durante uma partida com os Baltimore Colts, em 1973, o *running back*[14] O. J. Simpson, do Buffalo Bills, de repente se dirigiu para a ponta do banco e sentou-se ali, sozinho. Mais tarde contou a Dave Anderson, repórter do *New York Times*: "Eu não vinha correndo bem. Tinha conseguido apenas vinte e três jardas. Só queria ficar longe de todo mundo para pensar no jogo, só queria me concentrar. Eu não tinha me concentrado e não estava correndo bem. Depois disso, voltei ao campo. Concentração. Você tem de se concentrar." Esse estado de "concentração" pode ser definido como "auto-hipnose", mas isso seria simplificar demais essa experiência. A verdade reside além dos limites atuais da nossa linguagem.

Por enquanto, apenas a linguagem das artes — da música, da dança, da poesia — é capaz de nos lembrar daquilo que sabemos mas não conseguimos expressar sobre a experiência atlética. Os exemplos são inúmeros. O ritmo do samba, segundo alguns observadores, domina o jogo da seleção brasileira de futebol; seus membros fazem batucada

---

13. Montículo de areia ou terra onde se coloca a bola antes do início do jogo de golfe. (N. do T.)

14. Jogador no futebol americano especialista em avançar correndo com a bola "atravessando" a linha de defesa. (N. do T.)

quando viajam, sem inibições, no ônibus, antes de cada jogo. Durante as partidas da Copa do Mundo de 1970, o grande Pelé movimentava-se no campo seguindo o sinuoso fluxo da batida do samba e a explosiva velocidade da batucada; não há melhor maneira de descrevê-lo. Billie Jean King pratica tênis em sua quadra particular ao som do *rock* que explode dos alto-falantes. Seus movimentos, durante os treinos, são todos exuberantes; uma perfeita dança. Bill Russel, um dos grandes jogadores de basquete de todos os tempos, não encara o evento atlético em termos de desempenho individual ou de placar: "Meu ponto de vista", escreve ele, "é de que a atividade atlética é uma forma de arte. Como fã, assisto a uma partida da mesma forma como imagino que um conhecedor de arte analisaria uma pintura." E Sterling Moss escreveu: "Acredito que pilotar um automóvel, tal como o fazem poucas pessoas no mundo, é uma forma de arte que se relaciona com o balé... O balé é movimento, não é, um movimento rítmico e disciplinado, desempenhado com graça?"

O sentido lírico permanece. Nem o profissionalismo, a exploração, a excessiva ênfase na vitória, as insignificantes escaramuças que se estabelecem entre dirigentes e jogadores são capazes de destruir a essência da experiência atlética. No verão de 1951, quase três anos antes de correr sua histórica primeira milha em quatro minutos, Roger Bannister passou duas semanas de férias na Escócia. Já estava cansado da publicidade e da pressão que acompanhavam sua carreira e buscava uma oportunidade para descansar, caminhar ou correr só pelo prazer que isto lhe proporcionava.

Um dia, depois de nadar um pouco e de me aquecer, comecei a correr. Logo me vi correndo pela região do pântano, em uma área distante da costa de Kintyre. Era perto do anoitecer e algumas nuvens, incendiadas pelo sol, se juntavam pesadas acima de Arran. Começou a chover e o sol, brilhando atrás de mim, desenhou um arco-íris à minha frente. Tive a sensação de que estava correndo suspenso nesse arco-íris.

Senti que corria de volta para a alegria primitiva que a temporada passada havia destruído em mim. Quando cheguei à costa, o arco-íris havia se esvanecido em miríades de partículas de vapor, destruído pelas ondas da rebentação que se chocavam em vão contra as rochas de granito. Sentei-me e fiquei observando as pedrinhas rolando preguiçosamente de um lado a outro nos pontos onde as ondas haviam perdido sua fúria. Pouco a pouco, fui me sentindo mais calmo. Voltei.

As gaivotas gritavam no céu e a silhueta de um bando de cabras selvagens se destacava contra o encosta. Comecei a correr novamente, desta vez contra o sol que quase me cegava com seus raios. Mal podia distinguir entre uma pedra escorregadia e um arbusto de turfa ou pântano, ainda assim meus pés não escorregavam nem se cansavam — eles tinham agora nova vida e confiança. Corria num frenesi de velocidade, dirigido por uma força invisível. O sol baixou, deixando a floresta em chamas e transformando o céu em uma névoa sombria. Veio então o cansaço e meus pés em sangue me fizeram tropeçar. Rolei por um banco coberto de arbusto e ali me deitei, exausto e feliz.[15]

A maioria das pessoas, lamentavelmente, não faz sequer idéia de que essas experiências também são possíveis a elas. Em maio de 1973 o presidente do Council on Physical Fitness and Sports (Conselho de Condicionamento Físico e Esportes) publicou os resultados obtidos por uma pesquisa de opinião pública sobre condicionamento físico que se fazia, então, nos Estados Unidos. Segundo os resultados, apenas 55% dos adultos norte-americanos se dedicavam à prática de algum tipo de exercício físico. A maioria relatava que o seu condicionamento consistia em "caminhar". Relativamente poucos dedicavam-se inteiramente a um objetivo de natureza corporal. Perguntados sobre a razão pela qual praticavam algum exercício físico, os 55% ativos responderam da seguinte maneira (alguns forneceram mais de uma razão):

PARA MANTER UMA BOA SAÚDE: é bom para o coração; para me manter em forma; para me manter em boas condições físicas; para melhorar a respiração;   23%
É BOM EM TERMOS GERAIS: faz com que eu me sinta melhor; me faz bem; acho que é bom para mim;   18%
PARA PERDER PESO: para me manter esbelto; gosto de manter meu peso; estou um pouco acima do peso; para perder barriga;   13%
POR PRAZER: gosto de me exercitar; por prazer e para relaxar; para recreação;   12%
O MÉDICO MANDOU.   3%

Ninguém pode afirmar que as razões aqui apontadas não sejam totalmente dignas de admiração. É bom, também, saber que o número

---

15. Roger Bannister, *First Four Minutes*. Londres, 1956, pp. 134-5.

de pessoas que se dedicam à prática de exercícios físicos e aos esportes é cada vez mais significativo. Ainda assim, os pressupostos tímidos, limitados, que se observam por atrás dessas pesquisas só podem ensejar respostas tímidas e limitadas. O fato de a maioria dos esportes ser transmitida pela televisão transformou muitos homens fortes em espectadores passivos, que praticam seus poucos exercícios apenas "porque faz bem"; isso evidencia que alguma coisa, que reside bem no coração da experiência atlética, está sendo tristemente posta de lado em nossa cultura. Sanar essa negligência possibilitará a criação de uma nação inteira de atletas.

Embora eu não possa assegurar que todas as pessoas consigam experienciar o fluxo de energia de John Brodie, ou comungar com os espíritos-fantasmas de Lindbergh, ou entrar no casulo de concentração de Tony Jacklin, posso, contudo, assegurar que cada leitor deste livro tem em si o potencial para desfrutar de experiências semelhantes por meio dos esportes e do corpo humano. Acredito, também — e pretendo comprovar essa crença no decorrer dos próximos capítulos —, que a atividade atlética, além de contribuir para você perder sua barriga, pode mudar sua maneira de viver, oferecendo-lhe as linhas básicas para a transformação duradoura da consciência. Essa transformação pelos esportes pode ser alcançada de muitas maneiras. A minha abordagem tem início com a prática de uma forma de arte marcial oriental que é especialmente aplicável à cultura ocidental neste momento específico de sua história.

3. O AIKIDÔ E A MENTE OCIDENTAL

O aikidô é uma forma de arte de defesa pessoal japonesa. Aqueles que já tiveram oportunidade de assistir às demonstrações de judô ou jiu-jítsu ao visitar pela primeira vez um *dojo* (local de prática do aikidô) podem notar algumas semelhanças. Lá estarão presentes o uniforme acolchoado *gi*, as faixas de cores variadas, as batidas das palmas das mãos nos tatamis, os termos japoneses (*shomen-uchi irimi-nage!*) que, mesmo mal pronunciados pelas bocas ocidentais, ainda assim guardam um charme esotérico, inocente. Mas as diferenças — que caracterizam o aikidô como uma arte distinta das demais artes marciais — logo se evidenciam.

O *defensor* assume seu lugar no tatami. Está relaxado, mas alerta. Não mostra nenhuma das poses defensivas exóticas que se popularizaram nos filmes de ação apresentados no cinema e na televisão. O atacante voa sobre ele, mas ele se mantém calmo e imóvel até o último instante. Segue-se, então, uma fração de segundo de inesperada intimidade, na qual essas duas figuras, atacante e atacado, parecem fundir-se numa só. O atacante é sugado num redemoinho de movimentos e depois arremessado no ar com pouco ou nenhum esforço por parte do defensor; este finaliza sua manobra na mesma postura relaxada, enquanto o atacante dá uma cambalhota, bem-treinado, sobre o tatami. Diferentemente do judô, o aikidô não possui regras nem posições estáticas de abertura; seus golpes são mais fluidos, seus movimentos se assemelham mais à dança. A natureza não-agressiva dessa arte se revela em sua terminologia. O defensor é denominado *nage* (pronuncia-se náguê), derivado da palavra japonesa que significa "arremesso". O atacante é chamado *uke* (pronuncia-se u-kê), derivado de palavra japonesa que vem associada à idéia de queda. Assim, no aikidô, aquele que ataca está destinado a cair.

Essa arte se reveste de beleza transcendental no *randori*, ou ataque em massa, no qual um *nage*, sozinho, enfrenta o assalto de quatro ou mais *ukes*. Girando, dançando, arremessando, o *nage* parece viajar por entre desconhecidas linhas de espaço e tempo. Aparentemente preso na armadilha de atacantes que para ele convergem, subitamente *já não está mais ali*. Move-se com facilidade em meio a golpes ferozes e voadores, não se opondo a eles — mas unindo-se. Lida com o mais forte dos ataques, trazendo-o, conduzindo-o para um círculo de concórdia que, de alguma forma, lhe permite compor-se com a unidade e a harmonia do universo. Não pensa em sua própria segurança nem em qualquer objetivo de domínio externo. Sua presença é aqui, o tempo é sempre agora e o que existe é apenas harmonia, harmonia. Deve-se dizer que uma tal graça, que não se altera sob pressão, consegue-se apenas depois de muitos anos de prática e dedicação. O domínio do aikidô, assim como acontece em relação a qualquer esporte completo, está inteiramente fora da conhecida doutrina americana das "Dez Lições Fáceis".

Comecei a me envolver com o aikidô em novembro de 1970. Como nunca tinha ouvido falar dessa arte, comecei meu treinamento com a maior ingenuidade depois de atender a um telefonema entusiasmado de um amigo. Esse telefonema chegou no momento certo. Eu estava dando início a um extenso período de pesquisa e de trabalho escrito — e ficaria grato a qualquer coisa que me forçasse a manter uma agenda regular de exercícios físicos. Durante as primeiras e poucas semanas, senti-me impaciente muitas vezes pelas horas que era obrigado a dedicar aos exercícios não-físicos, acalmar-me e centrar meu corpo, sentir a proximidade dos demais, fundir-me com supostos "fluxos de energia", meditar.

Robert Nadeau, meu primeiro instrutor, dedicara-se ao estudo de várias artes marciais. Aos dezesseis anos ensinara judô a policiais, tendo ele mesmo sido policial durante quatro anos. Quando se voltou para a arte do aikidô, mais espiritual e suave, viajou ao Japão para estudar por dois anos e meio no *dojo* do mestre Morihei Uyeshiba, fundador da arte, que, naquela época, estava com quase oitenta anos de idade. Eu ficava pasmado ao ouvir Nadeau definir-se como "basicamente, um professor de meditação". Esse homem, com seu enorme conhecimento de defesa pessoal, com suas técnicas físicas impecáveis, um *professor de meditação*? Nadeau explicava que, no aikidô, é proibido competir. Que

56

a competição limita. Além do mais, que não é dessa forma que o universo atua. Que aprenderíamos não competindo, mas cooperando uns com os outros. "O espírito do aikidô", segundo mestre Uyeshiba, "é o do ataque amoroso e o da reconciliação pacífica". Tudo isso minha mente conseguia entender bastante bem. Mas, nessa época de minha vida, eu tinha aprendido a cultivar imenso prazer pela competição e pela ação física agressiva. Foi necessário algum tempo para que eu pudesse começar a incorporar os ensinamentos de Nadeau ao meu corpo e ao meu ser. No decorrer desse período, o aikidô demonstrou ser capaz de me oferecer toda ação física que eu pudesse desejar; e, obviamente, é uma forma efetiva de defesa pessoal. Mas descobri — e isso é o mais importante — que suas técnicas básicas destroem as barreiras que a mente ocidental erigiu entre o físico e o mental, entre a ação e a contemplação.

Diferentemente do oriental, o pensamento ocidental tem rejeitado ao fim e ao fundo a experiência direta como via para o saber mais elevado. Platão hesita nesse ponto mas, finalmente, parece concluir que a experiência só pode nos fazer recordar o que já sabemos. Sua abordagem do saber se mantém basicamente dialética e cognitiva. A degradação maniqueísta e neoplatônica da realidade corporal, que encontra eloqüente expressão em Santo Agostinho, ampliou a brecha que já se havia estabelecido entre o saber que provém dos sentidos e o saber "verdadeiro". A inflexível racionalidade do pensamento medieval permitiu pouco espaço para a verificação subjetiva. Como resultado, a revolução científica dos séculos XVI e XVII, como nos lembra Alfred North Whitehead, mostrou-se "do começo ao fim um movimento de caráter anti-intelectualista. Foi o retorno à contemplação do fato em estado bruto".

Mas o "fato", para os filósofos científicos, não tinha caráter pessoal. Galileu, Kepler, Descartes e Newton viveram num mundo onírico de forças, movimentos e manipulação, mas desprovido de tato, gosto ou olfato. Mais tarde, Locke, Hume e os positivistas tentaram nos trazer de volta aos nossos sentidos; mas apenas reforçaram a mentalidade científica que nos motivou a controlar o mundo e a perder-nos de nós mesmos.

E, hoje, somos ensinados desde crianças a confiar mais nos instrumentos do que nos nossos sentimentos mais profundos. Somos encorajados a ver como verdade apenas aquilo que se mostra o mais distanciado possível de nós mesmos. Esse modo de ser encontra seu pólo oposto na riqueza e intensidade do pensamento oriental tradicional, que se mostra científico mas de maneira diversa: se o indivíduo apenas encontrar e imitar um bom mestre, seguindo determinados passos, certamente chegará a conhecer o Chão Divino, repositório de toda verdade, pela intuição direta — que é superior ao raciocínio discursivo. Mas isso também tende para o desequilíbrio, porque com muita facilidade o indivíduo se torna passivo, descuidado do Chão Divino como ele se manifesta na matéria e energia comuns, presentes em nosso mundo diário.

Para mim, o aikidô equilibra os extremos. Enseja contemplação e transcendência. É também ativo e efetivo. Na interação da ordem que se estabelece entre o indivíduo e o mundo que o cerca, entre o *nage* e o *uke*, permite-nos verificar a teoria com a ação, e, talvez, fazer com que o corpo humano retorne aos reinos dos quais há muito tem estado ausente.

FORMAS IDEAIS "A perfeição existe. Você já conhece essas técnicas. Estou aqui apenas para fazê-lo relembrá-las." Em matéria de formas ideais meu instrutor, Robert Nadeau, é, inconscientemente um platônico. O conceito de realidade imaterial inspira todo o seu ensino. Nadeau, porém, parte do princípio de que poderemos nos acercar do ser incorpóreo mais por meio da consciência corporal do que apenas por conceituações.

O *shiho-nage* (quádruplo arremesso) é uma técnica do aikidô de particular beleza e muita dificuldade. Uma de suas versões nos ensina a segurar a mão de ataque do *uke* com as duas mãos, aproximar dele, e girar de tal maneira que essa mão passe por cima de nossa cabeça e, conseqüentemente, fique presa às suas costas. A partir desta posição o *uke* é facilmente arremessado para trás, sobre o tatami. Realizar o giro necessário sem nos deslocarmos de nossa posição em pé e centrados pode ser questão de habilidade. Em vez de ensinar essa manobra gradualmente, Nadeau nos pede que meditemos sobre a *idéia* do giro perfeito. Esse giro, diz ele, *já existe ao lado do uke*. Podemos imaginá-lo como um vórtice que já está girando ali. Uma vez que tenhamos essa idéia firme em nossa mente e no nosso corpo (e, para Nadeau, os dois não estão separados), tudo o que temos a fazer é mover-nos em direção ao *uke*, em direção ao vórtice, ao giro perfeito. Tudo o mais — equilíbrio, postura centralizada, pés, braços, mãos — responderá por si mesmo.

Os americanos são pragmáticos. Será que isso funciona? Experimentamos e constatamos que Nadeau tem razão. O *shiho-nage* flui de maneira mais uniforme quando temos fixa e firme em nossa consciência a realidade da *idéia* — e que não se faz necessário nenhum tipo de análise.

O mesmo se verifica em relação a todos os movimentos do aikidô. Por exemplo, quando o *nage* recorre à força física em determinada chave-de-pulso, pode derrubar um atacante que tenha força, mas somente à custa de muito esforço muscular. Nadeau sugere uma forma ideal: energia jorrando do seu braço e da sua mão como uma cachoeira, correndo pelo pulso do *uke*, escorrendo depois pelos dedos do *nage* até o centro da terra. Dessa forma, o *uke* cairá como se tivesse sido atingido por um tiro, sem a utilização de nenhum esforço físico perceptível. A diferença é espantosa.

Os métodos de ensino de Nadeau correm em sentido contrário à tendência dominante que se observa na maior parte das técnicas de educação física e treinamento. Os especialistas em educação física continuam seu trabalho de fragmentar qualquer habilidade em partes cada vez menores, analisando cada movimento e submovimento com a ajuda de filmes, computadores, instrumentos avançados e matemática. Nadeau acha muito divertida toda essa obsessão pela análise. Ela pode ajudar um atleta bem orientado a melhorar passo a passo, mas não pode fazer com que se produzam os saltos quânticos no desempenho humano que ele sente serem possíveis. Nadeau questiona também o ponto de vista vigente, de que não se podem transferir capacidades físicas específicas. Os especialistas acreditam que o tempo despendido no aperfeiçoamento do chute pouco ou nada pode contribuir para aprimorar o passe. Para Nadeau, a essência de um movimento físico é transferível a todos os demais. "A maior parte do aikidô", diz ele, "pode ser ensinada em apenas um movimento simples, que sintetiza todos." Os princípios que se aprende nessa arte podem ter influência na maneira pela qual praticamos golfe, dirigimos um carro, falamos com os filhos, desenvolvemos nosso trabalho, fazemos amor — enfim, em nossa maneira de viver.

CAUSALIDADE O que faz com que as coisas aconteçam? Nosso tipo particular de senso comum possui uma resposta pronta a essa pergunta. A bola branca de bilhar se move porque a impulsionamos com o taco. A bola sete se movimenta porque é atingida pela branca. O atacante é derrubado porque eu o arremesso ao chão. É difícil escaparmos ao conceito de Aristóteles classificado como "causa eficiente". Insistimos em estabelecer um vínculo entre cada uma de nossas ações e a cadeia necessária de causa e efeito. Impensadamente, alimentamos a concepção de que somos criaturas que vagam pelo mundo fazendo as coisas acontecerem sem que nós mesmo nos transformaremos. Esse pressuposto, qualquer que seja a forma de encará-lo, mostra-se um tanto ingênuo. Há cerca de dois séculos, Hume demonstrou que aquilo a que denominamos causalidade é apenas a medida de uma expectativa de caráter subjetivo. A sucessão temporal significa que A regularmente precede B no tempo, mas não prova a necessidade de nenhuma ligação causa-e-efeito. Os positivistas tentaram explicar a sucessão dos eventos em termos de freqüência puramente relativa e objetiva. É muito mais simples no aikidô. Assim como o movimento perfeito *já existe*, cada evento que é percebido, mesmo aquele no qual "fazemos" algo, já *está acontecendo*. No universo existe um fluxo. Nossa tarefa é a de nos juntarmos a ele.

> O Caminho se atém na não-ação;
> Ainda assim, nada se deixa por fazer.

Se o *Tao Te Ching* de Lao-Tzu parece nos oferecer um paradoxo nessa questão, isso talvez seja uma boa medida das limitações apresentadas por nossa mente. Corpo e ser em ação resolvem esse paradoxo. Às vezes, mesmo sendo relativamente novato, consigo perceber os campos, o fluxo, o ritmo do universo. Sou parte do univeso. O *uke* é parte do universo. No momento em que ele ataca meu corpo, meus braços, minhas mãos seguem em um movimento que já está me acontecendo. Não há espera, não há meta, não há o *agir*.

Mesmo assim, nada é deixado por fazer. Nesses momentos plenos de prazer, o que arremessa não está separado daquele que é arremessado. Fundimo-nos em um só movimento, uma pequena ondulação no oceano sem fim da existência.

Harmonia, Unidade O *dojo* é visitado por todos os tipos de pessoas — executivos cansados, homens e mulheres recém-divorciados, atores e atrizes que estão envelhecendo, homens da rua, transeuntes, empreendedores do espírito, mulheres recentemente convertidas ao movimento feminista de liberação, especialistas em outras artes marciais. Não há começo, não há fim. Todos pisamos juntos no tatami, tanto o novato buscador curioso quanto o dedicado faixa-preta de terceiro grau. Curvamo-nos, ajoelhamo-nos na posição de meditação japonesa ao redor do tatami. Num mundo de hostilidade organizada e de surtos de violência, que prega a competição e pratica a paranóia, buscamos a harmonia universal e a unidade de tudo o que existe.

Muitas pessoas vêm apenas a algumas poucas sessões. Algumas saem quando percebem que não receberão do aikidô nenhum instrumento violento para manifestar sua raiva. Outras procuram por alguma coisa de caráter seqüencial — progresso, "graduação". Não conseguem captar a noção de jornada por toda vida sem nenhum destino prefixado. Nós, os que nos dedicamos regularmente, nos movemos por entre aqueles que vêm e vão: somos todos mestres, todos discípulos. Nossos pés se emaranham. Os ataques são desviados de seu curso. Em nosso tatami podemos ver cada ferida causada por nossa presente civilização. A angústia, alienação e anomia de nossos tempos se mostram claramente no movimento de um braço, na qualidade do campo de energia que envolve um movimento.

E ainda assim, aleijados e cegos, eventualmente começamos a sentir a *harmonia* que explodiu em Pitágoras sob a forma da revelação de todo o sistema cósmico. Atrás da cortina representada por nossas imperfeições, reside a geometria de vigorosos cordéis. Não importa que sejamos todos diferentes. Não importa que nossa arte tenha suas bases na defesa contra o ataque de ordem física. "Aquilo que se opõe, encaixa-se", afirma Heráclito. "Elementos diferentes compõem a harmonia mais elevada." Somos verão e inverno, dia e noite, liso e rugoso, os que atacam e os que defendem. Somos, tanto quanto possível, harmonia.

Existe uma espécie de dança que freqüentemente utilizamos como forma de aquecimento. Dois de nós ficam em pé, um em frente ao outro. Passamos um pelo outro, face a face, quase nos tocando, em três passos de volteio. Terminamos novamente face a face — apenas mudamos de lado. Repetimos esse movimento várias vezes, centenas, milhares de vezes. Finalmente podemos sentir que somos um só, um único organismo. Somos *yin* e *yang*, restabelecendo nossa "intercambialidade". Somos um magneto mudando a polaridade; quando passamos um pelo outro, dá-se um clique, uma mudança de corrente. As diferenças de superfície entre nós se esvaecem. Nossos corpos se unem. Fixamo-nos no eterno presente, confortáveis no universo.

Diz-se que Pitágoras foi o primeiro a denominar o mundo como *cosmo*, palavra difícil de se traduzir uma vez que abarca tanto a idéia de perfeita ordem como de intensa beleza. Estudando o *cosmo*, acreditavam os pitagóricos, o reproduzimos em nossas almas. Por meio da filosofia assimilamos um pouco do divino que repousa em nossos próprios corpos. Na prática do aikidô, simplesmente viramos essa crença do avesso. Por meio da experiência de nossos corpos, alcançamos o conhecimento do *cosmo*.

MULTIPLICIDADE Corpos que mudam de tamanho e de forma. Corpo imaterial etéreo manipulável que se sobrepõe ao corpo físico. Peso interior misterioso ou "gravidade verdadeira" que o adepto consegue deslocar à vondade. Essas noções, relativas à multiplicidade do ser dentro de sua definitiva unidade, ofendem a mente ocidental que se apega, da forma mais desesperada, ao que Blake chamava de "visão única". E, apesar disso, a multiplicidade é um ponto central do pensamento oriental e da tradição mística de todas as culturas. Os Upanishades da Índia descrevem cinco *koshas* ou "invólucros da alma" dos quais o corpo físico é apenas um. A filosofia hindu, em geral, tem muito a dizer a respeito do *sukshma shariria*, o assim chamado corpo "sutil" ou "das emoções". Na tradição ocidental, o neoplatonismo concebeu um corpo sutil e outro radiante — apesar de não se ouvir falar sobre isso em nossas apressadas aulas de filosofia.

O treinamento em aikidô não exige estudos teóricos. Desde o início percebemos a multiplicidade das percepções e do ser pela experiência direta. Robert Nadeau, de forma nenhuma, nega a realidade do corpo físico com seus ossos, sangue, músculos e tudo o mais que o compõe. Oferece-nos, no entanto, outros recursos. Sentindo o fluxo do *ki* (energia vital) podemos criar dentro e ao redor do braço físico um "braço energético" poderoso porém relaxado, de tal forma que esse braço, como quer que se queira concebê-lo, se torna virtualmente impossível de dobrar. Reduzindo partes do nosso corpo de energia, podemos nos libertar de um agarrão. Baixando nosso centro de gravidade e enviando um fluxo de *ki* para a terra, podemos nos tornar aparentemente muito mais pesados. Minha filha, que pesa cerca de 49 quilos, numa demonstração que fez ao público, direcionou sua energia para a terra com tanta eficácia que um levantador de peso não conseguiu erguê-la. A mente ocidental corre para uma explicação racional. Hipnose recíproca? Essa é uma das maneiras de se fazer referência ao fato. Mas estudos recentes feitos sobre hipnotismo demonstraram que esse termo é vago. Em todo caso, como veremos no próximo capítulo, mesmo a explicação mais reducionista não é capaz de reduzir totalmente a experiência.

Simplesmente considerando as possibilidades que, em geral, são ignoradas ou veladamente proibidas por nossa cultura, nos vemos diante de um universo que é muito mais fascinante. Descobrimos aventuras que não exigem nem queima de combustível nem a violação de nosso planeta: sentir o campo de energia de um amigo ou de uma árvore, ao estabelecer ligações que desafiam o tempo e o espaço convencionais, viajar por novas e deslumbrantes paisagens da percepção e do ser. Compreendemos, como o feiticeiro don Juan, que nosso mundo é "espantoso, misterioso e impenetrável" e que nossa existência transborda, e ao mesmo tempo é curta demais.

Como a maioria de nós, às vezes mantenho um pouco de ceticismo e renego minha própria experiência em favor da estrutura cognitiva artificial, erigida por esta vacilante civilização. Porém agora sei que existem outras vozes, outras realidades. Praticamos, por vezes, as técnicas do aikidô com os olhos vendados e estou aprendendo que existe uma forma de ver para a qual devemos manter nossos olhos cerrados. Posso, talvez, continuar sendo um agnóstico — mas não tão cego, cético ou arrogante a ponto de descartar tudo o que não possa ser medido pelos instrumentos de que dispomos. "A finalidade do método dos pitagóricos", escreveu o filósofo neoplatônico Hiérocles, no século v, "era dotá-los de asas para poderem pairar nos ares e assim receber as bênçãos divinas de maneira que, ao chegar o dia da morte, os Atletas dos Jogos Filosóficos, abandonando seus corpos mortais na terra e despojando-se de sua natureza, pudessem prosseguir sem embaraço em sua jornada celestial."

VIRTUDE No aikidô, assim como em Platão e na tradição mística perene, a virtude não é vista como um fim em si, mas como o indispensável meio para se alcançar o conhecimento de Deus ou da realidade divina. Mestre Morihei Uyeshiba escreve em suas memórias: "O segredo do aikidô reside em nos harmonizarmos com o movimento universal e nos mantermos em acordo com o próprio universo. Aquele que alcançar o segredo do aikidô terá o universo dentro de si, e poderá afirmar: 'Eu sou o universo'". Essa harmonia universal, parece-me, se manifesta no aikidô como o Deus definitivo. Segundo Uyeshiba, "Não se trata apenas de uma simples teoria. Você o pratica. Só então aceitará o grande poder da unicidade com a Natureza". Virtude é prática — a constante e disciplinada prática do ataque amoroso e da reconciliação pacífica.

Meu instrutor, numa aplicação prática, radical e definitiva da virtude cristã em última análise, pede-nos para não dominar, e sim servir ao que nos ataca. Cabe-nos ser sensíveis às intenções e necessidades daquele que ataca (seja esse ataque físico ou mental) a ponto de sabermos com precisão para onde ele deseja ir e o que deseja fazer. Curvando-nos com ele e colocando-nos ligeiramente fora da trajetória de seu braço, poderemos *ajudá-lo* a realizar o que pretende. Em um ponto qualquer, dentro da completude de seu ato, tem lugar o seu reencontro com a harmonia da natureza. Seja como for, todos os que atacam estão destinados a uma queda.

Sem dúvida, se cada um de nós fosse totalmente sensível às necessidades e intenções de todos os que nos cercam, não haveria ataques.

CÉU E TERRA A técnica mais bonita do aikidô denomina-se *tenchinage* (arremesso de céu e terra). Tal como se dá em todas as técnicas do aikidô, o *tenchi-nage* apresenta muitas variações mas sempre envolve um braço levantado e outro abaixado. Dessa maneira, as forças e intenções do que ataca se dividem entre céu e terra, não lhe restando nada mais a fazer — até seu momento de reconciliação — senão cair.

Estou treinando uma das variantes da *tenchi-nage*. Minha técnica ainda não adquiriu firmeza. Por não ter firmeza, sou rude. Uso força desnecessária no arremesso de meu *uke*. Isso não é aikidô. Nessa ocasião meu *uke* é Tom Everett. Com pouco mais de vinte anos, Everett é um consumado aikidoísta.

"Vamos começar de novo", sugere. "Que características você associa a céu?"

"Céu? Nuvens, luz, anjos."

"E terra?"

"Solidez, peso, massividade."

"Bem! Um de seus braços é céu. O outro é terra." Ele ri. "É simples."

Fico alguns instantes tentando incorporar essas características a meus braços.

"Não pense em técnica," lembra-me Everett. "Pense apenas em céu e terra."

E *é* simples, quando muito, apenas porque me deixei conduzir pelas perguntas certas.

E, afinal, cada período histórico se mostra diante de nós não apenas em termos das respostas que nos oferece, mas das questões que levanta. Em um período em que se glorifica a "combatividade" desde a primeira aula de educação física até o último *show* de televisão, nossas maiores questões se tornam "movidas a conflito". Norman Mailer, por exemplo, ao expressar-se diante de uma significativa parcela de nossa cultura literário-intelectual, nos leva a crer que a mais importante questão que podemos levantar sobre o programa espacial (e sobre muitas outras coisas também) é se é obra de Deus ou do diabo. Trata-se de uma questão que não parece apresentar resposta satisfatória. A cultura antiga, da mesma forma, agarra-se a esse dualismo romântico, às categorias de Aristóteles, à "visão trágica", à "condição humana". Será possível que estejamos nos aproximando do fim dessa maneira de pensar?

Em seu notável ensaio intitulado "New Heaven, New Earth", Joyce Carol Oates escreve:

> Já estamos saciados de filosofias "objetivas", desprovidas de valor, que sempre contribuíram para a preservação do *status quo*, por mais arcaico que seja. Estamos cansados das velhas dicotomias: sano/

insano, normal/doentio, branco/preto, homem/natureza, vencedor/vencido e, acima de tudo, desse dualismo cartesiano do eu/objeto. Embora já se tenham configurado como absolutamente necessárias para conduzir-nos por meio da fase exploratória e analítica de nosso desenvolvimento como seres humanos, essas dicotomias já não são nem úteis nem pragmáticas. Já não são verdadeiras... O que aparenta ser o ponto de ruptura da civilização pode bem ser, simplesmente, a desintegração das velhas formas de vida pela própria vida em si (e não uma erupção de loucura ou de autodestruição), processo inteiramente natural e inevitável... Os estertores da morte dos velhos valores nos cercam por todos os lados mas não são, em absoluto, os estertores de seres humanos individualizados. Nós podemos nos transformar.[1]

Se cabe a nós tal mudança, necessitamos de equilíbrio e harmonia, de sensibilidade e da arte da reconciliação — não de ego, de testar nossa humanidade, do choque de força contra força, da batalha de Deus contra o diabo. O segredo do *tenchi-nage* reside no fato de que a separação que se estabelece entre céu e terra é apenas aparente. Em seus termos mais definitivos, são uma unidade. Nas palavras de Lao-Tsé:

> O espaço entre céu e terra é como um fole:
> Muda o formato mas não muda a forma;
> Quanto mais se move, mais rende.

Quando minha prática flui bem eu fico, ainda que por pouco tempo, em unidade com o universo. No interior dessa unidade estão céu e terra e muito mais — não apenas amigos e pessoas amadas, mas, também, o condenado em solitário confinamento, o ameaçador inimigo na floresta — todos eles são parte de mim, partes de todos nós. Chegou a hora de propor reconciliação, a reconciliação que tem início não em algum lugar distante, mas aqui, em meu corpo e em meu ser — e no seu.

---

1. Joyce Carol Oates, "New Heaven, New Earth", *Saturday Review of the Arts*, nov. 1972, p.53.

4. INTRODUÇÃO AO CORPO DE ENERGIA

Dominar o aikidô, como indiquei no capítulo 3, constitui um processo longo, demorado, que exige um instrutor qualificado, um local de prática e pessoas dedicadas para praticar junto. Essa arte marcial não pode ser aprendida em livros ou, simplesmente, observando outros executá-la. No sentido mais profundo, trata-se de um saber secreto. Os que desejam apenas observar nossa prática são bem-vindos: não há nenhum risco de que alguém desequilibrado possa levar esse conhecimento às ruas e fazer mau uso dele. Somente a observação jamais será o suficiente; experiência, prática e dedicação são necessárias.

Por outro lado, também, o "segredo" do aikidô não reside tanto em suas muitas e variadas técnicas, mas na atitude ou forma de ser que ele ensina. Isso se mostra especialmente verdadeiro no que diz respeito a situações de defesa pessoal. Um de meus colegas de aikidô caminhava sozinho por uma rua da cidade, tarde da noite, quando percebeu que dois jovens se aproximavam dele na direção contrária. Um pouco antes de alcançá-lo, os dois se separaram, um de cada lado de meu colega. Do seu lado direito ele ouviu um clique e viu o brilho de metal de um canivete se abrindo rapidamente.

"Se eu tivesse tido tempo para pensar", contou-me o colega, "provavelmente teria fraquejado. Mas foi tão inesperado que simplesmente me *centrei*". A postura c*entrada* é aquela em que a pessoa se mantém extremamente relaxada, mas alerta, com o centro de consciência profundamente fixado na região do umbigo, as mãos abertas e pendentes ao longo do corpo, sem demonstrar nem ataque nem recuo, mas claramente pronta para o que vier a ocorrer. Meu amigo e os dois jovens que o atacavam permaneceram imóveis por alguns segundos. Então, o que trazia o canivete relaxou, fechou sua lâmina e disse: "Acho que pegamos o cara errado" — e lá se foram, noite adentro.

Aprender algo tão aparentemente simples como centrar-se sob pressão exige prática e dedicação e quero repetir que o aikidô não pode ser aprendido em "Dez Lições Fáceis". Mas existem meios, relativamente fáceis, de apresentar alguns dos princípios fundamentais à prática dessa arte. Existem, também, exercícios simples, que não requerem nenhuma atividade física extenuante, por meio dos quais tanto as pessoas atléticas como as não-atléticas podem ter acesso a meios alternativos de vivenciar o mundo e lidar com o conflito. Esses exercícios são ministrados em sessões de *workshop* das quais meu instrutor Robert Nadeau foi pioneiro. Eu mesmo, desde 1973, tenho dirigido esse tipo de *workshop* em vários locais dos Estados Unidos e Canadá; em geral, sob o título "O Corpo de Energia em Ação". Esses *workshops*, variando de doze a trezentos participantes, são desenvolvidos em programas de cinco dias ou em fins de semana prolongados.

Creio que esse trabalho é extremamente confiável. Em pouco tempo, pessoas das mais variadas formações (dentre as quais se inclui um grupo de médicos e administradores hospitalares) mostram-se capazes de sentir formas de energia que nossa cultura, em geral, não considera — como também tomam consciência de mudanças no seu próprio estado corpo-mente que, antes, não teriam reconhecido. Sempre me surpreendo ao perceber que o principal componente do meu ensinamento é *permissão*. Uma vez que as pessoas sintam que estão em um espaço seguro, onde as percepções inusitadas não serão ridicularizadas, contestadas, enfim, enquadradas nas categorias familiares, o resto é fácil. Está aberto o caminho para um novo mundo de perceber e de ser.

Os *workshops* de "O Corpo de Energia em Ação" baseiam-se no pressuposto de que o corpo humano se apresenta totalmente envolto por um campo de energia. No capítulo anterior fizemos referência ao conceito de corpo sutil ou radiante, que coexiste com o físico e se estende ao redor deste em forma de aura. Mas podemos começar com conceitos menos esotéricos.

O corpo irradia várias formas de energia; estas podem ser facilmente mensuráveis pelos instrumentos que a ciência ocidental nos oferece. Cada um de nós é cercado por uma aura de calor radiante. E esse calor pode ser percebido a vários centímetros da superfície da pele por uma mão sensível, e a distâncias muito maiores por sensores térmicos e infravermelhos. Estamos cercados pelo que o antropólogo Edward T. Hall denomina de "bolha olfativa"; os indivíduos de determinadas culturas, dentre as quais se destacam os árabes, sentem um certo desconforto quando não podem sentir o cheiro da pessoa com a qual estão falando. Existe também, dentro e ao redor do corpo, um campo eletromagnético associado às batidas do coração. Instrumentos de alta sensibilidade já mediram a presença desse campo a vários centímetros de distância. Além dessa, o corpo também é cercado por uma nuvem de suor ionizado, que pode ser medida por indicadores eletrostáticos. Devemos também ter em mente que deixamos como rastro uma nuvem de ar aquecido, vapor d'água, dióxido de carbono, bactérias e vírus provenientes de nossa respiração; e que todo esse material, que já terá circulado pelas mais íntimas cavidades do nosso corpo, rapidamente se mistura com o de todas as pessoas que dividem conosco o espaço onde respiramos. Assim, nem de longe estamos tão separados e encapsulados em nossa pele como em geral somos levados a crer. Na década de 1930, o psicólogo Kurt Lewin apresentou a teoria de que as pessoas vivem no interior de um "espaço de vida" psicológico e interagem com o mundo externo mais por meio desse campo permeável e maleável do que pelo contato direto. Um só momento de reflexão basta para tornar claro que de maneira alguma nos encontramos aprisionados em nossa pele. As formas de interação que estabelecemos com o mundo são múltiplas e variadas. Não é nada excepcional o fato de existirmos em campos que se entrelaçam, de possuirmos vários meios de sentir a presença do outro a distância. Surpreendente é havermos assumido o contrário com tanta displicência.

A ciência ocidental, até agora, conseguiu medir apenas algumas características rudimentares do Corpo de Energia, principalmente porque não existe ainda nenhuma hipótese científica sobre este assunto capaz de motivar e servir como guia de pesquisa. Tal hipótese, aparentemente, tem probabilidades de se configurar nos próximos anos. Para nosso propósito, aqui, o conceito oriental de *ki*, tal como se apresenta no aikidô (ou o *chi*, da arte chinesa do *tai-chi*) tem mais utilidade. Esse conceito está voltado para a idéia original de "respiração" como força mística, penetrante, que impregna de vida e espírito a matéria inanimada. Como vimos no capítulo anterior, uma consciência altamente treinada do *ki* (dentro e em torno de seu próprio corpo), permite ao mestre de aikidô alcançar o que alguns consideram poderes miraculosos. Neste trabalho, o conceito de "energia" será melhor definido como *ki*, manifestação única que envolve emanação, pode ser medida pela nossa ciência atual e soma-se a outras emanações esotéricas ou metafóricas.

Aqui consideramos o ser humano individual como um *ser de energia*, um centro vibracional do qual emanam ondas que irradiam no espaço e no tempo, que reagem e interagem com miríades de outras ondas. O corpo físico é visto como manifestação do ser de energia total coexistindo com o Corpo de Energia. Sua realidade e importância não são de forma alguma negadas. É ele que nos provê com as mais seguras informações sobre as condições do ser total. O Corpo de Energia, por outro lado, é menos confiável e mais difícil de ser percebido em nosso estágio de desenvolvimento. Mas é muito menos limitante do que o corpo físico. Pode mudar de configuração, tamanho, densidade e outras características. Cada uma dessas mudanças, até certo ponto, tem repercussões no corpo físico. Além disso, de alguma forma misteriosa que ainda não podemos compreender plenamente, o Corpo de Energia parece transcender o espaço e o tempo, ligando cada consciência humana com toda forma de existência.

Alguns dos participantes de meus *workshops* preferem pensar no Corpo de Energia como uma metáfora. Isso para mim está perfeitamente bem; peço apenas que esses participantes analisem cuidadosamente a natureza dessa metáfora. Em todo caso, é importante ter em mente que os corpos físico e de Energia não estão separados, sendo apenas diferentes manifestações da mesma vibração, do mesmo centro de consciência.

Em vez de tentar recriar *workshops* específicos, desejo fazer uso de minha própria experiência e também das informações que me foram dadas por outros instrutores para elaborar um *workshop* ideal para você imaginar. Comece com um grupo de cerca de vinte pessoas, de idades e concepções diversas, variando de um rapaz de dezessete anos que fugiu da escola em busca de "um sentido" até aquela avó sapeca de sessenta e cinco anos que estudou jiu-jítsu. Imagine esse grupo de pessoas vestindo roupas largas e confortáveis, juntas num aposento espaçoso e acarpetado, mobiliado apenas com almofadas que possam ser tiradas do caminho quando não estiverem sendo utilizadas como assento. Quando se realizam *workshops* nas melhores condições possíveis, o ar é claro, a temperatura, moderada e o ambiente, agradável. O instrutor e seu auxiliar começam convidando os participantes a examinarem o próprio aposento, o espaço que ele abarca, como parte integrante do *workshop*. Ressalta que ali serão abordadas novas dimensões, sem deixar de considerar o aspecto comum e temporal, e, sim, fundindo-nos com eles, penetrando neles de forma sensível e intensa. Solicita aos participantes que circulem por esse espaço físico, que sintam suas características não apenas com os olhos, que notem seu alinhamento com o norte, sul, leste e oeste, como ele se relaciona com os traços naturais e artificiais na paisagem que o cerca.

CENTRAR-SE E EQUILIBRAR-SE Depois de algumas breves palavras sobre a teoria e os pressupostos do trabalho, o instrutor pede que todos os participantes se desfaçam de suas pulseiras e relógios, sapatos e meias, e afrouxem seus cintos. O grupo se levanta e se espalha de forma que todos possam esticar os braços sem tocar na pessoa que está próxima. Os pés devem estar separados à mesma distância dos ombros. Os braços soltos e caídos ao longo do corpo. Mãos abertas e relaxadas. O instrutor lembra a todos os participantes que não devem se sentir obrigados a manter-se em nenhuma postura rígida. A tendência a agir assim reflete a persistente influência militar nas nossas escolas, no nosso lazer, em toda a nossa vida. Aqui, os participantes são estimulados a mover-se para uma posição mais confortável e relaxada sempre que assim o desejarem.

"Agora fechem seus olhos", diz o instrutor ao grupo, "e, fazendo uso de sua consciência, partam para uma viagem de exploração do seu corpo físico. De que partes do seu corpo você tem maior consciência? Você sente que algum lugar está tenso? Que partes do seu corpo estão adormecidas?"

As respostas são previsíveis. Os membros do grupo apontam a face, a testa, a área situada entre os olhos, a garganta, a parte superior do tórax, os ombros, os braços. Raramente existe alguém que comece já sentindo um alto grau de consciência na barriga, nas costas ou nas pernas. Nossa cultura, indubitavelmente, está voltada para a frente e para o alto. O instrutor dá o primeiro passo direto para estabelecer a consciência do centro.

"Com seu dedo indicador direito, toque o meio da barriga, cerca de três a cinco centímetros abaixo do umbigo. Aí se localiza o seu *centro*. Nós o chamaremos pelo nome em japonês, *hara*. Seu *hara* está localizado no seu centro físico de gravidade. É também o ponto vital do seu ser total, por meio do qual é possível manter contato ininterrupto com a unidade primordial de vida. Ao longo deste *workshop* você estará se concentrando na consciência do *hara*. Portanto, tente sentir que as suas ações, e até mesmo os seus pensamentos, jorram a partir desse ponto.

"Agora, pressionem firmemente o dedo sobre o seu *hara* até quase sentir dor. Solte sua mão e perceba se continua a sentir esse ponto. Deixe que esse ponto único de consciência se expanda até preencher todo o abdome, toda a zona pélvica, de um lado a outro, da frente até as costas. E deixe sua barriga se *expandir* a cada inspiração. Não encolha a barriga. Deixe-a solta."

Essas ordens dão origem a risadas e objeções dispersas. Como a maioria de nós, os membros desse grupo estão acostumados a ouvir — desde a mais tenra infância: "Barriga para dentro, peito para fora!".

Aprenderam, assim, a respirar *ao contrário*, resistindo à tendência natural do diafragma de expandir o abdome a cada inspiração. Essa postura, essa forma de respirar, bloqueia o fluxo natural das energias e das emoções por todo o corpo, criando um estado de ser em desequilíbrio e potencialmente insensível e agressivo. Tanto quanto qualquer outro aspecto, tal postura define o nosso caminho no mundo.

O instrutor lidera o grupo num exercício respiratório. Ele deixa que o ar penetre pelas suas narinas e se encaminhe para baixo como para encher o abdome. Ele expira conscientemente, pela boca, até que seus pulmões estejam totalmente vazios e o abdome novamente reto. Nesse ponto de vazio, ele apenas fecha a boca e espera, espera sem expectativa. A nova inspiração surge espontaneamente. O momento preciso de sua chegada é sempre inesperado, uma deliciosa e pequena surpresa.

Essa simples técnica de respiração demonstra a relação sutil, mas crucial, que se estabelece entre aquilo que se deseja e o que ocorre espontaneamente entre o consciente e o subconsciente. Magda Proskauer, mestra de técnicas de respiração, denomina o breve intervalo entre a expiração e a inspiração de "pausa criativa". Durante esse momento de puro ser, sem qualquer desejo, podemos experimentar o impulso de criação que aflui, incontrolável, da própria substância do existir.

O instrutor e seu auxiliar circulam por entre os membros do grupo, ajudando-os a respirar dessa forma, que para eles não é costumeira. Algumas pessoas sentem que a mudança na respiração provoca um perturbador surto de emoções. Outras opõem um sentimento de vaidade: não conseguem deixar suas barrigas salientes. O instrutor voltará várias vezes ao assunto da respiração no decorrer do *workshop*.

"Essa maneira de respirar sempre os ajudará a encontrar o seu centro", diz ele ao grupo. "Agora, de olhos fechados, vocês deverão verificar se o seu peso está distribuído em partes iguais entre seus pés esquerdo e direito. Tentem corrigir qualquer desequilíbrio. Os joelhos devem estar relaxados, não travados..."

O instrutor segue com instruções verbais destinadas a equilibrar e relaxar o corpo físico, concentrando-se nos pontos de tensão mais comuns, tais como pelve, ombros e pescoço. Depois de atingido um certo equilíbrio inicial, ele passa para uma nova etapa: o sentir de forma equilibrada.

"Pelo fato de seus olhos estarem localizados na parte frontal, vocês podem ter desenvolvido uma tendência a concentrar a sua atenção e sua consciência na metade frontal do seu corpo. Mas, agora, seus olhos estão fechados. Vocês ainda podem sentir o mundo — há muitas maneiras de sentir — e podem senti-lo a toda sua volta, tanto atrás como na frente. Vamos nos tornar mais sensíveis à consciência nas nossas costas."

O instrutor e seus auxiliares caminham entre os participantes.

"Tentem sentir o tempo todo onde nós estamos — estejamos ou não dizendo alguma coisa... Vocês possuem a sua audição e podem ouvir tudo o que se passa a seu redor. Podem fazer de conta que a audição foi magicamente aumentada, que dobrou de sensibilidade. O que aconteceria se a sua audição duplicasse? Vocês podem ter esquecido que podem sentir cheiros. O olfato está aí, esperando para ser usado sempre que vocês realmente necessitarem dele. ...E o calor? Conseguem sentir o calor que emana ao seu redor? ...E o tato? Se um de nós os tocasse, bem, bem de leve, ainda assim vocês, provavelmente, teriam consciência disso."

O instrutor e seu auxiliar caminham por entre o grupo, sentindo a energia que se faz presente dentro e ao redor das costas dos participantes, tocando suavemente nos pontos em que a energia se apresenta fraca ou distorcida. Tanto um quanto o outro, de maneira geral, podem "ver" os campos de energia por intermédio de uma inexplicável sensação de "pressão" ou "presciência" — e quase sempre suas percepções estão corretas. Aparentemente, é possível que esse tipo de "visão" nos traga à mente as extraordinárias pesquisas feitas por don Juan, o feiticeiro dos livros de Carlos Castañeda. Na verdade, não se trata de nada especial. Antes do final do *workshop* alguns poucos participantes terão começado a "ver" a energia dessa forma.

"Finjam que têm olhos nas costas", sugere o auxiliar. "Tentem colocar um par imaginário de olhos no alto das costas. O que vocês vêem? Como veriam a sala?"

O instrutor dá continuidade a essa linha de pensamento: "O que aconteceria se vocês fossem dotados de novos sentidos, algo que fosse além da visão, audição, olfato, tato — ou talvez um sentido que reunisse todos estes, mas de uma nova maneira? Vocês desejariam sentir as pressões que os cercam? ...As vibrações? ...Os movimentos? ...A essência das outras pessoas que estão próximas de vocês? ...As ameaças? ...As intenções eróticas? ... Algo mais? ...Talvez vocês não tenham palavras adequadas para dar expressão a tudo isso. Talvez nosso vocabulário nos limite. Não quero forçar experiências específicas, mas convido-os às possibilidades mais amplas envolvidas em não se limitarem desnecessariamente".

OLHAR SUAVE "Dentro de um momento pedirei a todos vocês que abram os olhos. Mas, antes, quero sugerir-lhes um modo alternativo de ver. De mogo geral hoje em dia, somos ensinados a ver o mundo num foco o mais definido possível. Buscamos limites bem delineados em tudo. Tendemos a ver pessoas e objetos como entes separados e não necessariamente relacionados. Constantemente analisamos e até mesmo dissecamos a existência pela nossa própria forma de ser. E tudo bem. Em algumas situações, necessitamos que nosso olhar seja duro. Mas não o tempo todo."

"O olhar suave é diferente. Você não vê limites estritos, mas enxerga mais vividamente a profundidade e a cor. Você vê correlações. Você vê o fluxo das coisas. No aikidô, quando se é atacado por quatro pessoas simultaneamente, não há tempo para ver tudo num foco muito bem definido — mas deve-se ver com clareza movimentos e relações —, tal como no caso de um *quarterback*, um corredor, qualquer jogador de basquete ou de futebol. Trata-se de uma forma de ver tudo de uma só vez, ser parte de tudo."

Suavizar o olhar não é o mesmo que simplesmente olhar fora de foco, embora, no começo, isto possa ajudar. Simplesmente deixe que a luz e a cor penetrem em você sem forçar-se a focalizar. Talvez seja útil, antes de abrir os olhos, colocar os dedos de ambas as mãos sobre as pálpebras. Agora, massageie delicadamente os olhos. Sintam-nos se tornarem mais suaves ao toque. Deixem que eles fiquem suaves.

"Agora, juntamente com a sua próxima inspiração, *permitam* que seus olhos se abram. Contemplem delicadamente a sala. O mundo lhes parece um pouquinho diferente agora?"

GIRAR EM CONJUNTO COM O PLANETA "Com olhar suave, comecem deixando os braços girar ao redor do corpo. Primeiro num sentido, depois no outro. Um braço gira atrás e o outro, na frente. Depois, ao contrário. Seus braços estão totalmente relaxados, girando sob a força da gravidade e da força centrífuga... Deixe que seus ombros girem acompanhando os braços. Todo o corpo está relaxado. Os músculos de seus olhos estão suavizados. ...Mantenham-se assim por alguns momentos."

O movimento continua, silenciosamente, por vários minutos. "Agora vou pedir a vocês que imaginem que esse movimento está ocorrendo absolutamente sem nenhum esforço de sua parte. Como seria se esse movimento já estivesse acontecendo antes, se fosse um movimento dentro do qual vocês acabassem de entrar? Imaginem os planetas rodando ao redor do Sol, sem nenhum esforço. E a Lua — para que a Lua se mantenha em sua órbita não é necessário nenhum trabalho, nenhuma forma de calor. As estrelas, os planetas e a Lua, ao se movimentar, são mais leves do que uma pena. Deixem que seus braços girem com o mesmo ímpeto, desprovido de esforço, com a mesma inevitabilidade. Considerem-se parte do movimento cósmico. Como seria se vocês estivessem ligados ao giro dos planetas? ...Como vocês se sentiriam se fossem o próprio universo?"

O instrutor compartilha do silêncio e do movimento relaxado presente na sala. Gradualmente, deixa que o movimento giratório de seus braços diminua. Os demais fazem o mesmo. A sala está quieta.

SENTIR O CORPO DE ENERGIA "Agora, vamos pedir que se dividam em pares. Não importa quem esteja com quem. Vocês estarão trocando de parceiros durante este *workshop*. Posicionem-se frente a frente, por favor, e estendam as mãos em direção ao parceiro de forma que sua palma direita esteja voltada para baixo e a esquerda, para cima. Agora movam-se de modo que as suas mãos fiquem a cerca de dez centímetros das mãos do parceiro. Sua mão direita estará acima da mão esquerda do seu par, e a esquerda, abaixo da mão direita dele. Vocês podem sentir a energia que irradia das mãos de seu par? Movimentem sua mão de um lado para outro, para cima e para baixo, sentindo essa energia. Verifique se você ainda está consciente de seu centro e de sua respiração. Assegurem-se de relaxar seus ombros. Será difícil sentir a energia fluindo através de suas mãos se seus ombros e braços estiverem tensos."

O instrutor e seu auxiliar vão de um par a outro ajudando os que apresentam maiores dificuldades. Verificam suas posturas, relaxam os ombros dos participantes. Dois dos membros masculinos do grupo afirmam que conseguem sentir a energia com sua mão direita, mas não com a esquerda.

O instrutor não se surpreende. Um desses homens é engenheiro eletrônico de uma empresa aeronáutica. O outro é diretor-assistente de um colégio. Ambos são dominadores e eficientes. Um opera no reino da abstração matemática; o outro é altamente verbal. Ambos vivem, literalmente, num universo destro, porque as características que os seguem estão associadas ao lobo esquerdo do cérebro, que está ligado ao lado direito do corpo. São carentes das qualidades de receptividade, intuição e musicalidade associadas à mão esquerda e ao lado direito do cérebro. O instrutor massageia suas mãos esquerdas e pede-lhes que se concentrem mais em receber do que em doar energia. Sugere que imaginem a mão esquerda como um copo dentro do qual esteja sendo derramada uma poção deliciosa e vitalizante.

O homem que trabalha como diretor-assistente começa a sentir a energia fluindo através de sua mão esquerda. O engenheiro ainda não está seguro. "*Penso* que posso senti-la", diz ele, em dúvida.

74

"Estou vendo", diz o instrutor com um toque de brincadeira. "Você *pensa* que sente, mas não acredita naquilo que pensa." O instrutor já ouviu essa mesma afirmação várias vezes. Numa sociedade que confere o mais alto *status* ao pensamento, esse "penso" pode ser utilizado para dar expressão a uma incerteza, nunca deixando de expressar também um certo sentido irônico: "Penso, logo existo, *penso* eu".

O instrutor prevê que, durante o *workshop*, o diretor-assistente percorrerá um longo caminho para equilibrar seus lados esquerdo e direito. Sente-se menos seguro quanto ao engenheiro. Em ambos os casos, no entanto, abrir o lado esquerdo e equilibrá-lo com o direito, durante o *workshop*, será apenas uma primeira tomada de consciência de que é possível atingir uma vida mais equilibrada. Em última análise, a correção do desequilíbrio básico do Corpo de Energia dá ensejo a mudanças na maneira de viver.

O instrutor sugere que todos os participantes façam uma pausa por um momento, relaxem e sacudam vigorosamente suas mãos. Depois disso, ao retornarem à tarefa de sensibilização, a energia lhes parecerá mais forte e mais segura. O instrutor e o auxiliar se movem por entre os membros do grupo. Quando "vêem" uma conexão energética particularmente forte, solicitam que o par se afaste vagarosamente, mantendo as palmas das mãos voltadas uma para a outra e observando o quão longe podem distanciar-se sem deixar de sentir a ligação energética. Dentro de alguns minutos, alguns dos pares estão a mais de um metro de distância. Um deles, composto pelo rapaz que fugiu da escola e uma mulher de olhos sonhadores na casa dos vinte, se encontra em lados opostos da sala. O jovem está assombrado; seus olhos estão arregalados.

"Não se esqueçam do seu olhar suave", recomenda o instrutor. "Nem de sua consciência do *hara*. Nem da respiração. Nem de relaxar."

Agora, a maioria dos pares está bastante separada e faz pequenos e sensíveis movimentos com as mãos, mantendo contato com os feixes de energia que os ligam a seus parceiros. O instrutor e seu auxiliar estão conscientes das ligações e da elevada qualidade vibratória que permeia a sala. Pede-se a todos que deixem seus parceiros e caminhem pela sala como quiserem, sentindo a energia dos demais sem tocar no corpo físico.

O instrutor e seu auxiliar juntam-se aos que andam pela sala, parando para estabelecer contato com quem quer que encontrem, utilizando-se de suas mãos como se fossem sensores. Como sempre, é fascinante sentir a variedade de características das ligações.

O encontro de pessoas dessa forma requer sensibilidade e consideração, além de propiciar o aumento da consciência quanto ao próprio *hara* de cada indivíduo. Alguns desses encontros são inesperadamente intensos, acompanhados de poderosas ondas de energia. Muitos dos participantes perdem a noção do tempo. Sentem-se desapontados quando o instrutor conclui o exercício e pede a todos que peguem uma almofada e se reúnam ali, sobre o carpete.

ESTRUTURA E INTENÇÃO "Gostaria de pedir-lhes que se sentem não em círculo, mas formando uma elipse. Vamos formar essa elipse de modo que as linhas de seu eixo estejam voltadas para o norte e para o sul." O instrutor senta-se no extremo norte da elipse e seu auxiliar, no sul. "Em poucos instantes vocês descobrirão a razão de eu lhes pedir que se sentem dessa forma. Mas, primeiro, algum de vocês tem alguma pergunta ou comentário que deseja fazer sobre o que aconteceu até agora?" "O que é isso que estamos sentindo?", pergunta o jovem. "Primeiro, pensei que fosse apenas o calor das mãos dela. Aí, fomos indo cada vez mais longe e eu ainda podia sentir aquilo. E cada vez *mais forte.*"

Vários participantes fazem eco ao seu comentário.

"Antes de dizer qualquer coisa, vamos ouvir o que têm a dizer algumas outras pessoas. Como você descreve a sensação que experimentou nas suas mãos? Diga a primeira palavra que lhe vier à mente."

Muitas pessoas dizem: "calor". Surgem, então, várias outras palavras, uma em seguida à outra. O instrutor escreve cada uma delas no seu caderno de anotações.

"Muito bem, vamos fazer uma pequena votação com essas palavras. Vou dizê-las em voz alta. Levantem a mão os que acharem que a palavra que eu disser pode descrever o que sentiu. Se acharem que mais de uma palavra é apropriada, levantem a mão mais de uma vez."

O instrutor anota os resultados obtidos:

TOTAL DE PARTICIPANTES	20
Calor	17
Frio	4
Formigamento	5
Pressão	10
Eletricidade	3
Corrente	4
Tremor	2
Pequenas ondas	3
Presença	13
Total de respostas	*61*

"Vocês podem notar que quase todos, dezessete entre vinte pessoas, afirmaram que sentiram calor. Esse é a palavra típica que todos usam no início. Depois vocês tiveram de se afastar. Uma vez que entre vocês chegou a haver alguns metros de distância, é óbvio que não se tratava apenas de *calor*. E, por favor, notem a grande variedade de palavras que utilizamos, considerando também a possibilidade de que *nenhuma* delas seja adequada. Isto simplesmente mostra um dos maiores problemas neste trabalho. Nossa cultura insiste em que classifiquemos a experiência em termos de palavras, o que devemos fazer de imediato. Se não pudermos capturar e aprisionar uma experiência com uma palavra ou frase somos levados a crer que a experiência não é totalmente real. Somos tentados, assim, a 'espremer' a experiência numa categoria verbal predeterminada, o que pode acabar por reduzi-la ou falsificá-la. Ou, se tentarmos elaborar um novo termo que se adeque a ela, somos acusados de nos expressar em jargão."

"Isso é inevitável quando nos movimentamos em uma realidade desconhecida. Não podemos escapar a esse problema. Talvez o melhor a fazer seja sermos claros e explícitos — não apenas no que diz respeito à impossibilidade de se classificar a experiência, mas também no que tange à inadequação da linguagem e de todo o enquadramento conceitual e perceptivo que a linguagem sustenta."

"Não me interpretem mal. Não estou sugerindo uma aceitação cega. A análise verbal também é uma ferramenta útil. Mas há circunstâncias para as quais ela se mostra imprópria. Há momentos em que ela é reducionista. Há momentos em que se deve suspender temporariamente o julgamento e adiar a categorização."

"Por falar nisso, alguém *deixou* de sentir alguma coisa? Nós nos esquecemos de fazer menção a essa categoria!"

Um homem bem vestido, ostentando um sorrido largo, irônico, levanta a mão. Trata-se de um médico, especialista em medicina psicossomática. "Eu não ia dizer nada, mas devo confessar que não senti nada." Encolhe os ombros e olha ao redor. "Sinto muito."

"Bom, você pode ou não sentir o que estamos chamando de energia no decorrer do *workshop*", diz o instrutor. "Mas acredito que possa tirar algum proveito disso. Somente pelo fato de agirmos *como se* esses modos de ser e sentir existissem, nossa tendência é a de nos tornarmos mais centrados e sensíveis em relação aos demais e à natureza. Mas, por favor, não pensem que estou insistindo para que um de vocês passe a sentir o mundo de alguma forma predeterminada. Quando abordamos o tema da mudança em nossa maneira de perceber a realidade, batemos de frente em algumas questões de ordem ética. Na minha opinião, a aceitação de qualquer mudança em nossa percepção, mesmo a mudança amena de que tratamos aqui, deve ser livremente recebida e só com o seu pleno consentimento."

O médico balança a cabeça e se acomoda novamente em sua almofada. "Vamos agora tratar do tema da estrutura da intenção. Nosso senso comum nos diz que vivemos num mundo de matéria e energia, de espaço e tempo. Nossa ciência descobriu meios efetivos e objetivos de medir e se expressar sobre esse quadro específico de realidade. Como Gregory Bateson fez notar, os cientistas optaram por ser objetivos em relação a coisas sobre as quais é fácil sermos objetivos. Assim, tanto a ciência como aquilo que chamamos de senso comum conspiram para convencer-nos de que existe uma realidade *real*, e que o resto é ilusão."

"E, apesar disso, toda experiência é na verdade subjetiva — e é de experiência que estamos tratando aqui. Raramente levamos em consideração que até mesmo os dados mais objetivos de um cientista não são de forma alguma objetos ou eventos mas, apenas, registros, descrições ou memórias de objetos ou eventos."

"De fato, estamos trazendo esta sala à existência a cada momento do tempo em que aqui nos encontramos sentados. Nós a mantemos em seu lugar como 'sala', com as nossas palavras e nossos constantes e incansáveis pensamentos, com nossos bem treinados sentidos e com todos os pressupostos, definições e categorizações que nos foram conferidos por nossas culturas específicas. Fomos necessariamente condicionados por nossa cultura para o efeito de que isto seja uma 'sala', de que isto seja uma 'mão', de que cada um tenha certas funções e certas limitações. Mais tarde, no *workshop*, faremos um exercício que demonstra quão fácil é deixarmos essa realidade para trás; quão próximos nos encontramos de outros reinos de experiência nos quais 'sala' e 'mão' absolutamente não existem no sentido habitual."

"Mas, por enquanto, nossa questão é saber se podemos elaborar um quadro de realidade que tenha lugar num plano diverso e, talvez, mais profundo do que o da matéria, espaço e tempo. Como quadro básico, tenho a sugerir *estrutura* e *intenção*. A estrutura pode ser um relógio, uma rã, uma pessoa, um grupo social ou toda uma cultura. A estrutura não depende de uma substância específica, que persista no tempo e no espaço. *Depende* das relações estabelecidas. O diagrama de circuito de um rádio expressa uma estrutura. As relações no diagrama têm existência em num nível mais profundo do que aquele observado em qualquer rádio em particular, construído a partir desse diagrama. Essas relações podem continuar a existir mesmo em quadros alternativos de tempo e espaço. Pitágoras expressou essa noção quando sugeriu que o mundo se compõe de números. O número é um modo especialmente conciso e puro de expressar relações". "De qualquer forma, este grupo — os 22 de nós — é uma estrutura. Em função de nosso objetivo comum e da destinação específica que nos conduziram aqui, já somos exatamente isso. Meu desejo é que nos tornemos *conscientes* de como existimos como estrutura, das relações dentro da estrutura e da forma pela qual esta estrutura particular se alinha em relação ao resto da existência. Prestar atenção aos nossos próprios movimentos em relação às pontas do compasso, como os xamãs sempre souberam, nos dá uma consciência mais aguda da nossa relação com este planeta. E podemos reconhecer nossa relação com o cosmo quando nos colocamos em formação de elipse, que é a forma natural obedecida pelo curso das estrelas, Lua e planetas."

"Juntos, como estrutura autoconsciente, somos mais do que a soma de nossas partes. Em grande parte da ciência moderna, especialmente na biologia, os pesquisadores estão deixando de lado a análise das partes separadas dos organismos, em favor de uma compreensão do todo, do estudo das forças para o estudo do intercâmbio de informação. Estamos descobrindo que, para uma compreensão melhor dos fenômenos, necessitamos pensar em termos de grupos, comunidades e populações em vez de organismos singulares ou partes de organismos."

"Não estou entendendo direito", manifesta-se uma instrutora de educação física. "A gente tem de decidir que alguma coisa é uma estrutura antes que ela o seja?"

"É essa minha opinião", responde o instrutor. "Trata-se de uma questão difícil, mas acredito que quando a consciência percebe a forma, a forma *existe*."

"Mesmo quando um doente mental percebe algo que não está ali presente — um delírio?"

"Até certo ponto, num determinado nível o delírio de um doente mental existe como forma, como realidade. Mas isso nos leva ao tema do consenso perceptivo, que apresenta ramificações de natureza tanto política como filosófica. Essas são questões teóricas capciosas. Talvez possamos abordá-las mais pela experiência do que pela discussão. Mas eu reitero minha crença de que a consciência é um fator integrador não apenas quanto à forma da estrutura como também em matéria de energia, tempo e espaço."

"E isso me traz à *intenção*. Tal como a encaro, a intenção assemelha-se à vontade ou, melhor, à força da consciência — *chit*, em sânscrito.

Nós, em geral, não vemos o impacto direto produzido pela intenção num dado momento, mas este impacto é essencialmente poderoso. Gosto de pensar nesse impacto como o equivalente psíquico da gravidade que, apesar de ser de longe a mais fraca dentre as quatro forças físicas definidas por nossa ciência, é a que, em última análise, rege o universo."

"Para mim é fascinante como a nossa ciência nega a realidade da intenção e, ainda assim, se esforça para se proteger dos seus efeitos. O modelo experimental do duplo-cego é um exemplo de até onde os cientistas são capazes de ir para proteger-se de algo que eles mesmos afirmam não ser real. Sem esse modelo, a pesquisa farmacêutica se confunde com a mais rudimentar expectativa mística."

"Em todo caso, quero sugerir que nós nos consideremos como estrutura que tem intenção. Como estrutura autoconsciente, dotada de intenção suficiente, podemos fazer quase tudo. Estou convencido de que, se assumíssemos o compromisso firme de nos isolar numa gruta por três meses, com objetivos realmente ousados de modificar nossa percepção e nosso ser, seríamos capazes de vivenciar juntos vários eventos milagrosos. Mas este não é nosso objetivo aqui. O que espero é que esta estrutura tenha a intenção de encontrar meios mais relaxados e eficazes de realizar as coisas comuns que costumamos realizar nesta vida, de experienciarmos algumas das muitas e variadas riquezas inerentes à percepção e ao ser que normalmente deixamos passar e, acima de tudo, de nos tornarmos mais equilibrados, centrados e sensíveis em relação aos outros. Esse tipo de centramento, em todo caso, constitui a base necessária dos mais espetaculares feitos do corpo, da mente e do espírito."

O Braço de Energia O instrutor pede que o auxiliar fique em pé, ao seu lado, no meio da elipse. "Vamos demonstrar uma prática que é um dos fundamentos do aikidô." "Por favor, olhem atentamente porque em alguns instantes vocês estarão fazendo o mesmo com um parceiro." Seguindo as orientações verbais do instrutor, o auxiliar mantém seu braço levantado em frente a ele. Tenta, com toda a força física que consegue reunir, evitar que o instrutor dobre seu braço na altura do cotovelo. Segue-se uma luta que termina quando o instrutor, finalmente, consegue dobrar o braço do auxiliar. O auxiliar estende novamente o braço, dessa vez com esforço suficiente apenas para mantê-lo na posição horizontal. O instrutor dobra seu braço com relativa facilidade.

"Vimos duas formas de estar no mundo", diz o instrutor. "Podemos marchar por aí de forma rígida e sem fazer concessões, baseando-nos exclusivamente no nosso poder muscular. Essa é uma maneira insensí-

80

vel de ser e, acreditem, é exasperante e exaustiva. Parece, também, convidar ao ataque e tornar inevitável a luta. Por outro lado, pode-se apenas desistir, desmoronar. Em nossa cultura, muitos homens são assim. Ou são rígidos e insensíveis, ou lassos. Clint Eastwood ou Caspar Milquetoast. Buscamos algo diferente, uma maneira de ser totalmente relaxada e, ainda assim, forte — na verdade, incrivelmente forte."

Mais uma vez o auxiliar levanta seu braço e o instrutor se dirige a ele sem rodeios: "Sua mão está aberta, o cotovelo não está contraído, seus ombros estão relaxados, seu olhar suave. Você está consciente da sua respiração e do seu *hara*. ...É inquestionável o fato de que você possui um braço físico feito de músculos, ossos e sangue. De forma alguma negamos o físico. Mas o que aconteceria se esse braço físico fizesse parte de um feixe de energia que se alongasse desde aqui, direto, sem curvar-se, atravessasse esta parede e os edifícios vizinhos, fosse além do horizonte e em direção aos confins do universo? Que sensação você teria com esse braço? Imagine esse feixe, um feixe de energia pura e homogênea, do qual seu braço seria apenas uma parte. Você não precisa *fazer* nada. Apenas ser uma parte desse feixe que já existe, um feixe de energia pura, homogênea e impossível de dobrar."

O instrutor tenta dobrar o braço do auxiliar. Este não se dobra. O instrutor aplica-lhe cada vez mais força. O auxiliar se mantém inteiramente relaxado, como se nada estivesse acontecendo. Seu braço resiste a todos os esforços feitos para dobrá-lo.

O instrutor olha ao redor, notando a perplexidade em algumas expressões. "Eu sei. Sei que vocês não vão acreditar nisso até tentarem por si mesmos. Devo ressaltar que, no meu caso, eu já estava consciente do fato de que, a partir do momento em que sugeri, o braço do meu auxiliar se tornou inflexível. Uma vez que ele já sabe como fazer isso, na verdade não necessita de todas as sugestões que eu lhe fiz. Com a prática do aikidô, na verdade, aprendemos a criar braços de energia instantaneamente, sem nenhuma ajuda alheia. E vocês podem aprender a fazer o mesmo. Mas vamos passar por todo o procedimento para mostrar o que fazer àqueles de vocês que são novatos nessa matéria. O que acabamos de mostrar é a primeira coisa que devem tentar fazer com seus pares. Se nesse ponto seu parceiro ainda tiver um braço inflexível, podem partir para um segundo estágio."

O auxiliar levanta novamente o braço na posição horizontal. O instrutor relembra-o de relaxar, abrandar o olhar, respirar, e de seu *hara*. "Vou pedir-lhe mais uma vez para trazer à sua consciência um feixe de energia pura, homogênea, e que se deixe dobrar; pense no seu braço, fazendo parte desse feixe. Mas, dessa vez, vamos visualizá-lo com um diâmetro muito maior: com 30 ou 45 centímetros, digamos. E eu vou moldar e alisar esse feixe ao redor do seu braço, como se fosse um 'gesso' invisível de energia."

O instrutor trabalha com as duas mãos na superfície do "gesso" invisível, mas palpável, que circunda o braço do auxiliar. Dando-lhe pancadinhas, batendo, comprimindo, parece um escultor dando os toques finais num cilindro recoberto de gesso, resistente, mas maleável. Para alguns dos que observam a demonstração, o instrutor parece estar fingindo. Mas tanto ele como seu auxiliar podem sentir a *pressão* ou *presença*, à medida que o instrutor trabalha no campo amplo de energia que circunda o braço do auxiliar. Os limites desse campo são inequívocos.

"Agora vamos testá-lo novamente."

O instrutor tenta, sem sucesso, dobrar o braço do auxiliar. Usa o ombro como suporte sob o punho do outro, prende as duas mãos sobre a articulação do cotovelo e pressiona para baixo com toda sua força. O braço do auxiliar permanece relaxado e inflexível.

"O ponto, aqui", diz o instrutor, "não é quão forte o braço de energia é, e sim, quão forte e ainda relaxado. Os músculos de um homem poderiam dobrar esse braço de energia. Uma máquina poderosa certamente o faria. Não é nosso desejo cair na velha armadilha dos desafios, competição e registro de recordes. O que nos interessa não é vencer outras pessoas, mas ajudá-las a entrar em contato com os infinitos recursos oferecidos pelo *ki*, ou energia universal — de maneira que possamos fazer o que for necessário nesta vida sem que por isso tenhamos de deixar de nos manter relaxados, centrados e gentis.

"Gostaria que vocês, agora, se dividissem em pares. Escolham pares diferentes desta vez, por favor. Ajudem-se, um de cada vez, a tomar consciência de seu próprio braço de energia. Sigam as mesmas etapas que lhes mostramos. Circularemos pelo grupo e ajudaremos a todos que tiverem alguma dificuldade."

"Tem importância que braço usamos?", pergunta o engenheiro.

"Não, não tem. Eu devia ter dito isso. Qualquer um dos dois. Se tiverem tempo, tentem com ambos."

Ao dizer "Tentem com ambos", seus olhos se encontram com os de uma assistente social de cerca de quarenta e cinco anos. Ela tem apenas um braço.

"Acho que sou um caso especial", diz ela, sorrindo maliciosamente.

"Bem, sim e não. Quero dizer que realmente apreciei a maneira como você lidou com a situação quando sentíamos energia na palma das mãos. Não sei se todos notaram a forma que Miriam utilizava seu braço de energia com seu par naquele exercício. Ela estendia seu braço físico e estendia também um braço de energia. A palma da mão do seu par fez contato com a palma da mão de energia de Miriam de uma maneira que me pareceu bastante convincente, apesar da ausência de um de seus braços físicos."

"Uma das coisas muito boas dessa maneira de ver e lidar com a realidade é que as assim chamadas deficiências físicas deixam de ser um obstáculo em nosso caminho. Todos desfrutamos da possibilidade de possuir um Corpo de Energia perfeito. De fato, este já existe, para cada um de nós, em algum plano de energia. A tarefa de nossas existências é a de nos colocarmos em contato com ele. ...Por que não, Miriam? Vá em frente e tente com os dois braços."

O grupo se divide em pares. Alguns dos participantes demonstram uma hesitação natural. As maneiras habituais de ser possuem sua própria intencionalidade. Sua presença, despercebida, insuspeitada, exerce uma poderosa pressão magnética contra a mudança, enfraquecendo as decisões, entorpecendo a mente, fazendo imperar aquelas sensações de constrangimento e ironia que nos mantêm a salvo do envolvimento pessoal. Já é suficientemente duro encararmos novas maneiras de ser mesmo à distância. É mais difícil assumirmos a mudança no aqui e agora, renunciar ainda que por um momento a toda uma reconfortadora vida de "competências".

No entanto, os participantes se deixam envolver. O instrutor e seu auxiliar se movimentam pela sala oferecendo sugestões e exemplos. Em quinze minutos todos os participantes descobrem como é se sentirem fortes e, ao mesmo tempo, inteiramente relaxados. Para a maior parte deles a experiência é poderosa e convincente. Mesmo o médico, que ainda afirma não poder sentir a energia, se descobre portador de um braço relaxado e inflexível. A partir deste ponto — e até o final do *workshop* —, os participantes estarão menos céticos e resistentes, crescentemente abertos a novas experiências no reino do Corpo de Energia.

O instrutor termina a primeira sessão fazendo com que o grupo se deite sobre o carpete. Leva-os a alguns minutos de respiração de Proskauer; então, por meio da sugestão, ajuda os participantes a fundirem seus Corpos de Energia no carpete e, em seguida, a entrarem em profundo relaxamento. Depois disso, o grupo se reúne novamente em forma de elipse. Sentados e de mãos dadas, meditam por alguns instantes sob a influência de um fluxo de energia boa, radiante, que circula ao redor da elipse da esquerda para a direita. Ao final, essa energia flui com mais vagar, torna-se mais pesada, mais substantiva e os participantes, um a um, entram novamente no plano do ser governado por mundos e pensamentos separados.

Antes de deixarem a sala, o instrutor relembra-os de que a energia que ali experimentaram não é capaz de drenar os recursos terrestres. Não queima. Não polui nem o ar nem a água. Não aumenta a temperatura do planeta. Seu suprimento é ilimitado: quanto mais a pessoa a utiliza, mais os demais podem utilizá-la. Seu destino ou objetivo está além das palavras que pudessem vir a defini-los, mas ela nos convoca claramente à Graça, à condição da mais absoluta simplicidade à qual aprendemos tão bem a resistir.

5. EXERCÍCIOS DE ENERGIA

O *workshop* sobre Corpo de Energia obedece a uma rotina balanceada. É dividido em sessões de três horas, pela manhã, à tarde e à noite. Não ocorrem situações de clímax nem episódios de catarse, e sim, uma gradual ampliação do equilíbrio e da sensibilidade. A sala onde se realiza ganha cada vez mais vida. A interação não-verbal que se dá entre os participantes se torna mais intensa. A energia com a qual trabalham torna-se palpável e confiável. Os participantes sentem-se tentados a pensar que *criaram* essa energia. O instrutor pede-lhes que considerem a possibilidade de que não criaram absolutamente nada mas que, simplesmente, ampliaram sua consciência em relação a algo que existia. Essa distinção é essencial. Pensar na energia *ki* como algo que possa ser criado para, eventualmente, depois ser utilizado para propósitos egoístas seria o mesmo que se perpetuar o que de pior existe nas sociedades humanas. Qualquer indivíduo ou organização que lance mão desse trabalho com objetivos de domínio ou auto-engrandecimento estaria, por esse ato em si, entrando em desequilíbrio e se desviando de seu centro; nessas circunstâncias, perderia a consciência da energia em si. O instrutor cita Lao-Tzu:

> Aquele que deseja dominar a terra
> e moldá-la segundo sua vontade,
> Nunca, noto eu, terá sucesso.

Um a um, os exercícios se desenrolam. Às vezes o grupo trabalha em conjunto. Mais freqüentemente, porém, o instrutor e seu auxiliar se encarregam de demonstrar a técnica, e então o grupo se divide em pares e os dois líderes vão prestando ajuda. O instrutor avisa que os participantes não devem pensar que os exercícios ali apresentados fazem parte de um corpo permanente de trabalho, ou que guardam importância em si. Ele tende a utilizar diferentes técnicas em diferentes *workshops*. Os exercícios são manifestações de princípios básicos. Os participantes não devem vê-los como demonstrações de "como fazer", mas, sim, como as primeiras aberturas para um modo de ser que não tem parâmetros estabelecidos, nem começo, nem fim.

Com esse mesmo espírito, apresentamos, a seguir, alguns exercícios:

SENTAR-SE E LEVANTAR-SE A PARTIR DO CENTRO Este exercício pode utilizar cadeiras ou ser desenvolvido a partir da posição ajoelhada. O instrutor começa pedindo aos participantes que se sentem e se levantem da maneira usual. A maioria das pessoas o faz levantando os olhos, o queixo, a garganta ou os ombros. Como nossa sociedade é orientada pela cabeça, o comando "ficar em pé" ou "sentar-se", em geral, parece provir de algum lugar dentro do nosso crânio, colocando desnecessária consciência da energia na parte superior de nosso corpo. O instrutor sugere que os participantes concentrem sua consciência no centro da barriga, no *hara*; que o imaginem movendo-se para cima e para baixo enquanto o resto do corpo, inteiramente relaxado, simplesmente acompanha o movimento. A grande maioria descobre que isso, agora, exige muito menos esforço.

O instrutor leva-os um passo adiante. Sugere que coloquem seu centro de comando no *hara* e apenas fiquem sentados e esperem que o próprio *hara* lhes ordene: "Levantar". Os que conseguem atingir este nível de consciência da energia se descobrem levantando e sentando sem nenhum esforço consciente. Esse movimento para cima é como a levitação.

O instrutor os pressiona ainda mais. Pede que metade dos participantes se levante e fique em pé atrás da outra metade, coloque as mãos sobre os ombros dos parceiros à sua frente, mantendo-os sentados com uma pressão constante correspondente a cerca de 5 a 8 quilos. Os participantes que estão à frente devem concentrar sua consciência primeiramente nas mãos que estão sobre seus ombros — e não sobre o *hara*. Dessa forma, percebem que é difícil se levantar. Então, voltam a sua consciência para o *hara*, projetando aí o centro de comando. Não negam a realidade do peso sobre seus ombros, mas passam a considerá-lo sem importância. Os parceiros continuam a aplicar a mesma força do começo do exercício. Agora, porém, quase todos os participantes se levantam sem dificuldade. A diferença é óbvia. De fato, alguns solicitam que seus parceiros exerçam cada vez mais força — e descobrem que podem levantar-se apenas com um pequeno esforço, embora continuem sob o efeito de uma força que, antes, os teria mantido grudados em suas cadeiras.

PEDRA DE ENERGIA Em outro exercício, desenvolvido para demonstrar conforto sob pressão, os participantes sentam-se sobre o tapete, com as costas retas e centrados, com os pés cruzados ligeiramente à frente. Seus parceiros, posicionados atrás, os empurram para a frente. No início, todos são instruídos a usar seu método normal para lidar com essa pressão. Em geral, ocorre uma exaustiva competição na qual a maioria dos participantes tem o corpo dobrado para a frente.

O instrutor sugere uma alternativa para manipular essa pressão. Não empurrar o corpo para trás, mas, sim, concentrar-se em canalizar sua energia para baixo, pela coluna espinhal do seu próprio Corpo de Energia. Na base da coluna, a energia cria uma pesada pedra energética, que os prende ao solo. Os participantes sentem a pedra de energia com as suas mãos. Quanto mais aumenta a pressão nas costas, mais aumenta o volume da pedra. Em vez de lutar contra a pressão ou ceder a ela, os participantes se concentram em manter suas mãos na superfície da pedra, enquanto sentem o volume aumentar. Quanto mais forte os parceiros empurram, mais as mãos sobem, abarcando a pedra de energia que se expande a partir da base da coluna.

Aquele que dominar essa técnica não poderá ser derrubado.

FICAR MAIS PESADO Os participantes escolhem um par em função do seu vigor e tamanho, de maneira que um possa levantar o outro, no mínimo, uns dois centímetros do solo. Posicionam-se em pé, com os pés em separado à largura dos ombros, mãos abertas, braços caídos e ligeiramente afastados do corpo, de forma a permitir que os parceiros possam colocar as mãos sob suas axilas para levantá-los.

Depois de comprovarem que, em circunstâncias normais, podem ser levantados, os participantes aprendem como tomar consciência de seus Corpos de Energia se tornando mais pesados. São lembrados de que devem ficar centrados e relaxados especialmente nos ombros, manter o olhar suave e fixar firmemente sua consciência no presente. Pede-se que deixem suas pernas de energia estender-se para baixo, enraizando-se na terra; e que alonguem também seus braços de energia em direção ao solo, fazendo com que se ancorem ali. Em seguida, os parceiros — com batidas lentas e suaves a alguns centímetros do corpo físico dos participantes — ajudam a "dissolver" a essência do corpo de energia na parte inferior do corpo até que todo o peso da parte superior pareça estar meio acomodado no espaço formado pela pelve.

Os parceiros, então, se distanciam um pouco e, em seguida, se encaminham para os participantes com o objetivo de levantá-los. Se houver qualquer quebra da concentração, o parceiro recua e tenta novamente. Somente quando a concentração dos participantes estiver firme, os parceiros poderão tentar levantá-los.

Esse exercício é particularmente confiável. Quase todos os que dele participam relatam um significativo aumento no peso aparente do parceiro. Esse aumento pode não ser registrado por qualquer balança comum, mas existe claramente no complexo circuito cibernético de relações subjetivo-objetivas que ainda desafiam a nossa compreensão.

SINTONIZAR Os participantes e seus parceiros sentam-se próximos, um em frente ao outro. Mantêm suas mãos levantadas, com as palmas viradas para cima. Os parceiros descansam as suas mãos, palmas viradas para baixo, sobre as mãos dos primeiros. Ambos fecham os olhos e tentam relaxar e centrar-se, prestando especial atenção à respiração.

A tarefa do participante consiste em harmonizar-se com a qualidade do Corpo de Energia de seu parceiro. Começa com a *intenção* de sentir, em seu próprio Corpo de Energia, o que o parceiro está sentindo. O participante que sente alguma *diferença* significativa no *seu* Corpo de Energia diz em voz alta para o parceiro, simplesmente assumindo que cada qual sente a mesma coisa que o outro. Por exemplo: "Há um forte fluxo de energia descendo pelo plexo solar, mas parece que aí ele fica bloqueado. Deixe que o fluxo desça". E, depois: "Agora, o fluxo chegou até os pés, mas está um pouco fraco no lado esquerdo".

No final do exercício, os parceiros dão um *feedback* verbal, comentando o acerto e a precisão das observações feitas pelos participantes. Neste exercício, assim como nos demais, as duas pessoas que compõem cada par se revezam para que os dois desempenhem ambos os papéis.

REDE DE AUTOPROTEÇÃO Digamos que um bom colega de trabalho tenha um hábito qualquer, muito incômodo, tão arraigado que, para erradicá-lo, seriam necessários anos de terapia; ou imaginemos um vizinho próximo cujas atividades musicais estão dentro do seu pleno direito, mas que, aos poucos, estão levando você à loucura. Este exercício lhe oferece a oportunidade de manter-se calmo e imperturbável em situações que lhe são incômodas ou perturbadoras e que você, por uma ou outra razão, não pode evitar nem alterar por meio da ação direta.

Você se posiciona em um lado da sala e seu parceiro, do outro. Depois do costumeiro processo de se autocentrar, imagine seu Corpo de Energia como uma malha muito fina, que permite que a energia entre livremente sem danificá-la e afetá-la de maneira significativa. Quando achar que já alcançou esse estado, faça um teste pedindo a seu parceiro que se encaminhe vigorosamente na sua direção. Ele deverá aproximar-se até chegar a apenas alguns centímetros de distância do seu corpo físico, permanecendo então em pé à sua frente por, no máximo, cinco minutos. Se seu Corpo de Energia tiver realmente se tornado uma malha permeável, a energia de seu parceiro não poderá, em absoluto, afetá-lo. Se, por outro lado, parte da energia for bloqueada pelo seu Corpo de Energia, este sofrerá uma ruptura. O exercício deve ser repetido até que não ocorram mais rupturas.

ANDAR A PARTIR DO CENTRO São demonstradas três maneiras de cruzar a sala, caminhando de um lado para o outro. Na primeira, sua intenção estará focalizada atrás, no passado; é como se você estivesse se movendo relutantemente em direção a uma meta, mas desejando estar em casa, na cama. Na segunda, toda a sua intencionalidade estará voltada para a meta. Você chegará ao outro lado da sala de qualquer maneira, mantendo-se inconsciente e desconectado de seu centro durante todo o trajeto. Na terceira maneira, a que recomendamos, você estará bem consciente de sua meta e tem toda a intenção de alcançá-la. Você será capaz de manter firmemente no passado tudo o que ficou para trás. Todavia, sua consciência e intencionalidade permanecem focalizadas no seu próprio centro. Você é um campo de energia movendo-se sempre em frente, mas sempre *aqui*.

Cada uma dessas três maneiras de caminhar possui sua própria característica. Para descobrir qual é esta característica, coloca-se um obstáculo: seu parceiro fica em pé no meio do caminho, estende o braço levantado atrapalhando o trajeto; desta forma, ele estará oferecendo uma dose constante de resistência ao seu avanço. A primeira maneira de andar é fraca e carece de determinação: é provavel que você seja obstruído pelo braço do seu parceiro. A segunda, voltada para a meta e não-centrada, pode levá-lo a superar o obstáculo, mas deixa-o desequilibrado, e sujeito a cair de cara no chão. A terceira forma de andar, provavelmente, permitirá que você supere o obstáculo com maior facilidade do que a segunda, mantendo-se centrado e equilibrado durante todo o percurso. As primeiras duas maneiras de andar, significativamente, tendem a dar origem a sentimentos ruins entre você e seu parceiro; a terceira, além de cumprir o seu propósito de conduzi-lo até a meta, permite também que você deixe atrás de si um rastro de harmonia. O instrutor ressalta as semelhanças que existem entre a sua maneira de andar e a sua maneira de estar no mundo, a sua maneira de se mover do passado para o futuro. O ingrediente mais importante do futuro, diz ele ao grupo, é o presente.

Mais um passo: Seu parceiro se posiciona no mesmo lugar, mas levanta o braço para atrapalhar seu caminho apenas no último instante. E, às vezes, o braço nem é levantado. O obstáculo, desta vez, consiste no inesperado. Aqui, como em tantas outras circunstâncias da sua vida, o inimigo é a antecipação, e o valor de estar centrado é demonstrado claramente. O obstáculo inesperado, que surge subitamente em seu percurso, ou o obstáculo esperado que não se concretiza: ambos possuem o poder de quebrar seu ritmo, prejudicar seu fluxo, criar discórdia em seu mundo. Este simples exercício de andar serve para introduzir um preceito do *bushido*, "o caminho do guerreiro". Os membros do *workshop* raramente se defrontam com perigos de ordem física. Em parte por causa disso, vivem em constante perigo psicológico. É precisamente a essas pessoas que o instrutor endereça as palavras do samurai: *"Nada espere. Esteja pronto para tudo"*.

LIDAR COM A DOR "Sabemos muito pouco sobre a dor", diz o instrutor ao grupo. "Ela parece ser mecânica na medida em que, de alguma forma, está relacionada a uma ação reflexa; no entanto, é altamente subjetiva e não pode ser facilmente quantificada. Pode ser reduzida ou, de alguma forma, vencida pelo uso de anestesia, hipnose ou acupuntura, mas ainda não foi explicada de maneira satisfatória a forma como isto se dá, exatamente. A percepção da dor se amplia com a antecipação, o medo ou a tensão. Se a pessoa luta contra a dor ou se encolhe para fugir dela, é ainda pior. Em certo sentido, a dor é um julgamento. Não é uma quantidade fixa. Em vez de ser uma substância, que possui dimensões no mundo material, a dor, na verdade, é uma informação: ela nos informa sobre relações. Podemos pegar essa informação e convertê-la em energia *ki*, que também pode ser vista em termos de informação. Podemos situá-la numa matriz mais ampla, de maneira que possa continuar a ser útil, sem, no entanto, nos enfraquecer."

"Vamos começar com seu parceiro segurando seu antebraço com ambas as mãos e apertando até que ele comece a doer. Primeiro, vamos ver o que acontece quando você se tensiona e luta para se libertar. (...) Agora pediria a você que relaxe e se centre. Sinta-se como uma nuvem de energia macia, maleável. Deixe que seu braço relaxe totalmente, de maneira que possa cair ao lado de seu corpo se o seu parceiro o largar. Agora, peça-lhe que aperte seu braço com a mesma força de antes. Você nota a diferença?"

"Vamos nos adiantar ainda um passo mais. Tome consciência de si e de seu parceiro como um só campo de energia. Ambos são apenas um, ambos são partes de um único campo. Agora, uma parte desse campo fará uma doação de energia ao campo todo. Essa doação é na forma de pressão, a mesma pressão forte que anteriormente havia sido percebida como dor. Essa pressão fará com que a totalidade do campo de energia, o campo composto pelos dois, se expanda, fique mais rico e mais aquecido. A parte do campo que está sendo apertada pode apreciar a doação, sentindo a expansão e o calor. ...Você está sentindo alguma dor? Tudo bem, pode pedir a seu parceiro que aperte mais forte ainda."

Para a maioria do grupo, o que antes foi sentido como dor é agora recebido como calor e cordialidade. Os que se empenharam em apertar no fim estão exaustos pelo esforço.

"Apenas como observação: alguns de vocês podem dizer que, em termos cibernéticos, o que acabamos de fazer foi transferir a nossa consciên-cia, a nossa intencionalidade, para um contexto mais amplo. No contexto mais amplo, que é o campo de energia formado pelas duas pessoas, a informação originária da pressão exercida no braço não é, absolutamente, recebida como informação de dor. E não pode ser porque são dois circuitos de informação distintos e as relações são diferentes. Em outras palavras, não é só *ver* o quadro mais amplo, mas *tornar-se* o quadro mais amplo. As implicações disto, em relação à maneira pela qual você lida diariamente com o que julga ser dor, são óbvias ."

MUDAR AS DIMENSÕES Depois que o *workshop* toma rumo e os participantes aprendem a manter-se centrados em várias situações, o instrutor introduz um exercício que pode ser desorientador e assustador. Ele começa fazendo com que todos os participantes se deitem sobre o tapete, fechem os olhos e relaxem totalmente. Então, pede que todo mundo, vagarosamente, se ponha em pé, com os olhos ainda fechados e se mova lentamente pela sala, voltando-se no mínimo uma vez para cada direção. Depois disso, ainda sem abrir os olhos, os participantes são solicitados a escolher parceiros. Em seguida, sentam-se frente a frente, de mãos dadas.

"Em alguns instantes", diz o instrutor, "vou pedir para que abram os olhos. Quando o fizerem, gostaria que se concentrassem numa região da testa do seu parceiro, uma região localizada entre as sobrancelhas. Não olhem para mais nada. Mantenham sua intenção focalizada nessa região. Façam com que ela diminua cada vez mais, até transformar-se num ponto. Um simples ponto não tem dimensões. Vocês podem atravessar esse ponto se quiserem, e experienciar outras dimensões da existência."

"Pode ser que vocês encontrem dificuldades em fazer com que a região na testa de seu parceiro se transforme num ponto. É preciso que estejam dispostos a se concentrar. É preciso que estejam dispostos a abrir mão dos seus familiares padrões de referência. Talvez você não esteja disposto. *A escolha é sua.* Mas devo dizer-lhe uma coisa: no exato instante em que o processo começa a parecer mais difícil, doloroso ou assustador, é precisamente aí que a pessoa mais tem a ganhar com sua persistência."

"Antes de abrirem os olhos e começarem a se concentrar na testa do parceiro, verifiquem a respiração, se estão relaxados e centrados. Manter-se centrado não é algo a ser esquecido, mesmo em outras dimensões. ...Quando inspirarem novamente, abram os olhos e iniciem a concentração."

O instrutor permanece em um lado da sala e o auxiliar no outro. Os membros do grupo abrem os olhos. É o primeiro olhar que lançam sobre o companheiro de viagem que o destino ou o acaso lhes trouxe. Mas não há tempo para amenidades. O trabalho de concentração começa imediatamente.

Depois de aguardar alguns instantes, o instrutor repete em voz suave as instruções. Em seguida, ele e o auxiliar se mantêm em silêncio, sensíveis ao processo que se desenvolve entre os dez pares. Existe aqui uma delicada questão de tempo: nesse estado de intensa concentração, cinco minutos parecem uma eternidade. Após alguns minutos, de fato, o engenheiro subitamente sacode a cabeça, solta as mãos do seu parceiro, esfrega os olhos, e começa a tentar concentrar-se novamente. O instrutor se mantém em contato com aqueles que estão tendo dificuldades. Ele quer dar, para todos que queiram, tempo para atravessar o ponto adimensional e entrar em outras dimensões, mas não quer prolongar demais essa fase para os que não conseguem. Ele sabe que qualquer pessoa que se mantenha concentrada no ponto por vinte minutos quase com certeza entrará em estado alterado de consciência.

Passados cinco minutos, o instrutor sente que a maioria do grupo atravessou o ponto. Nota apenas duas exceções: o engenheiro já desistiu e agora permanece sentado com os olhos baixos enquanto seu par dá continuidade ao exercício. O médico mantém bravamente sua concentração, mas o instrutor sabe que ele se agarra com toda força de vontade à sua estrutura normal de percepção e de ser. O instrutor também está bastante consciente do esforço heróico que isto exige. Admira a determinação do médico. Gostaria que este renunciasse à experiência. Mas também respeita sua decisão de não fazê-lo.

Mais além, por toda a sala, as pessoas estão transfixadas. O silêncio é palpável, pressiona contra as paredes, as janelas, a porta. Duas mulheres, uma jovem e outra de meia-idade, parecem travadas de medo:

seus lábios estão separados, a respiração é rápida e trêmula. Simultaneamente, lágrimas correm pelas suas faces e a respiração volta ao normal.

Depois de dez minutos, o instrutor dirige um olhar de interrogação ao seu auxiliar, que balança a cabeça afirmativamente. O instrutor fala suavemente: "Agora, aqueles que já estão prontos para voltar para esta dimensão podem começar colocando-se em contato com o físico. Aperte suavemente a mão de seu parceiro. Tome consciência da sua respiração. Desloque o seu peso. Pouco a pouco, volte ao ponto sobre a testa do seu parceiro. Deixe que esse ponto se expanda e se transforme de novo numa área maior. Olhe para os olhos, boca e corpo do parceiro. Não tenha pressa em voltar e tome consciência da presença do seu parceiro. Aqueles que desejarem permanecer um pouco mais na outra dimensão, nós compreendemos. Não se apressem."

Alguns membros do grupo voltam rapidamente; mexem as pernas para encontrar uma posição mais confortável, trocam com seus parceiros algumas palavras em sussurros. Outros relutam em entrar de novo no mundo da consciência comum. As duas mulheres que choraram não fazem nenhum movimento no sentido de voltar. O grupo não as perturba e tem início a discussão da experiência.

"O rosto de meu par simplesmente se dissolveu", diz a mulher de olhos sonhadores. "Seus contornos permaneceram, mas os detalhes não... Era como água, só água. Então, sabe, havia água por todo lado, eu ouvia — sentia — algo como o barulho das ondas. Não havia nada mais, só isso. Só eu e a água — e aquele som. Não sei ...é difícil explicar."

Uma experiência semelhante é narrada pela mulher de meia-idade, dona de uma loja de presentes: "Passei direto pelo ponto e de repente estava no cosmos, voando. Cheguei a sentir uma espécie de vento no meu rosto. Não havia formas, nada além do espaço. Eu voava por voar. Não queria parar. Me ressenti da sua voz, quando você disse que era hora de voltar."

O instrutor sorri e olha para o médico:

"A mesma coisa de sempre", diz ele. "Eu só conseguia pensar" 'Aqui estou eu, nessa situação íntima, com essa jovem atraente, segurando suas mãos e olhando para sua testa.' Eu estava perfeitamente consciente da defesa nesta atitude e da forma que eu estava utilizando essa defesa, querendo me entregar e, ao mesmo tempo, querendo ficar exatamente onde estava. Como vocês já devem ter notado, sou muito bom em ver contradições e ironias."

"Alguém viu seu parceiro mudar de idade?", pergunta o instrutor.

Várias pessoas balançam a cabeça afirmativamente. "Ela mudava continuamente", diz o estudante, com excitação. "Primeiro, parecia um bebê, depois como é agora e depois mais velha, com o rosto enrugado e depois — meu Deus! — ela era uma anciã, sem dentes, dava *medo*! Tentei fazer com que ela voltasse a ser o que é agora e tudo começava de novo."

O diretor-assistente toma a palavra: "No começo, vi a minha parceira como uma índia — uma índia idosa, de cabelos negros, compridos e uma pena como enfeite. Depois, ela se transformou numa princesa havaiana."

"*Você* se transformou em múmia", diz a parceira, "sua pele era um pergaminho antigo e tinha buracos em lugar dos olhos. Aí, o seu rosto se derreteu e eu vi a sua face *verdadeira*. Não a que estou vendo agora, mas a sua face *real*. Você parecia meigo, doce, vulnerável e magoado. Não pude evitar um sentimento de compaixão e amor por você. Foi então que comecei a chorar."

Há um momento de silêncio. As duas mulheres que se haviam demorado na outra dimensão começam a oscilar levemente. Então, algo parece se soltar e as duas se abraçam. Mantêm-se suavemente abraçadas enquanto o resto do grupo continua a discussão.

"Não sei se deveria dizer isto a vocês, mas vou dizer." A avó praticante de jiu-jítsu que mantinha o alto astral do grupo com seu delicado bom humor e espirituosidade agora se mostrava séria, quase sombria. "Estive num lugar, não sei onde era nem o que era, mas isso não importa. Onde quer que tenha sido, encontrei lá o meu irmão e ele falou comigo, muito claramente. Meu irmão morreu há quatro meses." Faz uma pausa e olha ao redor. "Talvez vocês pensem que eu estava apenas ouvindo vozes, mas não foi isso. De maneira alguma. Era o meu irmão. Tenho certeza."

O silêncio se torna mais profundo. "Você gostaria de nos contar o que o seu irmão disse?" pergunta o instrutor.

"Por que não? Ele disse, muito claramente, que estava certo eu fazer isso. E, então, disse... disse que a minha mãe está bem. Isso parece óbvio, banal. Mas não foi, acreditem. Não da maneira como ocorreu. Isso acontece com muita freqüência nesse exercício?"

"Não, não é freqüente", responde o instrutor. "Mas as pessoas vão a todos os tipos de lugares. Sempre há surpresas. Algumas pessoas não gostam de discutir suas experiências. Às vezes, o fato de falarem delas, colocarem as experiências em palavras, soa um tanto falso. Se alguém aqui quiser manter sua experiência longe das palavras, de minha parte, não há problema nenhum; eu não vou forçar."

Seu olhar se encontra com os das duas mulheres que haviam demorado na outra dimensão. Elas balançam a cabeça, agràdecidas. Mas há

94

outros que desejam compartilhar suas histórias, não importando quão inadequadas possam ser suas palavras. O instrutor ouve e faz algumas anotações. Olhando os relatos terminar, ele faz uma breve exposição: "A principal razão de se fazer este exercício é mostrar-lhes quão próximos estamos de outras realidades. Como vocês sabem agora, estamos a apenas alguns minutos de mudanças surpreendentes na percepção e no ser. Isso, para mim, sugere que aquilo que denominamos consciência normal é, de longe, mais frágil e precário do que geralmente imaginamos. Quanta energia é necessária, quão exaustivo é manter fixo no lugar o assim chamado mundo objetivo, e continuarmos a nos perceber, a despeito de todas as evidências subjetivas que apontam para o contrário, separados e à parte do resto da existência!"

"Certamente, é óbvio que temos necessidade de uma consciência comum, que sirva como ponto de referência. Não pode haver uma sociedade na qual as pessoas, o tempo todo, vejam de forma diversa as mesmas coisas. Mas será realmente necessário termos consciência rígida e limitada durante todo o tempo que estamos despertos?"

"Quando construímos uma ponte ou uma represa é melhor que sim", diz o engenheiro.

"Isso é verdade", responde o instrutor. "É preferível que todos os envolvidos na construção de uma ponte tenham total concordância no tocante às dimensões e pontos de referência da obra. Mas *conceber* a ponte provavelmente foi algo bastante diverso. Se foi um projeto original, certamente ampliou a consciência de alguém."

"Quero enfatizar um ponto: Não estou me colocando *contra* a racionalidade. Posiciono-me *pela* flexibilidade e multiplicidade da consciência. Nossa cultura ocidental não conferiu nenhuma forma de valor positivo ao tipo de aventura de consciência que acabamos de completar e somos a única cultura na história do planeta que busca essa visão unilateral, externa. Quando se raciocina sobre esse fato a partir desse ponto de vista, ele começa a parecer realmente grotesco e alienado. O modo de consciência aprovado em nossa sociedade é tão limitado e limitante que a simples e velha existência, aqui e agora, passa a nos aborrecer. Somos levados, então, a nos distrair, manipulando o 'mundo externo' — construindo cidades, nações, impérios, ambientes tecnológicos; transformando montanhas, recanalizando rios, tentando mudar as pessoas."

"É bastante óbvio que esse tipo de empreendimento já teve seus dias. Não preciso estender-me sobre o fato de a nossa própria característica de unilateralidade estar destruindo o mundo. Gregory Bateson apresenta um argumento que me parece muito convincente, de que a 'mera racionalidade

95

finalista', sozinha e desequilibrada pelas artes, religião e sonho, é necessariamente patogênica e destrutiva em relação à vida. A existência é complexa, plena de níveis, multidimensional. A mentalidade estreita e isolada é simplesmente incapaz de enxergar o conjunto. E acabará sendo surpreendida e confundida pelas conseqüências de seus próprios atos."

"Penso que necessitamos de modos de consciência amplos e abrangentes o bastante para que a racionalidade tenha espaço para mostrar a sua melhor face. Temos de permitir a nós mesmos um universo subjetivo rico e variado o suficiente para nos prover com simples aventuras diárias, de forma que não sejamos tentados a destruir o resto do planeta à procura de aventuras de manipulação e domínio. Mais do que tudo, precisamos de equilíbrio. A consciência ocidental, agora isso está claro, está perigosamente desequilibrada numa única direção. Não vamos melhorar nada com um desequilíbrio na direção oposta."

O *workshop* continua uma combinação de experiência, discussão e jogo. Dedica-se uma sessão noturna inteira a jogos de energização, durante os quais são trazidos ao campo de consciência dos participantes bolas e colunas de energia — e a recém-descoberta capacidade de sentir os campos de energia se transforma numa forma de esporte. Durante outra longa sessão, os membros do grupo aprendem a examinar detalhadamente os campos de energia do outro, por meio das mãos, e, em seguida, ajudar a equilibrar quaisquer descontinuidades ou desequilibrios encontrados.

No final do *workshop* o instrutor dá aos participantes cópias de uma bibliografia. Embora não haja nenhum livro especialmente dedicado aos trabalhos que ali foram realizados, os livros a seguir representam alguns pontos de vista a partir dos quais os trabalhos foram elaborados.

Westbrook, A. e Ratte, O. *Aikido and the dynamic sphere.* Rutland, Vermont, 1970.

Presman, A.S. *Electromagnetic field and life.* Nova York, 1970.

Al Chung-Liang Huang. *Embrace tiger, return to mountain: the essence of T'ai Chi,* Moab, Utah, 1973, brochura. [Em português, Expansão e recolhimento.

Castañeda, Carlos. *A separate reality.* Nova York, 1972, brochura.

——————————. *Journey to Ixtlan.* Nova York, 1974, brochura.

Tart, Charles T. (ed.) *Altered states of consciousness.* Garden City, NY, 1972, brochura.

Hall, Edward T. *The hidden dimensions.* Garden City, NY, 1966.

Herrigel, Eugen *Zen, in the art of archery.* Nova York, 1971, brochura.

Leonard, George B. *The Transformation: A guide to the inevitable changes in humankind.* Nova York, 1973, brochura.

Von Durckheim, Karlfried Graf. *Hara: The vital centre of man.* Londres, 1962.

Lao-Tsu. *The way of life.* (trad. para o inglês de Witter Bynner) Nova York, 1944, brochura.

Murphy, Michael. *Golf in the kingdom.* Nova York, 1973, brochura.

Ornstein, Robert E. *The Psychology of Consciousness.* Nova York, 1973.

Krippner, Stanley e Rubin, Daniel (eds.). *Galaxies of life: the human aura in acupunture and kirlian photography.* Nova York, 1974, brochura.

O instrutor termina o *workshop* com uma breve reafirmação de suas preocupações e esperanças: "Se fui capaz de oferecer uma amostra do que é estar centrado e mais sensível, considero este *workshop* um sucesso. Espero que vocês encontrem meios de aplicar o que aprenderam aqui à sua vida diária — emprego, família, esportes."

"Realizamos algumas coisas que podem ter parecido extraordinárias. Visto sob outra perspectiva, porém, muito mais extraordinário é o fato de que, durante todos esses anos, tenhamos sido capazes de nos manter trancados naquilo que chamamos de consciência objetiva. Quero reforçar mais uma vez que não é tão difícil sentir o fluxo da energia, ter uma sensibilidade mais refinada dos nossos relacionamentos, alterar nossos estados de existência. Realizar tudo isso, entrar no reino da visão e do mito faz parte da natural capacidade humana."

"Se meu auxiliar e eu quiséssemos recorrer a manipulações e mistificações insensatas, poderíamos tê-los conduzido muito mais longe, a terrenos desconhecidos. Existe muita mistificação em alguns grupos que se observam por aí. Qualquer pessoa disposta a submeter-se a esse tipo de coisa seguramente vai adquirir o que parecem ser poderes mágicos. Mas poder mágico não é o que necessitamos. A tecnologia nos deu o bastante desses poderes. Não desejamos substituir uma forma de manipulação por outra."

"Penso que, à medida que a mentalidade ocidental continuar a se provar incapaz de preencher nossas necessidades, seremos atraídos por todos os tipos de gurus e doutrinas quase religiosas, que são, elas próprias, desequilibradas e extremistas. Mas nenhum guru, nenhuma doutrina, nenhum grupo possui direitos exclusivos sobre o que, na verdade, pertence a todos."

"Sinto que o destino humano está além do nosso poder de conceber. Acredito que podemos nos encaminhar para esse destino sem sacrificar nossa inteligência, nosso humor ou nossa compaixão. Se pudermos nos manter centrados e equilibrados, conseguiremos fazer essa jornada em harmonia com a natureza e com as outras pessoas. Quanto ao que o ser humano pode fazer e ser nesse contexto, quem ousaria estabelecer seus limites definitivos?"

6. O CORPO DE ENERGIA NOS ESPORTES CONVENCIONAIS

Pode ser que seja apenas nossa imaginação mais aguçada ou o fato de termos nos rendido à força da metáfora, mas depois de um *workshop* sobre Corpo de Energia tendemos a tomar maior consciência das linhas de força que, sempre mutáveis, nos ligam a tudo o que é vivo, das ondas e campos onde inocentemente existimos. Tendo vivido sempre em um mundo monoaural, descobrimo-nos ouvindo em ambiente estéreo. Somos banhados por sensações. Uma caminhada em um bosque ou jardim nos oferece novos prazeres. A interação produzida pelo bate-papo com um grupo de amigos se torna mais complexa e, ao mesmo tempo, mais fácil de entender. O mundo transborda de novas e insuspeitadas riquezas.

Nossa existência convencional pouco nos oferece em termos de estímulo a essa percepção, e nossa capacidade de sentir a dimensão da energia tende a desaparecer, a não ser que a exercitemos. Existem várias formas de abrir as portas da percepção: a meditação, a disciplina de certas artes marciais, a natureza, a dedicação às artes, a solidão, a repetição de exercícios de energização como os descritos nos capítulos anteriores. Mas eu descobri que uma das melhores formas de evidenciar essa nova maneira de ver inclui também acompanhar ou participar de esportes.

Embora tenham sido incansavelmente secularizados durante anos, os esportes nunca fugiram totalmente das suas origens sagradas. No sentido mais imediato, nosso envolvimento com os jogos nos vincula ao elemento mítico da existência humana e, portanto, faz com que nossos sentidos despertem para os reinos que se encontram além dos limites convencionais de tempo e espaço. O antigo jogo de bola dos americanos pré-colombianos foi criado em analogia ao espaço celeste. De início, acreditava-se que a própria bola guardasse poderes mágicos. Em seu livro *Supermen, Heroes and Gods*, Walter Umminger salienta que a bola, uma esfera, "é a infinitude voltada sobre si mesma e, portanto, o símbolo da força estática. O movimento da bola como objeto lúdico exibe os princípios da dinâmica, da troca, do acaso". A bola "se impõe por si mesma; exige que se brinque com ela — ela nos oferece uma provocação de caráter imediato". Essa provocação, essa reunião de energia, joga conosco enquanto jogamos com ela. Estabelecendo-se como foco de nossa intencionalidade, permite que projetemos a distância certos aspectos de nós mesmos. Todos os que jogaram bola sabem que ocorre "alguma coisa a mais" em relação ao passe perfeito, que envolve mais do que apenas um arremessador, um pegador[1] e um objeto a movimentar-se de um para outro. O passe perfeito contém um elemento de inevitabilidade: pode-se observar que, às vezes, a bola desenha a trajetória de uma linha de conexão que já existia entre o arremessador e o pegador.

Da mesma forma, o arremesso longo, perfeito no basquete, a bola entrando na cesta sem tocar no aro após percorrer mais de dez metros, parece voltar o tempo para trás por uma fração de segundo, ao representar a seqüência toda: cesta, vôo da bola, arremesso do jogador — ali fixados por tempo suficiente para provar a existência do vínculo definitivo que une todas as coisas. Todo passe perfeito, cesta ou gol é, portanto, um ato sagrado. Todos os que testemunham um desse atos, até certo ponto, participam dessa vinculação.

Arremessar, bater uma bola para alguém pegar, ou não pegar; tudo é inequívoca expressão de intencionalidade. Aí existe, sem dúvida, uma troca de energia física facilmente mensurável. Mas outros fatores, mais sutis, também entram em jogo nessa interação, e o conceito de Corpo de Energia pode ser útil para resumir esses fatores. Por exemplo: num *workshop* sobre o tema, jogamos uma variação do conhecido jogo de queimada com uma bola de vôlei. Cerca de dez jogadores posicionam-se em pé, separados entre si por cerca de um braço de distância e formando um círculo. Cada jogador que recebe a bola deve atirá-la, de imediato, com intencionalidade definida, para qualquer outro jogador do círculo. O objetivo, aqui, não é meramente o de estar alerta e agarrar a bola com sucesso, mas o de se manter sempre centrado e equilibrado e, ainda assim, totalmente relaxado até que a bola lhe seja dirigida — ou seja, repetindo as palavras do samurai: "Nada espere. Esteja pronto para tudo".

---

1. *Thrower* e *catcher*: funções do beisebol (N. do T.)

100

Os que participam desse jogo aprendem a reconhecer a energia que aflora nos momentos de expectativa frustrada. Aprendem a se "ligar" e "desligar" em frações de segundo. Eventualmente, podem ser capazes de aprender a ler a intencionalidade do atirador antes mesmo que a bola parta das suas mãos. Em uma outra versão desse mesmo jogo, o arremessador envia uma bola de energia a uma pessoa enquanto atira a bola física para outra. A intencionalidade envolvida no ato de criar e atirar essa bola invisível pode resultar em um truque quase inescapável. Os atletas com muita prática levam anos para desenvolver sozinhos essa habilidade, embora não utilizem esses mesmos termos para expressar o mesmo fato. O conceito de Corpo de Energia torna possível ensiná-lo a pessoas comuns, em curto espaço de tempo.

Outro jogo de sensibilização de energia, de óbvia aplicação aos esportes convencionais, recebe o nome de "Paredes e Portas". Mais uma vez, dez jogadores se dispõem em círculo. Um deles se oferece, voluntariamente, a deixar o recinto. Dos nove restantes, três se oferecem para atuar como portas; os outros seis, como paredes. As portas se concentram no fato de que se abrirão à simples aproximação de alguém: obedecem ao princípio de que seus Corpos de Energia assumirão qualidades semelhantes às de uma porta. Todas as pessoas do círculo, no entanto, devem estar relaxadas e centradas em seu corpo físico. O voluntário é chamado de volta e caminha dentro do círculo, tentando sentir a energia dos jogadores para poder assim determinar quais dentre eles são as paredes ou as portas. Retorna em seguida para o centro do círculo e se encaminha com determinação a um jogador que supostamente desempenha o papel de porta. Se o voluntário decide corretamente, a pessoa que faz a porta se afasta um passo e o voluntário sai pelo espaço aberto. Se ocorrer o contrário, haverá uma colisão. Geralmente se fazem três tentativas. Toda pessoa que acertar com regularidade as três portas deve ser considerada mestre em leitura de energia, e pode aplicar essa habilidade a numerosos esportes de equipe. No futebol americano, por exemplo, seria útil saber que homens de defesa devem desempenhar o papel de portas, ou seja, atrair ou empurrar uma determinada jogada.

O número e variedade de jogos que podem ser desenvolvidos a partir do conceito de Corpo de Energia parece infinito. Há jogos nos quais os jogadores aprendem a evitar "ataques" que provêm de várias direções, e jogos com os olhos vendados que envolvem a capacidade de sentir a energia que se aproxima sem o uso da visão. Esses jogos nos auxiliam a romper com a maneira habitual e estabelecida de vermos o mundo. Mais importantes ainda são as capacidades básicas ensinadas pelos exercícios do Corpo de Energia. Percepção intensificada, equilíbrio, centramento e relaxamento sob pressão são capacidades que podem ser utilizadas com vantagem em qualquer esporte.

"Ver", em termos de energia, tem especial utilidade para os esportes de equipe. Os jogos que envolvem movimentos complexos, entrelaçados, de vários jogadores podem ser simplificados numa única variável de *fluxo de energia*. Fraquezas potenciais às vezes podem ser detectadas na forma de sutis rupturas no campo de energia que abrangem o time inteiro. Mudanças de direção e força num fluxo de energia podem, às vezes, preceder um movimento físico, da mesma forma que a intenção precede a ação. Talvez algum dia os treinadores sejam capazes de dirigir a estratégia de jogo em função da dimensão energética, bem como da dimensão física, evitando assim certas limitações comuns.

Tomemos como exemplo a questão do "ímpeto". Quando um time realiza uma série de jogadas bem-sucedidas diz-se que ganhou "ímpeto" — um poderoso fator psicológico. Pelo simples fato de encararem este ímpeto como uma força newtoniana, os treinadores e jogadores contribuem para torná-lo exatamente isto: um fator de desequilíbrio, arrasador, que só pode ser interrompido por esforços gigantescos ou, talvez, por um pedido de "tempo". Na verdade, porém, o fluxo de uma partida pode mudar — e muitas vezes muda — num piscar de olhos. Um objeto pesado em movimento requer uma força muito grande para ser freado, mas é possível reverter uma intensa corrente elétrica apenas com um leve toque num interruptor. Pensando em torno de tal fluxo de energia, treinadores e jogadores poderão perder o receio do "ímpeto" do adversário e achar meios de virar um jogo com parcelas relativamente pequenas de força, desde que habilmente aplicada. O tema do "ímpeto" *versus* "fluxo de energia" mostra bem quanto a linguagem afeta a ação, como a metáfora configura a realidade.

Que eu saiba, nenhum time nas principais modalidades esportivas aplicou até hoje de forma explícita o conceito de Corpo de Energia. Mas entre os especialistas esportivos já vem ocorrendo uma crescente conscientização sobre a importância das práticas mentais (ou *visualização mental e similares*), e esse conceito, sob vários aspectos, coincide com o que pode vir a se tornar uma tendência. Mais ainda, a consciência da energia tem sido usada explicitamente com sucesso no ensino do golfe, esqui, tênis e outros esportes individuais. O treino de golfe a que nos referimos está descrito na edição de agosto de 1974 de *Golf Digest*, sob o título "The Jock-Mystic Approach to Better Golf". O artigo, de autoria do editor colaborador Larry Sheehan, fala de uma série de

102

workshops realizada em Esalen e conduzida por Michael Murphy e Robert Nadeau, que já conhecemos, e Buddie Johnson, consultor da Fundação Nacional do Golfe. Esses *workshops* incluem sessões de relaxamento, equilíbrio e centramento similares às descritas nos capítulos anteriores, com ênfase na visualização e no Corpo de Energia e, finalmente, sessões de jogo real num campo de golfe. Nem todos os participantes aceitaram a nova abordagem. Dois empreiteiros abandonaram o *workshop* na noite de abertura, quando lhes pediram que se deitassem no chão e entrassem em estado de meditação. Mas a maior parte dos participantes relatou uma melhora significativa no movimento básico, na capacidade de suportar pressões e nas atitudes durante o jogo. Os *workshops* não prometem melhora nos resultados; no entanto, vários participantes afirmaram que conseguiram reduzir seu número de tacadas no percurso. Alguns relataram depois que as mudanças de atitude frente aos buracos havia afetado também sua atitude frente aos demais aspectos de suas vidas.

Essa abordagem da "mística do atleta", à primeira vista, pode ser considerada como marginal. Mas os golfistas campeões Johnny Miller e Jack Nicklaus, entre outros, parecem caminhar na mesma direção. Numa entrevista que concedeu ao *Golf Digest*, Miller fala de sua abordagem "psicocibernética", a qual envolve um complexo processo de visualização. Em seu livro *Golf my Way*, Nicklaus afirma que, para ele, determinadas tacadas representam 50% de representação mental, 40% de organização e apenas 10% de "swing" — movimento básico. A descrição da representação mental é muito instrutiva:

> Nunca faço uma jogada, mesmo quando estou treinando, sem ter um quadro muito bem definido e focalizado em minha cabeça, como se se tratasse de um filme colorido. Primeiro, "vejo" a bola onde eu quero que ela caia, bonita, branca e assentada bem em cima da grama verde e brilhante. Em seguida, a cena muda rapidamente e eu "vejo" a bola indo para lá: seu percurso, trajetória e forma, até mesmo o jeito que aterrissa. Então, tudo se apaga e a próxima cena mostra a mim mesmo fazendo o tipo de "swing" que fará com que a imagem anterior se torne realidade.[2]

O golfe é um jogo de belos cenários, que parecem contribuir para expandir a consciência humana. O esqui é outro deles, tão belo em sua

---

2. Jack Nicklaus e Ken Bowden. *Golf my way*. Nova York, 1974, p. 79.

movimentação, tão intimamente vinculado à gravidade, ao equilíbrio e ao fluxo, que se combina naturalmente com a abordagem da consciência da energia. O Esalen Sports Center patrocinou uma ampla variedade de *workshops* sobre esqui nas Sierras; os dirigentes desses *workshops* se utilizaram de várias técnicas de conscientização junto com os métodos tradicionais de treinamento em esqui. O veterano esquiador e montanhista Kurt Wehbring organizou uma série particularmente bem-sucedida de *cross country* em esqui para principiantes. Wehbring combina instrução de esqui com conscientização, exercícios respiratórios e massagens.

As abordagens alternativas que abrangem consciência de energia e outros métodos de treinamento, que podem ser definidos de forma simplista como "místicos", estão sendo empregados em esportes tais como montanhismo, caminhada, *jogging*, natação, canoagem e navegação a vela. Mas é no tênis que as novas abordagens têm sido aplicadas com maior intensidade e colorido. No começo de 1971, um jovem tenista profissional que tem a cara do americano típico e nome de personagem de histórias em quadrinhos, Rick Champion, foi a um centro de ioga kundalini localizado em Phoenix, no Arizona, onde ficou fascinado pelo que vivenciou. Depois de freqüentar esse centro como visitante, Champion mudou-se para o *ashram*[3] e aprofundou-se num "curso intensivo de mestre". Saiu dali como o guru Bhajan Singh, deu início aos ensinamentos do seu próprio ramo de ioga, o Ioga Tênis e desenvolveu seu trabalho no Departamento de Parques e Recreação de Phoenix. Logo em seguida abriu seu próprio *ashram* em Paradise Valley, cidade próxima a Phoenix, onde oferece um programa que combina tênis, ioga, tai chi, aikidô e outros métodos de meditação. Champion, que agora atende pelo nome de "Baba Rick", passou a combinar turbantes de cores brilhantes com seus uniformes brancos de tênis. Tudo isto, somado à sua agora exuberante barba, cria um fenômeno visual chocante: não tanto o aspecto de sabedoria oriental quanto a figura perfeita de um profissional de tênis tipicamente americano usando um turbante verde e uma barba ruiva!

Um guru menos colorido mas talvez mais profundo do novo tênis é W. Timothy Gallwey cujo livro *The Inner Game of Tennis* já foi escolhido livro do mês. O *Inner Game*, no fundo, é puro Zen. Oferece-nos um delicioso antídoto contra o modo de treinamento exageradamente técnico, orientado demais para resultados, que se encontra nos clubes

---

3. Nome em sânscrito — centro de meditação, estudo e vivência. (N. do. T.)

de tênis. Nesse livro, Gallwey apresenta exercícios de visualização e centramento mas retoma sempre a idéia de permitir que o jogo aconteça, em vez de forçá-lo a acontecer.

Com o passar dos anos, descobri que, de forma geral, eu estava imune aos bons efeitos do treinamento em tênis. Tive uma série de aulas em 1967, mas depois passei a me preocupar com caminhadas e abandonei o clube de tênis. Voltei em 1970, seriamente determinado a tentar melhorar meu jogo. Foi justamente nesse momento que o aikidô entrou na minha vida, oferecendo-me todo o desafio que meu corpo, mente e espírito poderiam desejar. Terminei desistindo novamente do tênis, dessa vez sem nem ao menos ter pisado numa quadra. De fato, fazia mais de cinco anos que eu não pegava numa raquete, quando, recentemente, vim a experimentar a nova abordagem de treinamento em tênis oferecida por Dyveke Spino, uma de suas mais destacadas expoentes.

Dyveke, uma vistosa loira escandinava que já foi instrutora de esqui e concertista de piano, além de tenista profissional, ensina uma versão do jogo que denomina "Fluxo do Tênis". Sua abordagem começa com uma rigorosa atenção ao treinamento com pesos e condicionamento aeróbico; ela acredita que milhares de americanos estão prejudicando seus braços, cotovelos, coluna e pescoço em virtude da falta de condicionamento para os movimentos bruscos e altamente agressivos. Enquanto caminhávamos pelas quadras, apontou para jogadores que lutavam com a bola, força contra força, ombros levantados, músculos dos braços tensos e rígidos. Depois de meu longo período de inatividade, fiquei chocado com a agressividade que pude sentir ao meu redor: os rostos impiedosos, os maxilares cerrados, os xingamentos à meia voz, as raquetes quase atiradas na rede. Minha percepção havia mudado ou, de fato, via-se ali uma crescente e mal dissimulada hostilidade? Lembrei-me de uma conversa que tivera recentemente com uma amiga. "O que eu realmente amo no tênis", ela disse, "é o fato de poder forçar a minha bola goela abaixo do meu oponente e, depois do jogo, sentar-me no terraço tomando um drinque com ele. Isso é civilização em seu ponto máximo."

A sessão começou com uma meditação. Dyveke recorreu à metáfora de uma estrela luminosa brilhando sobre nossas cabeças:

"Feche os olhos", ela disse, "e imagine uma luz brilhando sobre a sua cabeça e penetrando por todo o seu corpo, preenchendo-o de luz e depois se expandindo e nos unindo." Deveríamos meditar imaginando nossa quadra de tênis como uma calma piscina de energia. "Não importa quão turbulenta possa ser a energia das outras quadras, a nossa será sempre quieta e serena."

Exatamente quando essa imagem estava começando a se tornar clara em minha mente, ouviu-se um nítido impropério, de uma das quadras adjacentes, acompanhado pelo estardalhaço metálico de uma raquete batendo no chão. Por um instante me questionei se seria sensata a idéia de nos sentarmos com os olhos fechados nesse espaço de objetos voadores. No exercício seguinte, atingi a serenidade que minha instrutora tinha em mente. Já com os olhos abertos e o olhar suave, caminhamos pela quadra (uma piscina calma e quieta) como se fôssemos ondulações de luz radiante. Mantendo essa imagem, praticamos movimentos laterais ao longo da linha. Em seguida, ficamos ali parados em pé e Dyveke fez com que eu me visualizasse como vértice de um triângulo. Um passo em ângulo à direita ou à esquerda me levaria aos dois outros vértices desse mesmo triângulo imaginário. Entre as minhas duas mãos, eu segurava uma imaginária bacia de água, de cerca de um metro de diâmetro. Dei um passo em direção ao ângulo direito do triângulo e virei a bacia para a esquerda de maneira a derramar a água uniformemente. Esse movimento suave, líquido, deveria ser a base do meu golpe de direita — meu "forehand". Ir para o lado esquerdo do triângulo e virar a bacia na outra direção permitiu-me ter a sensação de um "backhand" — golpe do lado esquerdo — fluido, líquido.[4]

Por fim, Dyveke ofereceu-me uma raquete. Ensinou-me a segurá-la com delicadeza, como se estivesse segurando um pássaro vivo. Apenas no instante do impacto da bola minha mão deveria prendê-la com força para, em seguida, relaxar novamente. Neste ponto, minha professora recorreu à sua experiência musical para explicar-me que é dessa mesma maneira que um pianista consegue adquirir força e majestade: mantendo os pulsos inteiramente soltos e relaxados exceto nos momentos precisos de impacto.

Dyveke deixou que eu praticasse alguns movimentos de balanço, depois foi para o outro lado da rede e começou a arremessar bolas fáceis para mim.

"Não pense na direção para a qual a bola está indo", ela disse. "Não pense em nada; somente nesse fluxo regular, como se você estivesse derramando a água de uma bacia."

Àquela altura, eu estava de fato fluindo com as palavras dela e tive pouca dificuldade em virar o corpo à vontade. Percebi que, gradualmente, todas as minhas batidas iam passando sobre a rede com perfei-

---

4. "Direita" e "esquerda" são termos usados para os destros. As expressões *forehand* e *backhand* são comumente empregadas em português. (N. do. T.)

ção. Dyveke fez novos arremessos para o meu *backhand* e continuei a virar o corpo sem dificuldades: parecia não haver diferença entre *forehand* e *backhand*. Abandonei-me ao ritmo da experiência. Os sons e movimentos que vinham das outras quadras saíram de minha consciência. Tudo se deu tão sem esforço de minha parte que fiquei muito surpreso. As bolas passavam sobre a rede com uma boa média de velocidade. E aí estava aquele *topspin*[5] que eu antes ambicionara e perseguira. Comecei a dar os parabéns a mim mesmo e a imaginar futuras vitórias nas quadras. Minha energia subiu do *hara* para o peito. Meus golpes começaram a atingir a rede.

"Você está indo muito bem", disse a instrutora. "Não pense, não faça planos."

"Você está tão certa!...", eu respondi.

Aos poucos, ela me conduziu novamente para o delicioso estado de *não fazer* que me havia permitido ir tão bem. Feito o suficiente para uma primeira aula, ela seguiu explicando e demonstrando aplicações mais avançadas da dimensão de energia para aprimorar o jogo de rede, a bola alta e o saque. O que mais me fascinou foi sua maneira de encarar o jogo competitivo. Sugeriu a possibilidade de considerar a pessoa do outro lado da rede não um oponente, mas um parceiro. Nesse contexto, uma bola bem batida se transforma em uma doação de energia livremente liberada. Essa doação pode ser retribuída e mais uma vez trocada, e assim sucessivamente vivendo os dois jogadores num único campo de energia. A respiração de ambos pode estar sincronizada, com cada jogador respirando quando a bola bater na sua raquete e inspirando ao voltar.

Isso significa que você deve jogar bola sempre para o lado mais forte do outro jogador, de maneira que ela possa ser devolvida? Longe disso. No jogo real você tenta atingir o lado fraco de seu "parceiro", as áreas não desenvolvidas de seu campo de energia e espera que ele faça o mesmo. Assim, ambos terão oportunidade de concretizar uma parte maior de seu potencial e o campo total de energia estabelecido entre ele e você se fortalecerá.

Você pode também tornar-se um "vencedor", que é ainda melhor. Mas não consigo deixar de pensar que existem meios de manter nosso desempenho, que não aparecem nas páginas esportivas. E não posso chegar a acreditar que deixamos inteiramente para trás, no vestiário, toda a graça, o centramento e a vivacidade — ou a rigidez e a raiva — que aprendemos nas quadras. Por mais que tentemos ignorar nosso corpo, ele está sempre conosco. Ele é o que somos.

---

5. Bola com efeito. (N. do. T.)

7. NOVOS JOGOS, NOVAS REGRAS

Na região da Califórnia onde moro, as estações do ano são sutis e enganosas. A primavera vem cedo, mas não é confiável; os langorosos dias de janeiro podem preceder tempestades de inverno. Para saber a época da mudança de estação não consulto os calendários ou a temperatura, mas o garoto de dez anos da casa vizinha. Chega um dia (não importa o tempo que esteja fazendo) em que ele sai de casa levando a bola de beisebol e luva e não bola de futebol e o capacete — fico assim satisfeito em saber que deixamos para trás mais uma estação. Meu vizinho, de olhos cor de âmbar e cabelos cor de mel, tem compleição leve, mas um grande coração. Está com aquela voz de quem dirige mulas. Durante a estação de futebol, essa voz assume o tom cortante de autoridade de *quarterback* dirigindo uma jogada. Quando é tempo de beisebol, essa mesma voz adquire um tom monótono, enrolado, de quem tem pimenta na língua: "Põe-isso-aí-meu-vamos-ouvir-é-isso-aí-meu-vamos-lá-vamos-ver-que-rola-aqui-meu-é-isso-aí". Esse meu vizinho joga futebol (*tight end*) e beisebol na liga infantil (lançador). Depois dos jogos, volta para casa com o rosto vermelho pelo calor da vitória ou melado pelo sal das lágrimas da derrota. Nem assim se dá por satisfeito. Nessas tardes, sua bola voa e cai de novo nas suas mãos até se tornar uma pálida sombra por entre as árvores. Não temos meios de saber o que ele sonha em seu íntimo enquanto joga com a gravidade e a escuridão do anoitecer; mas sabemos que tem à sua disposição um catálogo de sonhos que outros já tentaram e conseguiram: a rebatida que decide o jogo, as comemorações no vestiário, seu nome nas embalagens de chiclete.

Os jogos que escolheu são jogos ricos, larga e profundamente enraizados na cultura e na psique. Apresentam heróis e tradições bem estabelecidas, um vocabulário seguro, normas cuidadosamente documentadas e estratégias complexas e gratificantes. Ligam-se ao universo mais amplo por milhares de meios conhecidos e desconhecidos; e, ainda assim, constituem mundos em si, completos, dotados de vínculos, redundâncias, diversidades — padrões de certeza sobre os quais os homens, em suas vidas confusas, podem se exercitar estabelecendo claras distinções. Não é de surpreender que a discórdia causada por três pontos em mil, em uma média de rebatidas, possa dar origem a brigas de bar. E se tudo isso ainda não bastasse, existem dimensões secretas, mundos dentro dos mundos, mesmo nos jogos mais tradicionais.

Chega um momento, em toda cultura, no qual o próprio universo mais amplo começa a passar por mudanças, de modo a confundir os antigos jogos e as antigas regras. Nossos esportes mais valorizados começam a se tornar paródias de si mesmos. Uma época absurda em que o locutor enfia a mão no fundo do saco de estatísticas para anunciar que foi batido um recorde novo de triplos-em-um-só-jogo-feitos-por-batedores-canhotos-contra-lançadores-canhotos-em-dias-nublados. Uma época absurda em que ficam nos dizendo que "Este é o maior"; "Nunca mais" e "O que importa é vencer". Uma época absurda em que saímos da frente da televisão sem ânimo nem energia após nove horas seguidas de esporte profissional e sabe lá Deus quanta cerveja e amendoim. No fim, chega o momento, estamos cansados de sermos socados, torcidos e espremidos por todo vendedor querendo nos empurrar outra entrada, criar outra liga ou nos impingir outro desodorante.

Tudo isso tem início na escola, quando nos ensinam aqueles esportes que são exatamente os menos prováveis de se tornar metas de vida. Meu vizinho de dez anos pode ter sonhos muito vívidos, mas a velha e fria probabilidade mostra a pouca chance de ele jogar beisebol ou futebol até os trinta. Esses e outros esportes de equipe, ensinados nos típicos programas de atividade atlética escolar, praticamente exigem que nos tornemos espectadores adultos e bobos. Exigem jogadores, árbitros, treinadores e vendedores de equipamentos especializados, tudo dentro dos padrões. Eles são exclusivos, hierárquicos. Viajam pouco e envelhecem mal. Para o chefe de família comum, um campo de futebol, de beisebol ou uma quadra são lugares para praticar o esporte de sentar-se.

O que aconteceria se *pudéssemos* praticar futebol, basquete ou beisebol durante toda a nossa vida? Será que realmente o *desejaríamos*? Os antropólogos, depois de décadas de negligência, começaram a estudar o significado do jogo. A conclusão básica a que chegaram é óbvia: as atividades esportivas e os jogos presentes numa cultura espelham sua estrutura e seus valores. Sendo este o caso, e estando o mundo como está nos dias de hoje, perguntamos o que mais é necessário para estimular a agressão e a guerra territórial (futebol), uma política tortuosa e enganosa (basquetebol) e a obsessão por recordes e categorias (beisebol). É uma lei fundamental da evolução que o período final de qualquer linha de desenvolvimento seja marcada por absurdos e radicalismos. A difundida glorificação da vitória a todo custo chegou ao auge numa guerra que esta nação não venceu. As metáforas esportivas bélicas — "planos de jogo", "lista dos adversários" e similares — chegaram a preocupar uma certa administração nacional um pouco antes do término de suas jogadas. Mesmo o tênis, antes um jogo relativamente educado e, de certa forma, enfadonho, pareceu ficar maluco ao se tornar mais conhecido do grande público. O jogo de rede assemelha-se cada vez mais à Segunda Guerra Mundial, mostrando homens de meia-idade, de rosto avermelhado e músculos tensos se curvando nas linhas de frente todo domingo, sentindo comichões de disparar seus fuzis de náilon goela abaixo de seus oponentes. E milhões de golfistas ainda idolatram Arnold Palmer, apesar de ele estar ultrapassado, simplesmente por ter descoberto uma maneira de relacionar este jogo, de contemplativas caminhadas e distâncias incertas, a uma carga de cavalaria.

Chega, chega! De uma vez por todas, deixem-nos apreciar os esportes tradicionais pelas muitas belezas que nos oferecem, pelo seu imenso potencial e pela precisão que permitem. Nós não assinamos nenhum contrato a longo prazo para sofrermos suas conseqüências extremas. Chegou a hora de ir adiante, de criarmos novos jogos, com novas regras — mais em harmonia com a época atual, jogos nos quais não existam nem espectadores nem jogadores de segunda categoria, jogos para toda a família e para o dia todo, jogos nos quais a agressão se dilua no riso — jogos *novos*.

E há mais: aqueles de nós que não participaram de nenhum time em sua escola, cujos pais não podiam pagar aulas de tênis, golfe ou natação, aqueles que, por essa ou aquela razão não tinham físico quando crianças — por que não devemos ter nossos próprios jogos e nossos próprios sonhos? Durante toda a minha infância (afastado, pensava eu, de toda a estrutura esportiva oficial) eu inventei jogos. Por um mês, em uma sonolenta cidadezinha do sul dos Estados Unidos, desenvolvi um jogo que envolveu toda a nossa vizinhança e que era uma combinação de golfe, críquete e corrida de obstáculos, jogado com uma bola de tênis usada. Inventei jogos de tabuleiro, de caixas, jogos com bicicletas, bolas, pedras. Convencia todo mundo a jogar comigo. E, já que os jogos eram meus, eu geralmente ganhava. Era melhor do que ginástica.

Essa preocupação infantil com os jogos e suas estratégias me perseguiu no mundo inesperadamente sombrio da vida adulta. Voando baixo em missões de ataque no teatro do Pacífico Sul, durante a Segunda Guerra Mundial, eu não tinha consciência dos elementos de jogo que se observam na guerra e sobre os quais Johan Huizinga escreve em seu livro *Homo Ludens*. Reconvocado para servir na Guerra da Coréia, passei um ano no serviço de inteligência analítica dedicando-me, principalmente, à estratégia de um novo jogo que dava calafrios: não-proliferação nuclear, Mig *versus* B-36, a "capacidade" de defesa aérea da União Soviética.

Pouco depois, ainda em serviço, passei todos os finais de semana de verão jogando com os mais celebrados brincalhões e jogadores da época: o grupo que girava em torno dos Landesman Brothers da Westminster Avenue, em St. Louis — o pessoal da revista *Neurotica*, do Crystal Palace e do *The Nervous Set*. Naquele verão jogamos várias versões de vôlei; jogamos croqué até a morte (fui uma vez ameaçado de sanção final pelas táticas que empregava em determinada partida) e jogos gigantes de ataque à bandeira durante os quais foram deliciosamente amarrotados e manchados de grama modelos originais de Dior e Balenciaga. Esses eventos fizeram brilhar os primeiros clarões de uma nova época, ou de decadência tchekhoviana — ou, mais provavelmente, de ambos. Foi então que Bruce Jay Friedman, segundo-tenente da revista da Força Aérea que eu então editava, datilografou sua primeira piada de humor negro. Will Holt, que também escrevia para a revista e cantava como um anjo renascentista no Crystal Palace, escreveu algumas de suas primeiras canções. Fred Landesman pintava em segredo, no seu estúdio, um certo trabalho e não permitia que ninguém visse. E Jay Landesman desempenhava com perfeição o Bobo do Tarô, ele que porta o assustador número Zero dos Arcanos Maiores.

Os Landesman pareciam saber tudo. Haviam experimentado LSD antes que qualquer outra pessoa sequer tivesse ouvido falar disso. Ainda antes haviam pegado tudo que há de mais sinuoso e conspiratório na psicanálise, e transformado num hilariante e perigoso jogo de prendas — um novo jogo, com novas regras. Naquele verão, partiam-se corações com a maior naturalidade. Amizades oscilavam à beira do desastre

111

e retornavam. Enquanto isso, Jay, o Bobo Perfeito, dançava pelo cenário e o fulgor de seus olhos revelava o saber secreto de que toda vida é jogo — caso alguém ousasse estabelecer uma definição de "sério" que pudesse vingar. Minha primeira esposa e eu nos movíamos com facilidade por esse ambiente exótico. Éramos curiosidades — o oficial da cavalaria confederado e sua Scarlett O'Hara — plenamente aceitas no jogo. Tínhamos tudo o que era realmente necessário para a entrada. Adorávamos jogar.

O cenário mudou drasticamente. Meu primeiro casamento acabou; meu casamento atual começou. Naquela época, na década de 1950, vime envolvido, como cronista e participante, do movimento em defesa dos direitos civis. Era a Segunda Guerra Mundial dos movimentos, parecendo unir todos os corações virtuosos numa causa perfeitamente justa. A causa era justa, seus heróis maiores do que a vida, as músicas memoráveis, as batalhas tinham nome: Montgomery, Little Rock, Birmingham, Atlanta, Ole Miss, Selma. E, subjacentes à causa e às emoções por elas geradas, mostravam-se fascinantes estratégias e táticas. Gandhi tinha conseguido e Thoreau tinha escrito; mas, para os americanos do século XX, tratava-se de um novo jogo, com novas regras. A gente marcha, abertamente, por aquilo em que crê. A gente coloca o corpo na linha de frente. Quando chega o xerife com seus delegados e cães, a gente não reage. A gente deixa-se prender. A gente *espera* que nos prendam. As celas transbordam de gente. Como em todos os jogos, no entanto, há a questão do contexto. Para que o jogo dê certo, devem estar presentes observadores solidários que não estejam eles próprios envolvidos no circuito da violência e da não-violência. Em outras palavras: não marche sem a mídia.

Em Atlanta, no começo de 1961, participei de um encontro de vigília do Committee for Appeal to Human Rights (Comitê de Apelo pelos Direitos Humanos), grupo de estudantes universitários que viria a se transformar no Student Nonviolent Coordinating Committe (Comitê de Coordenação dos Estudantes pela Não-Violência). Lá, durante horas, foram debatidas as táticas que seriam empregadas durante uma grande marcha de protesto que seria realizada contra a loja de departamentos Rich. (Prisão sem fiança, prisão com fiança, abaixo a prisão, vamos marchar para dentro do Rich, vamos marchar em volta do Rich.) Finalmente, por volta de duas horas da manhã, um dos líderes, um fervoroso estudante negro que hoje faz parte do legislativo da Geórgia, bateu palmas: "Já sei", disse. "Primeiro, escrevemos os *releases* para os jornais, depois saberemos o que fazer". Esta sugestão, rapidamente adotada, não trazia em si nenhum traço de cinismo. Tratava-se, simplesmente, de uma forma de esclarecer o jogo e as regras, tal como se apresentavam naquele momento. Um esclarecimento brilhante.

Nosso único erro, creio, foi partir do pressuposto de que esse determinado jogo poderia durar. A mídia é volúvel e traiçoeira. As manchetes e a sua foto aparecendo no telejornal da tarde fazem com que seja difícil manter o equilíbrio. Com demasiada facilidade a pessoa é tirada do próprio circuito e jogada no da mídia em si. E uma vez que isso ocorra, uma vez que essa mudança de contexto seja feita, tudo o mais muda também. Gregory Bateson, intérprete notável da teoria cibernética, explica que uma mudança no contexto quase sempre provoca uma mudança no *signo*: o mais passa a ser menos, o preto passa a ser branco. Jogando diretamente para a mídia, alguns líderes dos Direitos Civis foram levados de roldão a afirmações cada vez mais ofensivas, que passariam a ocupar as manchetes. Houve ali uma mudança no signo — Black Power, o punho cerrado.

Enquanto isso, o novo jogo continuava aparecendo justamente onde os líderes da ordem estabelecida menos esperavam. Movimento de protesto na *educação*? Impensável nos Estados Unidos do início da década de 1960. Mas, em 1964, o Free Speech Movement — FSM — (Movimento pela Liberdade de Expressão), explodiu em Berkeley e logo se expandiu por toda a nação. Os administradores e novos analistas tiveram dificuldade em entender o elemento de jogo que havia naquele movimento e, mais ainda, para entender que não há nada mais sério sob o sol do que o jogo.

Tínhamos Michael Rossman, um dos principais estrategistas do movimento, para explicá-lo à medida que ele se desdobrava. Esse jovem matemático, que tocava flauta e adorava a poesia de García Lorca, passava os punhos cerrados pelos cabelos quando dizia que podíamos atravessar diretamente a maioria das barreiras simplesmente não as concebendo como barreiras. Rossman pacientemente nos explicava que a melhor das estratégias do movimento pela liberdade de expressão consistia em imaginar a mais inadequada resposta que os administradores das faculdades pudessem dar e, em seguida, presumir que eles a dariam. Rossman granjeou para sempre minha afeição pelo Movimento *Yellow Submarine*, que concebeu como conseqüência do movimento pela liberdade de expressão. O Movimento Submarino Amarelo propunha-se a atingir o ponto de saturação da universidade, usando todos os serviços por ela oferecidos. Os estudantes eram estimulados a consultar vários livros das bibliotecas; a encher as salas de estudo; a insistir em falar com os professores e administradores sobre suas necessidades educacionais. Essas táticas jamais foram postas à prova. Tudo bem. Acredito que nenhuma instituição, incluindo a democracia, será capaz de sobreviver se utilizada em seu nível máximo. O novo jogo nas faculdades e universidades passou por várias alterações à medida que se expandia; e sua influência não era medida apenas em extensão. Para mim, sua essência se revelou quando Jerry Rubin, ativista de Berkeley, apareceu diante do comitê da House of Un-American Activities (Casa das Atividades Não-Americanas) vestindo um uniforme da guerra revolucionária americana. Depois disso, o comitê nunca mais foi o mesmo. A soberba jogada teatral de Rubin revela o impulso que move a estratégia. Esse impulso, que vem à tona e submerge para retornar novamente quando o saber oficial menos espera, não é dirigido simplesmente para a revolução ou para a reforma social no sentido comum desses termos. De forma nenhuma está preocupado em vencer o jogo atual e nem mesmo em mudar suas regras deixando intacto o contexto. Sua meta, ao contrário, é criar um jogo totalmente novo, num novo contexto. As testemunhas sempre vinham ao comitê bem vestidas e acompanhadas dos melhores advogados, armadas de palavras persuasivas ou do silêncio que lhes era garantido pela Constituição. Faziam o jogo do comitê. Um jogo que não poderiam vencer. Mas uma testemunha vestida com o uniforme revolucio-nário americano! Muda o contexto. Muda o jogo.

Hoje, Jerry Rubin dedica-se à bioenergética, à ioga e a outras disciplinas. Os analistas sociais, cujo papel é o de se pronunciar confiavelmente a respeito de cada novo movimento social que surge, interpretaram esse fato como uma evidência de que o "espírito revolucionário" desapareceu!

O período recente, na verdade, jamais pode ser entendido dentro do contexto antigo. Ele só tem sentido em termos do jogar e da inexorável necessidade de tirar de cena o jogo antigo. Os Diggers distribuíam comida e dinheiro de graça enquanto tinham. Os hippies davam flores aos policiais hostis e tentavam substituir os valores da classe média americana pelos valores dos *sadhus* indianos, ou pelos dos bandos comunitários primitivos. Ao conceito ocidental do fazer, as novas religiões ofereceram o conceito oriental do ser. O movimento do Potencial Humano virou de cabeça para baixo a psicologia ao concentrar-se mais na saúde e em experiências de clímax do que na doença, e foi adiante abrindo novos campos de jogo para o corpo, para o sentimento e para a imaginação. O modesto livro do escritor Eric Berne, *Games People Play* (Jogos da vida), surpreendeu o mundo editorial ao se tornar um *best-seller*. O

114

sucesso da obra de Richard Bach, *Fernão Capelo Gaivota*, confundiu ainda mais as críticas convencionais que nele puderam ver apenas a demonstração de "uma sentimentalidade piegas" e o que consideravam a celebração da ética protestante. Provaram não ter entendido nada: do começo ao fim, esse livro constitui uma parábola sobre novos jogos com novas regras. Fernão Capelo, o personagem principal do livro, recusa-se a fazer o mesmo jogo do bando; em seguida, faz uma mudança maior de contexto — para além da matéria, energia, tempo e espaço, tal como o Ocidente conceitua esses termos — para uma área de jogo infinito. Não é de admirar que o livro tenha vendido até as alturas. Na época em que foi publicado, milhões de americanos, com ou sem a ajuda de drogas, já haviam tido suas próprias experiências psicodélicas e alcançado fascinantes percepções sobre a natureza dos jogos de *maya*[6]. A velha cultura, com os prolongados vínculos que ainda demonstrava possuir na literatura, no cinema e no teatro, quase nada tem a oferecer em termos dos novos jogos de transcendência. Uma história sobre uma gaivota piegas, que busca arduamente por seu próprio caminho, é melhor do que nada.

Surge, então, o Movimento de Liberação da Mulher, um dos mais poderosos fatores, capaz de influenciar a mudança dos jogos. Quando se começa a mudar o contexto oferecido pelos papéis sexuais usuais, quando se começa a questionar o significado de ser homem ou mulher, estamos nos voltando para a pré-história. Estamos brincando com um dos mais antigos jogos deste planeta. Mas esse jogo também é inevitável e seus resultados serão, inevitavelmente, surpreendentes.

Envolvido de uma forma ou de outra com todos esses movimentos, comecei a achar a seção de esportes de meu jornal particularmente insatisfatória. Os novos jogos da cultura deveriam ter seus equivalentes físicos; no entanto, ali estavam as mesmas velhas fotos, os mesmos velhos clichês, ano após ano. Os campeonatos nacionais, para mim, perderam seu apelo. Eu assistia aos campeonatos do *Super Bowl*[7] pela televisão, mas todo ano jurava que não ia assistir no ano seguinte. A bola de futebol que eu carregava no porta-malas do carro murchou. Voltei-me para o vôo mais complexo e aerodinâmico do *frisbee*. Dediquei-me ao aikidô, que desmantela completamente o jogo de ataque e defesa tal como o conhecemos.

Comecei a acalentar meus próprios sonhos de glória esportiva. Neles, divisava um *Super Bowl* da nova cultura. Um vale mítico, ilumi-

---

6. Na cultura bramânica e budista, *maya* corresponde ao mundo ilusório dos sentidos e, portanto, do erro e do sofrimento.

7. Decisão do Campeonato de Futebol Americano. (N. do. T.)

nado pelo sol ao meio-dia, oculto pela névoa ao entardecer. Tendas, domos e pavilhões multicoloridos. Milhares de pessoas brilhando em seu próprio esplendor — todas atuando como jogadores, não como espectadores. Homens, mulheres e crianças jogando em conjunto, fluindo, entrando e saindo dos jogos que, por sua vez, também fluem e se modificam. O ar repleto de *frisbees*, bolas, pipas e riso. Um cenário que seria, ao mesmo tempo, medieval e surrealista: uma obra de Brueghel, Salvador Dali e Hieronymus Bosch. Um torneio dos novos jogos! Não me deixei levar por completo por esse sonho: ele me pareceu muito improvável. Mas no livro que escrevi em 1968, *Educação e êxtase*, tratei de inserir um pouco desse sonho. Pensei em descrever um campo de jogo no ano de 2001, onde crianças do futuro poderiam deslizar graciosamente através das fronteiras que hoje separam nossas práticas esportivas atuais. Mas os futuristas sempre erram. O torneio dos Novos Jogos teve lugar não no século xx mas em outubro de 1973. Mais de quatro mil pessoas participaram e ele foi organizado, sim, em um vale mítico em Marin County, nas proximidades do Oceano Pacífico. Esse evento, sob vários aspectos, foi além de meus sonhos: asasdelta sobrevoavam o vale — gigantescos insetos com corpos humanos — estavam além daquilo que minha imaginação podia alcançar em meados da década de 1960.

E o Torneio dos Novos Jogos de outubro foi só o começo. Outros dois foram organizados, ainda maiores e mais imaginativos — um em Marin County e outro no sul da Califórnia. Outros estão sendo planejados. O Escritório de Atividades de Lazer ao Ar Livre da Secretaria do Interior dos Estados Unidos emprestou seu pleno apoio ao novo conceito e um locutor classificou esse evento como "uma excitante e inovadora abordagem das atividades de lazer ao ar livre e do uso da terra". Funcionários dos departamentos de lazer municipais e regionais estiveram presentes às conferências realizadas acerca dos Novos Jogos. E as escolas públicas estão começando a se envolver nessas atividades. Não faz muito tempo, eu estava descrevendo a um convidado meu as regras do Pega Iogi (ou *Dhú-dhú-dhú*), quando minha filha de treze anos me interrompeu: "Ah, nós jogamos esse jogo a semana inteira na escola". Em resposta à minha surpresa, ela explicou que nas aulas de educação física na sua escola criara-se uma nova unidade de ensino denominada "Novos Jogos". Essa novidade, devo confessar, causou-me um estremecimento e um certo toque de claustrofobia cultural. Considerando como o conteúdo dessa nossa cultura pode passar rapidamente da inovação para a institucionalização, meu desejo foi o de gritar contra todas

116

as unidades, secretarias e departamentos existentes. Em vez disso, perguntei a minha filha se ela gostava de Dhú-dhú-dhú. "Detestei", ela disse. "Saí, sentei e fui ler o meu livro." A resposta dela colocou o assunto em sua perspectiva correta. Para mim, teria sido fácil escrever uma história de sucesso sobre o conceito de Novos Jogos ou mesmo sobre o Movimento dos Novos Jogos; como já mencionei o material está todo aí. Felizmente, não é tão simples assim. Como todas as experiências culturais importantes, os Novos Jogos nos oferecem situações de prazer inimaginável e, ao mesmo tempo, de rude despertar, validação e contradição, momentos transcendentes e costelas quebradas — glorioso paradoxo! O primeiro encontro que tive com a série específica de eventos que gerou o Torneio dos Novos Jogos, na verdade, não evolveu nenhum jogo arcádico, e sim, a minha participação em algo chamado *Slaughter* [massacre], um jogo desenvolvido pelo idealizador do primeiro torneio, o transformador-mór de jogos da nossa época e, mais ainda, a pessoa certa que precisamos conhecer para entender os Novos Jogos — um *koan* Zen ambulante chamado Stewart Brand.

Agora que seu *Whole Earth Catalog* já vendeu um milhão e meio de cópias, agora que recebeu o *National Book Award* por seu livro, agora que ele é o preferido das revistas americanas, é possível que Stewart Brand encontre um pouco mais de dificuldade para jogar seu jogo favorito. Acreditando que "as coisas não acontecem na frente, mas ao lado", Brand gosta de surgir a partir de um ângulo inesperado para em seguida desaparecer de vista. Se alguém tivesse um exército, não deveria indicar Brand como general: deveria fazer dele sua sentinela mais avançada. Abençoado e amaldiçoado por sua capacidade incomum de descobrir tendências culturais, antes mesmo que estas comecem a delinear-se no campo da contracultura, desempenha soberbamente esse papel, e em geral consegue entrar e sair antes que o Sucesso e a Fama embaralhem tudo. O *Whole Earth Catalog* foi uma exceção. Brand o planejou para ter uma existência longa o suficiente para "emboscar" a editora Random House e os seus milhões de leitores. Terminou-o depois de três anos, no auge de seu sucesso — ao jeito tipicamente diabólico de ser brandiano. Agora está de volta, apresentando *Whole Earth Epilog* e um *Co-Evolution Quarterly*.

O público sempre pode associar a figura de Brand a essas aventuras editoriais na New World; mas estas não são necessariamente suas realizações mais significativas. Esse bacharel em biologia de Exeter e Stanford, já no início da década de 1960 produzia *shows* de som e luz denominados "America Needs Indians" (A América Necessita de Índios). Em 1964,

117

envolveu-se com Ken Kesey e, mais tarde, tornou-se um dos Merry Pranksters descritos pelo escritor Tom Wolfe em seu *Electric Kool-Aid Acid Test*. Brand foi um dos principais organizadores e teóricos do Trips Festival, encontro de transformadores culturais realizado em janeiro de 1966, em São Francisco, do qual emergiu, a todo vapor, para aportar o baile psicodélico. Depois disso, idealizou uma série de festivos eventos de mídia com resultados variados: o "Whatever It Is" (Seja lá o que For), o "World War IV" (Quarta Guerra Mundial), no San Francisco State, e a feira em prol da sobrevivência *"Liferaft Earth"* (Terra, balsa da vida) em Berkeley. O meu projeto favorito de Brand é, talvez, o menos conhecido. Na primavera de 1966, ele saiu às ruas com um carregamento de *buttons* e pôsteres onde se lia: "Por que ainda não vimos a foto da Terra?" Os pôsteres eram pretos, tinham um grande furo no centro, onde a foto da Terra deveria estar. Naquela época, nossos veículos espaciais não tripulados seguiam suas rotas mantendo suas câmeras resolutamente viradas para longe de nós — oferecendo-nos adoráveis fotos da Lua. Não era nenhuma proeza, raciocinou Brand, virar as câmeras e fotografar a Terra toda do espaço. Segundo sua teoria, essa foto teria um profundo impacto sobre a percepção humana e, em última análise, sobre suas ações. Ao nos vermos assim, em rotação, finitos e solitários, um oásis em meio a um abismo profundo, pensaríamos duas vezes antes de esvaziar o restante dos nossos recursos e envenenar o resto de nossa biosfera. Brand levou essa campanha às universidades nas costas Leste e Oeste, à imprensa, e enviou o material aos quartéis-generais da NASA. A NASA respondeu mandando investigá-lo. O homem que conduziu essas investigações mais tarde revelou a Brand que os funcionários da NASA receberam com alívio a notícia de que a "campanha" era constituída apenas de um indivíduo que carregava um tabuleiro com alguns pôsteres e *buttons* e, de forma alguma, era uma ameaça à segurança nacional ou ao programa espacial.

Brand está convencido de que sua frase "Por que ainda não vimos a foto da Terra?" teve como resultado o fato de nossas câmeras espaciais terem-se voltado para a Terra antes do esperado. Essas fotos, que foram projetadas pela primeira vez em outubro de 1967, tiveram todo o impacto que Brand havia previsto. De maneira inquestionável, ajudaram a transformar a "ecologia", de conceito científico especializado em um urgente sinônimo de sobrevivência.

A despeito de sua influência sobre a contracultura, Stewart Brand não faz gênero. Ereto, de ossos largos, nariz que mais lembra o bico de um falcão, e lacônico, poderia muito bem desempenhar o papel de um instrutor de treinamento de olhos brilhantes. Na verdade, ele se orgulha do curto período de um ano, de 1960 a 1961, em que serviu como oficial de infantaria do Exército, tempo em que ministrou treinamento básico e aprendeu pára-quedismo. Brand não é daqueles que romantiza a expansão da consciência, ou consciência sensorial, ou qualquer coisa do gênero. Não dá atenção a escritos líricos. Aprecia autores que utilizam palavras que começam por "meta": metaprogramação, metamensagem, metadomínio. Acredita que as atuais condições culturais e planetárias estão nos obrigando a mudanças que não nos são familiares. Nos termos de figura/fundo da Gestalt, nós costumávamos fazer nossas mudanças na figura. Agora, estamos sendo levados a fazer mudanças no fundo. Sempre que transformamos o conceito básico, ou o fundo, de qualquer tipo de jogo, aprendemos um pouco mais a viver confortavelmente no mundo que está por vir. Dessa forma, Brand não encara seus eventos, campanhas e catálogos como um simples capricho — e sim, como uma inescapável maneira de treinar a sobrevivência.

Durante os anos em que, por caminhos diversos, nos dedicamos a mudar o jogo cultural, Brand e eu nos encontramos várias vezes, mas nunca mantivemos uma relação duradoura. Em minha opinião, Brand era um homem difícil de se chegar. Na primavera de 1973 estávamos ambos dirigindo um outro evento de mídia, um simpósio esportivo que marcaria a inauguração do Centro Esportivo do Esalen, dedicado à transformação da educação física e dos esportes. (Com um entusiasmo que não lhe era característico, o *The New York Times*, na reportagem que dedicou ao evento, afirmou que "a ocasião poderia significar para os esportes o mesmo que a tomada da Bastilha havia significado para a Revolução Francesa.") Depois de me dedicar às minhas várias tarefas, no dia da abertura do simpósio, corri para a sessão vespertina de Brand nos Novos Jogos, ansioso por saber tudo o que fosse possível a respeito do tema abordado por Brand, e do próprio Brand.

Lá estava ele, no piso principal de um grande ginásio, com seus sabres de poliestireno com os quais se pode desequilibrar o adversário com grande som e fúria mas sem dano significativo. Naquele instante, Brand estava fazendo justamente isso, enquanto os técnicos de televisão punham-se em círculo e se esquivavam dos selvagens golpes das espadas de plástico. Terminado o duelo, Brand deu início a um breve discurso sobre a teoria dos Novos Jogos. Respirando ainda com dificuldade, explicou as regras referentes à mudança do jogo para cerca de uma centena de nós, sentados sobre um tatami de ginástica:

"Não se pode mudar o jogo vencendo, perdendo, atuando como árbitro ou como espectador. Muda-se o jogo ao abandoná-lo. Aí se pode dar início a um jogo novo. Se este possuir sua própria força e apelo, é possível que sobreviva. Mas é mais provável que não. Em ambos os casos, teremos aprendido um pouco do processo da mudança do jogo e sobre as limitações específicas que nos são impostas por alguns deles."

Prosseguiu dizendo que todos os jogos são necessariamente limitados; assim, só se tornam possíveis em função das regras, equipamento e campo onde se realizam. Elaborar um novo jogo a partir dos elementos que compõem um jogo antigo requer uma mudança significativa em um ou mais de seus fatores. O basquetebol, por exemplo, seria um novo jogo se fosse jogado com duas bolas. Falou-nos sobre os jogos de computador, que então estavam em fase de desenvolvimento, que poderiam ser instalados em bares como máquinas de moedas. Fez referência à teoria do jogo e discutiu o Dilema do Prisioneiro, quebra-cabeças que, por muitos anos, havia fascinado matemáticos e teóricos de jogos. Chegou, então, a um ponto que aguçou meus ouvidos: evolução. Os velhos jogos haviam passado por uma longa evolução. Todas as linhas óbvias de jogo já haviam sido tentadas. A inovação estratégica é possível mas, provavelmente, não será de natureza radical. Nos novos jogos, por outro lado, pode-se mexer em tudo. Ninguém sabe que linhas de jogo serão bem-sucedidas. Os estrategistas podem dedicar-se à vontade a esse campo.

Em seguida, Brand disse que jogaríamos um jogo que ele mesmo havia inventado. Uma vez que havia sido jogado anteriormente apenas em quatro ocasiões, seria uma boa oportunidade de inventar uma estratégia de vitória. Não se conhecia ainda uma estratégia de vitória. O nome do jogo era *Slaughter* (massacre). Sobre o tatami de ginástica de 10 x 15 m aproximadamente, dois times se confrontariam, o número de jogadores era indefinido, todo mundo que quisesse poderia jogar. Cada time receberia uma cesta de plástico rígido contendo duas bolas, e o jogo teria início a partir das pontas opostas do tatami. O objetivo de cada time seria jogar uma das bolas na cesta do time adversário, mantendo a outra em seu cesto. Cada time precisaria controlar dois lugares ao mesmo tempo, explicou Brand, e tenderia a manter o jogo mais alinhado em vez de agrupado numa das pontas do tatami. Os jogadores podiam empurrar os membros da equipe adversária para fora do tatami. Quem saísse estaria morto, fora do jogo. Os espectadores poderiam se posicionar ao redor das bordas do tatami e servir de juízes. Para diminuir a possibilidade de se machucar, ninguém poderia ficar em pé durante o jogo. Os jogadores deveriam apoiar-se nas suas mãos, permanecer ajoelhados e sem sapatos.

Não existe nenhuma falha no meu caráter que seja tão gritante como um certo fascínio em relação à estratégia. Antes que Brand finalizasse sua explicação, uma estratégia de vitória, apareceu, prontinha, como uma daquelas lâmpadas de desenho animado brilhando sobre minha cabeça. Brand deve tê-la visto, porque me pediu para ser capitão de um dos times. A despeito do nome proibitivo do jogo, quarenta voluntários ficaram sobre o tatami; os demais, prudentemente, tomaram posição como espectadores. Aos capitães foram dados alguns minutos para preparar o time.

Dos meus vinte jogadores, selecionei sete que fossem particularmente obstinados e persistentes e que gostassem de jogar na defesa. Estes deveriam defender as duas bolas da nossa cesta. Não deveríamos fazer nenhuma tentativa de encestar a bola do outro lado até que tivéssemos estabelecido domínio total sobre o tatami. Separei, então, quatro equipes de três saqueadores. Pedi aos componentes de cada um desses trios que dessem as mãos durante a preparação, para dessa forma ficarem se conhecendo, ficarem inseparáveis, pensarem e agirem como uma unidade. Quando começasse o jogo, expliquei, os quatros times de saqueadores se movimentariam o mais rápido que pudessem e começariam a empurrar para fora do tatami os membros da outra equipe. Sempre que possível, se encarregariam de isolá-los e criar vantagens temporárias de três contra um. Depois que a maioria ou todos os oponentes fossem dessa forma eliminados, então — e somente então — tentaríamos colocar uma de nossas bolas no cesto deles. Eu tinha a esperança de que o outro time fosse tentar passar a bola para a nossa cesta logo no início do jogo. Isso apenas os faria desperdiçar energia. Em todo caso, eu disse, a nossa organização superior e o nosso objetivo deveriam prevalecer.

Do outro lado do tatami o adversário soltou um estusiástico e ameaçador brado de guerra. Dei uma olhada e encontrei o olhar de minha esposa, que fazia parte da outra equipe. Brand dispôs os dois times em linha e deu sinal para começar. Primeiro, houve um rugido; depois, tudo se embaralhou, e por fim o que se viu foi um grande amontoamento de gente — gritos, guinchos, grunhidos, uma confusão de corpos nas mais estranhas posições. Eu rastejava de luta em luta, ajudando um time de saqueadores a empurrar alguém para fora e tentando não ser eu mesmo arrastado. Logo no início do jogo um de meus jogadores sinalizou com grande urgência que um de nossos mais fortes e agressivos saqueadores estava sendo empurrado para fora por vários oponentes, próximo a um dos cantos do tatami.

"Vamos salvá-lo", insistiu alguém.

"Vamos sacrificá-lo", eu disse, sem hesitar; e gritei então para essa recém-criada vítima de sacrifício que resistisse o quanto pudesse e, dessa forma, mantivesse ocupado o maior número possível de oponentes. O jogo estava mais duro do que eu esperava. Num certo ponto, tive a vaga sensação de que alguém me batia no rosto, mas estava envolvido demais para prestar atenção. Mais ou menos nesse momento ouvi um grito de alegria. O adversário havia tentado avançar uma de suas bolas e nosso time a havia tomado. O jogador que detinha a bola perguntou o que deveria fazer com ela. Desconhecendo as regras para essa situação, disse-lhe para atirar a bola o mais longe possível e dar continuidade à estratégia. Brand pegou a bola e devolveu-a para o adversário —, mas, agora, ela teria pouca utilidade: nossa estratégia estava começando a decidir o jogo. Nessa altura, totalmente exaustas, ambas as equipes recuaram e houve uma pausa na batalha. Notei que agora haviam treze no nosso time e apenas sete no deles.

"Vamos aproveitar o tempo para nos reagrupar", disse eu entre duas arfadas de ar.

"Eles são mais desorganizados do que nós", disse um dos jovens de meu time. "Vamos pegá-los agora."

"OK. *Ataquem!*"

Novamente, um desordenado amontoamento, grunhidos, gritos de protesto e de dor. Liberei três de meus sete jogadores da defesa para irem ao ataque. Vi quando a minha mulher foi colocada para fora do tatami. Ela parecia furiosa. Houve uma nova e breve pausa na luta. Agora éramos dez e eles, quatro. Livramo-nos deles rapidamente e colocamos uma de nossas bolas em sua cesta.

Mais adiante, nessa mesma tarde, expliquei a estratégia inteira a Brand. Ele ficou tão fascinado quanto eu.

"Bem", considerou, "a partir de agora essa é a estratégia a ser combatida."

Assim que ele pronunciou essas palavras, vi-me pensando numa contra-estratégia. Ora, se pudéssemos *ter a certeza* de que o adversário utilizaria essa estratégia, *então nesse caso,* poderíamos... Stewart tinha razão. Um jogo novo oferece uma interminável série de novos movimentos para se jogar.

Minha esposa encarou a questão de outro modo. "Quero que você saiba", disse ela ao voltarmos para casa, "que eu realmente detestei aquele jogo do Massacre. Detestei especialmente sua maneira de jogar — tão frio, tão inexorável. Quero que você saiba que *não teve graça* nem para mim nem para ninguém do meu time — graça nenhuma."

Ela me fez lembrar a linha básica de meu discurso daquela manhã: eu havia advertido sobre os efeitos nefastos que certamente podem ser observados nos casos em que se persegue a vitória pela vitória em si e que, na minha fala, eu me posicionara contra a desumanizante brutalidade que hoje é aceita em alguns de nossos jogos tradicionais como normal. Não consegui pensar em nenhuma maneira de negar a contradição entre as minhas palavras e os comportamentos. Mas protestei, bastante hesitante, dizendo que estava apenas aprendendo um jogo novo e tentando estabelecer uma estratégia. Ela argumentou que *homens*, tentando estabelecer estratégias *masculinas*, já haviam feito o suficiente para embaralhar o mundo. Isso também era verdade. Perto do final da Segunda Guerra Mundial, por exemplo, quando era claro que a resistência alemã estava quase no limite, *sir* Arthur "Bombardeiro" Harris, comandante-chefe do Comando Bombardeiro da Aeronáutica inglesa, ordenou o infame *raide* aéreo sobre Drésden. Tentava, ainda, obstinadamente, provar sua teoria sobre o caráter decisivo dos bombardeios noturnos. O resultado disso foi uma tempestade de fogo. Morreram mais de sessenta mil pessoas. Estratégia.

Minha mulher — assim como muitas outras mulheres — abandonara a sessão dos Novos Jogos depois do Massacre. Eu disse a ela que os outros jogos, depois daquele, tinham sido totalmente diferentes. O Atira-Ovo consistia em duas pessoas jogando um ovo cru uma para outra enquanto, aos poucos, iam aumentando a distância que as separava. Era surpreendente, eu disse, a distância a que se pode chegar sem quebrar o ovo. Outro jogo, o Basquete-Cego, tinha deixado todos nós rolando às gargalhadas sobre o gramado. Era um jogo infantil. Tinha sido divertido.

"Espero que sim", disse ela, "porque se todos os novos jogos forem como o Massacre, fico com os antigos. De qualquer forma, veja o seu olho."

Meu olho estava inchado e vermelho, a caminho de se transformar no clássico olho roxo.

Quando o seu *Whole Earth Catalog* estava no apogeu, Stewart Brand viu-se diante do problema de o que fazer com todo o dinheiro que vinha recebendo. Ah! O que mais poderia ser? Outro jogo, com novas regras. Começou dando uma festa de "Transmissão da Coroa", em São Francisco, para uns 1500 convidados. Durante a festa, que durou até o amanhecer, distribuiu vinte mil dólares em notas de cem "para que as pessoas fizessem o bem com elas". Brand ficou com cerca de um milhão de dólares, que empregou na criação da fundação POINT.

A POINT não funciona como a grande maioria das instituições de caridade. Cada um de seus seis diretores recebe uma soma anual em dinheiro, para usar a seu próprio critério para praticar o bem, naturalmente. A maior parte desses diretores, dentre os quais Brand está incluído, se associou a um novo Jogo da Fundação digno de um Ardil 22.[8] Aquele que pedir permissão será automaticamente desclassificado. Assim, se você tiver algo que realmente tenha de ser perfeito, algo de que você esteja seguro, de que Brand e seus colegas diretores realmente gostariam que fosse realizado, é importante não mencionar jamais.

Felizmente, nunca tive nem inclinação nem motivos para elaborar uma estratégia para *esse* jogo. De qualquer maneira, não tinha perspicácia bastante para imaginar o próximo passo de Brand. Apenas cinco meses após o evento de Esalen, no começo de setembro de 1973, ele me telefonou para contar as novidades. A idéia dos Novos Jogos estava para decolar afinal. A POINT estava oferecendo US$ 12,500 para um Torneio de Novos Jogos de grandes dimensões. Tinham um fabuloso pedaço de terra, de 2 200 acres num vale selvagem de colinas sinuosas. O torneio deveria ser organizado o mais breve possível, por causa das chuvas de inverno. Brand convidou-me para comparecer.

Um mês depois, numa sexta-feira, 19 de outubro, ao meio-dia, teve início o Torneio de Novos Jogos. Naquela hora alguns dos pavilhões e estruturas ainda estavam incompletos, nosso tatami de aikidô e uma lona esticada sobre palha ainda estavam "a caminho"; e na platéia parecia haver mais gente da mídia do que participantes dos jogos. Mas, na tarde seguinte, lá estavam presentes mais de duas mil pessoas que participavam dos jogos, dentre os quais se incluíam *Earth Ball* (Bola de Terra); *Le Mans Tug-of-War* (Cabo-de-Guerra Le Mans), *Infinity Volleyball* (Vôlei do Infinito), *Yogi Tag* (Pega-Iogi), *New Frisbee* (Novo *Frisbee*), Espadas, Massacre e outros, demasiadamente numerosos ou obscuros para serem mencionados. As chuvas vieram naquela noite de modo que a sessão de domingo foi cancelada e os Jogos foram repetidos em dois magníficos dias de verão no fim de semana seguinte.

Durante aquele primeiro torneio, alguma coisa referente à natureza dos Novos Jogos começou a se tornar clara. Aprendemos que jogos de equipe se adaptam facilmente a grupos de variados tamanhos. O Bola de Terra, por exemplo, pode ser jogado por duas ou por duzentas pes-

---

8. Referência ao filme. *Ardil 22*. A expressão se consagrou para indicar situações sem saída.

soas, sendo que o objetivo de sua versão mais comum é simplesmente empurrar uma bola de um metro e meio de diâmetro sobre esta ou aquela linha de gol. Os jogadores podem sair e entrar no jogo ao final de cada um de seus segmentos. A maioria desses jogos não requer equipamento especializado. Nenhum deles é jogado contra o tempo, como é o caso do futebol, do futebol americano, do basquetebol e outros: prevalece sempre um sentido de livre informalidade. E todos os jogos estão sujeitos a evoluir. No jargão da educação física, são "jogos de baixa organização".

Nesse cenário, seriam impossíveis os times regulares, as padronizações e as estatísticas. A competição aguçada adiciona tempero aos procedimentos, mas aqui simplesmente não há como montar a rígida maquinaria que dá suporte à preocupação superexpandida, e a institucionalizada e codificada idolatria da vitória que, presentemente, desfiguram o cenário de nossos esportes nacionais.

Nesse torneio, o Massacre foi jogado mais com riso do que com estratégia, e, para quem desejasse, havia outros jogos que ofereciam um contato físico mais duro. Mas havia também jogos suaves e jogos de cooperação. No *Infinity Volleyball*, por exemplo, o objetivo é ver quanto tempo a bola pode permanecer no ar. Tal como no vôlei comum, cada time deve bater na bola no máximo três vezes, antes de passar para o outro. Os times "cantam" o número de vezes que a bola foi tocada e ambos dividem o escore final. Esse jogo excitante estava entre os mais populares do torneio.

O papel desempenhado pela competição e pela agressão nos Novos Jogos pareceu tornar-se objeto de preocupação dos profissionais da imprensa, rádio e televisão presentes ao Torneio. Alguns desses profissionais julgaram ter encontrado uma dicotomia entre a abordagem de Brand, resumida num trabalho intitulado *Softwar* (Guerra Suave) e a minha, expressa num artigo sob o título "Winning Isn't Everything. It's Nothing" (Vencer não é tudo. É nada!) que naquele mês estava numa revista de circulação nacional. Era óbvio que eles, sem saber, estavam fazendo o Jogo da Dicotomia, velho recurso de repórteres e eruditos na nossa cultura. As regras desse jogo são muito simples: *"Descubra uma dicotomia. Amplie-a. Formalize-a e analise-a. Ensine-a nas escolas. Viva em função da dicotomia"*.

Qualquer pessoa que jogue o Jogo da Dicotomia é forçada a escolher entre duas teorias da agressão que se excluem reciprocamente: 1. *Teoria do vapor da ebulição* — As pessoas têm certa quantidade de agressão armazenada dentro de si. Quando podem colocá-la para fora, a agressividade diminui. 2. *Teoria do reforço:* — As pessoas são moldadas pelo ambiente. Quando estas são recompensadas por seu comportamento agressivo num determinado contexto, têm maior probabilidade de ser agressivas em outros contextos.

Na verdade, não há necessidade de sermos sugados pelo velho jogo do *isso ou aquilo* No mundo real, *ambos* os pontos de vista contêm parte da verdade, sem que outras possibilidades deixem de existir. Os antropólogos continuam buscando evidências que demonstrem que as sociedades agressivas se dedicam a jogos agressivos. No entanto, também é verdade, como escreve Stewart Brand em *Softwar*, que "devemos, ainda, oferecer às pessoas uma arena, um lugar onde exista excitação, perigo, recompensas, lições, conflitos estranhos, aventura."

Sob as contradições aparentes residem verdades mais profundas e o fator-chave é: *contexto*. No último dia do primeiro Torneio dos Novos Jogos, todos se juntaram para criar um contexto de jogo que ultrapassou, talvez, mesmo as maiores expectativas de seus organizadores.

Cena de constante fluxo e refluxo: próximo à entrada, a banda Mantra Sun, composta por membros de uma equipe de resgate em montanhas, toca música agradável. Quando pára para descansar, a banda de cordas que a substitui assume o espaço. Uma pipa verde-brilhante balança no alto e depois despenca em direção à terra, no prado situado a uns cinqüenta metros, ladeira abaixo. Sob um pavilhão de listras verdes e brancas, homens, mulheres e crianças — jogadores e curiosos — estão concentrados em jogos de tabuleiro experimentando novas versões do xadrez, Monopólio e Ludo. Fora do pavilhão, homens jogam dados gigantes, de sessenta centímetros de lado. Não faço a menor idéia do que estão jogando. Cerca de trinta metros abaixo, nas fundações do que de-ve ter sido uma grande residência, as pessoas se amontoam ao redor de consoles de jogos de computadores — *Spacewar, Pong Doubles, Gotcha.* Perto dali estão duas mesas cheias de comida: chili com grandes nacos de pimenta cortada, salada de feijão, sanduíches de abacate e queijo no pão preto, bolo de cenoura com queijo cremoso.

As crianças espalham-se por todos os lugares montando pipas, jogando *frisbees*, brincando com bambolês, tocando flautas; e, ainda, apitando com os apitos que ganharam na barraca de equipamentos. Três mímicos vagueiam pela multidão. Um mágico e uma moça, com uma máscara de mulher barbada, entretêm um grupo de crianças. Outras delas, de idades que variam de três a treze anos, aguardam a vez para serem maquiadas por artistas voluntários. E jovens artistas pintam um mural dos Jogos em uma longa folha de papel de imprensa.

Ouve-se o som de um berrante. Stewart Brand está anunciando o próximo Cabo-de-guerra e (o *Le Mans Tug-Of-War*). As pessoas, vindas de todas as direções, dirigem-se para um riacho, sobre o qual se estende um cabo de reboque de navio de cem metros de comprimento. Homens, mulheres e crianças se enfileiram dos dois lados do riacho. Quando Stewart dá o tiro de partida todos correm desordenadamente para a outra margem, agarram-se na imensa corda e começam a puxar. As crianças do lado que está perdendo são as que mais se divertem. Agarram-se à corda e ganham de graça uma viagem de carona sobre o riacho.

Está quase na hora do torneio de Novo *Frisbee*. Corro colina a baixo em direção ao fundo do vale, uma área plana maior do que um campo de futebol, chamando os jogadores por meio de um megafone. No final do vale é possível divisar dois jogos de Voleibol Infinito em andamento. Pelo ar parado flutuam os sons da contagem: "Cinqüenta e um! Cinqüenta e dois! Cinqüenta e três!" Antes do início do torneio de *Frisbee* haverá um jogo de Bola de Terra. Observo os dois times, de cerca de cinqüenta jogadores cada um, se alinharem nas extremidades opostas do campo, com a bola gigantesca entre os dois. Wavy Gravy, o árbitro, resplandece em seu boné de guizos, prepara o revólver para o tiro inicial e atira. Com um berro, os times convergem: duas "boiadas" estourando. Meu coração salta no peito. Lá está minha filha de nove anos, correndo no meio daquela debandada geral. Com certeza, será pisoteada. Reprimindo minha tendência à superproteção, encolho os ombros e olho para o outro lado, lembrando-me do lema do torneio: JOGUE PRA VALER, JOGUE LIMPO. NÃO MACHUQUE NINGUÉM. Ninguém saiu machucado.

Logo aparecem quarenta *frisbees* no ar. Quando o jogo termina, o centro da ação se desloca novamente, colina acima, para um jogo de *Scalp War* (Guerra do Escalpo); em seguida, para outro *Le Mans Tug-of-War* e, finalmente, para uma demonstração de aikidô, Jogos de Energização e *Yogi-Tag* e Rege-Iogi.

O dia passa depressa. O sol se põe atrás de uma colina e a névoa do entardecer desliza para tomar seu lugar. Agradavelmente exausto, volto para casa.

Naquela noite, telefonei para um amigo que havia recusado meu convite para vir ao torneio porque já havia comprado entradas para uma partida de futebol.

"Como foi o jogo?", pergunto.

"Horrível. Os San Francisco 49 ers. perderam."

"E o trânsito?"

"Horrível. Estava medonho."

Não consigo resistir a fazer outra pergunta: "Seus filhos gostaram?"

"Ah! Eles não foram, eu só tinha duas entradas."

Ele me pergunta sobre o torneio e eu começo a lhe contar. Mas é difícil explicar. E, de qualquer modo, ele não está muito interessado. Assim, falamos sobre os San Francisco 49ers. Não está sendo um ano muito bom para eles. Alguns jogadores em posições-chave estão contundidos. Quem sabe, na próxima semana. O jogo será transmitido pela televisão.

As regras dos Sete Novos Jogos para o Aventureiro dos Esportes estão no Apêndice, p. 236.

8. RUMO A UMA NOVA EDUCAÇÃO FÍSICA

"O mais importante para mim, quando estava no colegial, era o uniforme. Sem uniforme não era permitido participar da aula de educação física. E os *chuveiros*! Vou lhe contar uma coisa: aqueles chuveiros!..."

A mulher que falava recostou-se na cadeira em que estava sentada e sorriu para mim. À menção dos chuveiros, duas outras professoras, sentadas nas mesas próximas, levantaram os olhos e também sorriram.

"Sabe, mesmo que não tivéssemos feito nenhum exercício, tínhamos de tomar um chuveiro no final da aula. Além disso, devíamos permanecer no chuveiro até que a professora viesse nos inspecionar."

"*Inspecionar*?"

"Sim, éramos obrigadas a passar em fila diante dela, ao sair do chuveiro"

"E o que ela inspecionava?"

"Ela queria ter certeza de que estávamos molhadas da cabeça aos pés. Se só os ombros estivessem molhados, ganhávamos um ponto negativo na avaliação."

"É surpreendente", eu disse.

"E onde *você* estava no colegial?", perguntou uma das outras mulheres.

"Ah! Eu consegui escapar da educação física na escola."

"Era tudo baseado em pontos negativos", continuou a primeira professora. "Tínhamos de trazer nossos nomes bordados na blusa, nos calções, nas meias e nos tênis."

"Espere um instante", disse eu. "Como vocês podem ter o nome bordado nos tênis?"

"Naquela época usávamos tênis de lona. A chegada dos tênis de couro acabou com aquilo."

"É verdade, bordávamos também os tênis", disse outra professora.

"E marchávamos em fila, no estilo militar, para onde quer que fôssemos", disse a terceira, levantando-se e fazendo uma demonstração da marcha, em passos curtos e rígidos. Aproximou-se de nós e se sentou. "Tenho uma amiga", disse, "que teve toda a educação física baseada em escalões navais. A aluna que não apresentasse nenhum ponto negativo durante determinado período era promovida para tenente. Depois disso, podia chegar a comandante, capitão e, finalmente, almirante. Algumas meninas gostavam disso: ser uma almirante."

A segunda professora juntou-se a nós e veio participar da conversa. "Tínhamos de passar toda nossa roupa de ginástica na segunda-feira. E passá-la em casa. Se o uniforme não estivesse bem passado, recebíamos um ponto negativo."

"E a educação física?", perguntei.

"Vinha em segundo plano", disse a primeira professora. "O importante era ir lá e jogar alguma coisa, sem muita orientação. Vôlei, basquete, handebol — isso é tudo o que consigo lembrar, com exceção de uma aula de dança, que era muito especial. O importante eram os chuveiros e o uniforme. *Isso* era a educação física."

Uma conversa desse tipo poderia ter acontecido em qualquer grupo de três mulheres adultas que tivessem passado pelo nosso sistema de educação física. Estas três, no entanto, falam a partir do ponto privilegiado de pessoas que estão fazendo algo em relação às práticas abusivas pelas quais passaram. Hoje, elas próprias são professoras de educação física; fazem parte de uma nova geração, que está voltada para a reforma de quase todos os aspectos desse campo tal como o conhecemos.

O movimento de reforma do qual fazem parte ainda não tomou impulso. De fato, a "Nova Educação Física", tal como é chamada pela American Alliance for Health, Physical Education and Recreation — AAHPER — (Aliança Norte-Americana para Saúde, Educação Física e Lazer), prevalece talvez em apenas uma quarta parte das escolas norte-americanas, na época em que escrevo. Mas constitui uma minoria exuberante e dispõe de figuras poderosas que a defendem. Realmente, há uma certa inevitabilidade nesse movimento em prol das reformas, e os próximos anos prometem ser um período sem precedentes de fermentação e agitação numa área que, por muito e muito tempo, tem resistido substancialmente a mudanças.

Como se pode reconhecer a Nova Educação Física na própria escola? Mesmo neste estágio inicial, é bastante fácil identificar os seus sinais. No primeiro e segundo graus, e nas faculdades, verifique simplesmente, e antes de tudo, se há menos ênfase nos chuveiros, uniformes ou qualquer outra coisa que atrapalhe jogos e treinos... Além disso, você logo notará que o treinamento em esportes de equipe tradicionais está dando espaço ao treinamento em esportes recreativos tais como tênis, golfe e arco e flecha, bem como a outras práticas esportivas que ainda não tinham dado o ar da sua graça nos ginásios esportivos.

Os estudantes da San Rafael High School (estado da Califórnia), por exemplo, podem optar entre 42 tipos de prática esportiva, dentre as quais apenas meia dúzia poderia ser classificada como atividades tradicionais em equipe. Entre as práticas mais exóticas que ali se oferece estão T'ai Chi Chuan, condicionamento físico, ioga, mergulho e alpinismo.

"Algumas dessas atividades são muito, mas muito atraentes para as pessoas que se desiludem com os esportes em equipe", disse-me William H. Monti, líder em favor da reforma na educação física da San Rafael High School. "Numerosos estudantes que se rebelavam contra todas as formas de educação física se voltaram para a prática do alpinismo. São alunos que diziam não gostar de nenhum tipo de esporte em equipe. Mais tarde, naturalmente, descobriram que o alpinismo envolve tanto ou muito mais trabalho em grupo do que os esportes em equipe tradicionais. Ainda assim, adoram o que fazem."

O alpinismo ensina aquilo que sempre defendemos para a educação física — a capacidade de atuar sob pressão. Aqui criamos situações em que a pressão se vincula ao tempo. A corrida gera pressão, mas sempre se pode parar se ela for ruim demais. Mas durante uma prática de resgate que ocorre no alpinismo, quando você tem de dar um nó com muita rapidez para reduzir o aperto que uma corda está criando sobre seu corpo, a frieza e a eficiência são absolutamente necessárias. E quando você está amarrado a outras pessoas, o trabalho em equipe e a responsabilidade podem significar a vida ou a morte. Nesse esporte, rapazes, moças e instrutores trabalham em conjunto e formam um time de *verdade*.

A San Rafael, assim como outras escolas de segundo grau com programas de reforma, mantém abertas suas atividades esportivas tanto para moças como para rapazes. "Quando começamos a modernizar nosso programa, há cerca de cinco anos", relatou-nos Monti, "descobrimos que as nossas professoras tinham habilidades que faltavam aos nossos professores nessas novas áreas. Por isso, algumas delas acabaram trabalhando com classes exclusivamente masculinas. Isso não tinha muito sentido, de forma que começamos a abrir todas as nossas classes a alunos de ambos os sexos. De início, tivemos até meninas jogando futebol americano e basquete com os meninos. Nesses casos, o desequilíbrio era exagerado, mas descobrimos que, em quase tudo o mais, é muito boa a prática mista. Descobrimos que a oportunidade de freqüentar classes mistas em atividades como vôlei e tênis estimula as meninas a aumentarem seu rendimento muito mais do que imaginávamos. Fizemos turmas mistas inclusive em levantamento de peso. Como você deve saber, alguns especialistas acreditam que a grande diferença entre homens e mulheres em relação a atividades físicas se deve, em grande parte, às expectativas culturais; e que, com treinamento apropriado, as mulheres podem dar grandes passos em todos os esportes."

"O que tentamos fazer aqui é, principalmente, ajudar todo estudante a desenvolver uma boa auto-imagem. A linguagem corporal é muito importante e eu acredito que é no campo da educação física que a identidade pessoal se realiza mais do que em qualquer outra área curricular. Nosso ideal seria o de que todo estudante fosse bem-sucedido em alguma área de educação física, e *mantivesse* esse êxito. Se um jovem tiver a possibilidade de fazer alguns 'depósitos' de sucesso, poderá contar com uma 'economia de vitória' capaz de permitir-lhe alguns riscos para alcançar um sucesso ainda maior."

Paralelamente à nova ênfase nas diferenças físicas individuais, desenvolveram-se métodos novos e sofisticados para medir e avaliar essas diferenças. O Missouri Western State College de St. Joseph, no estado de Missouri, por exemplo, exige que todos os graduandos em pedagogia freqüentem um curso sobre "Conceitos de Atividade Física". Esse curso apresenta aos seus alunos as últimas descobertas em assuntos como: tipo físico, condicionamento físico, nutrição, condições cardiovasculares, postura, estresse e relaxamento. Mas o que o torna mais popular entre os estudantes é o fato de serem eles mesmos o principal objeto desse estudo. Durante o semestre, passam por uma completa bateria de testes físicos.

Primeiramente, praticam nove modalidades, diferentes, o que permite descobrir suas condições físicas gerais. Em seguida, medem-se dobras de pele no tórax, barriga e tríceps, para avaliar os percentuais de gordura no corpo. Suas silhuetas são então projetadas sobre uma tela, para assim estabelecer-se o tipo físico. Fazem cinco minutos de esteira para avaliar a média de recuperação cardíaca, correm por doze minutos para determinar a capacidade aeróbica (coração-pulmões) e pedalam uma bicicleta ergométrica para avaliar o desempenho físico. A força isométrica é medida por meio de escalas especialmente desenvolvidas e a isotônica, pela capacidade de fazer barra, flexões e saltos. Mede-se a flexibilidade das articulações. Avalia-se a postura. A agilidade, tempo de reação e velocidade são determinados por meio de testes cronometrados. E, finalmente, avalia-se a capacidade de natação.

Os estudantes de Missouri Western não são simplesmente avaliados para depois os registros de suas vantages e desvantagens físicas ficarem esquecidos. Seja qual for o caso, são oferecidos programas de desenvolvimento. O teste de flexibilidade, por exemplo, é seguido de uma introdução a exercícios de flexibilidade. No final do curso sobre Conceitos de Atividade Física os estudantes estabelecem os seus próprios perfis físicos, que são então comparados aos padrões do país. Esse perfil demonstra que áreas de seu físico o estudante necessita desenvolver, assim como ajuda na escolha das atividades físicas apropriadas. Ele é solicitado a elaborar por escrito uma programação individual dessas atividades — tanto para o período em que estiver cursando a faculdade quanto para sua futura vida adulta. Para essa programação terá como base uma longa lista de atividades, algumas das quais (aeróbica e sapateado, por exemplo) jamais farão parte das Olimpíadas.

"Setenta por cento dos tipos físicos humanos não são representados nas Olimpíadas", explica o dr. James Terry. Este especialista em fisiologia do exercício responde pelo curso de Conceitos da Faculdade Estadual de Missouri Western e dirige, nesse mesmo local, um laboratório de Desempenho Humano. "Os esportes que apresentam um alto nível de competitividade são apropriados apenas para determinado número de pessoas. Mas existem esportes ou atividades físicas para todos os tipos físicos. Para todo mundo existem atividades boas e atividades que não atendem às suas necessidades. É possível que uma pessoa naturalmente pesada, um endomorfo puro, jamais se torne um corredor. Mas essa mesma pessoa pode nadar — e nadar com mais facilidade por causa da maior porcentagem de gordura no corpo. O mais importante é que a pessoa dê o primeiro passo para manter algum tipo de atividade física."

Quando Terry fez a média dos escores de condicionamento físico das primeiras mil pessoas testadas, ficou estarrecido: "A grande maioria de nossos alunos não apresenta doença mas não é fisicamente saudável. Ou seja, seu estado geral de condicionamento físico está abaixo dos padrões nacionais para estudantes dessa faixa etária que, aliás, são bastante baixos. Mais de 54% de todas as causas de morte nos Estados Unidos, no ano passado, estavam relacionadas a doenças cardíacas ou do sistema circulatório. Os médicos suspeitam que o estresse e as tensões provocadas por nosso estilo de vida podem constituir um dos principais fatores para o desenvolvimento de doenças cardíacas e circulatórias."

O próprio Jim Terry, um ávido praticante de *jogging*, vê o exercício como um meio de relaxamento e condicionamento e, portanto, uma chave para a boa saúde. "Tentamos transmitir a nossos estudantes o valor dessa sensação vibrante, dinâmica que advém do fato de estarmos mais do que apenas bem."

Pode ser que, se a meta do programa de Terry fosse atingida em escala nacional, os hospitais viessem a ficar semivazios, os laboratórios farmacêuticos fossem à falência e as agências de publicidade se vissem obrigadas a encontrar outra coisa além de doença para vender produtos; mais da metade do tempo dos comerciais apresentados nos jornais das redes de televisão é, atualmente, dedicado a produtos "de saúde". Tomemos, por exemplo, as agonias das dores nas costas. Diariamente, nos Estados Unidos, mais de seis milhões de pessoas recebem tratamento para algum tipo de dor nas costas, e problemas nas costas são o mais alto fator singular de escoamento dos fundos de compensação industriais. Estima-se que o custo desse fator à nação alcance dez *bilhões* de dólares por ano. No entanto, a maioria dos problemas nas costas é causada simplesmente por flacidez muscular — especialmente dos músculos do abdome necessários para que a pelve se mantenha no lugar e, assim, reduza o esforço dos músculos localizados na parte inferior das costas. Um programa equilibrado de atividade física, de apenas algumas horas semanais, sem dúvida eliminaria a maior parte desses incômodos. Em vez disso, as pessoas afetadas lançam mão de remédios, almofadas quentes e receitas médicas.

Não temos meios de saber quanto das nossas atuais doenças e mal-estar poderia ser eliminado se os indivíduos, de todas as idades, se voltassem para "essa sensação vibrante, dinâmica, que advém do fato de estarmos mais do que apenas bem". Mas numerosos cientistas, notadamente o dr. René Dubos, alinharam evidências que demonstram que o estilo de vida é o principal fator na incidência de doenças. As doenças degenerativas — úlceras, colite, asma, arterosclerose, hipertensão, obesidade etc. — estão claramente associadas ao estilo de vida das nações tecnologicamente avançadas; não há dúvida de que essas doenças poderiam ter seus índices de incidência grandemente reduzidos por mudanças nesse estilo de vida, bem como com a diminuição no consumo do fumo, álcool e outras drogas. A base dessa mudança é o físico vibrante e plenamente ativo.

Só em termos de saúde, dólares e centavos, a Nova Educação Física, com sua ênfase no treinamento individualizado, na auto-imagem positiva, no bom condicionamento físico e na prática de esportes por toda a vida, já faz sentido. E mais, as publicações especializadas, sessões de *workshop* e convenções anuais de profissionais de educação física estão repletos de elogios a ela e raramente se observa alguma ponta de discordância. Por que, então, ela não é efetivamente adotada em cada escola primária, secundária ou universitária do país? Existe, é claro, a habitual inércia, o medo da mudança, a presença de uma velhaguarda próxima demais da aposentadoria para apreciar novas idéias. Mas os reformadores no campo da educação física se vêem diante de um problema diverso daquele enfrentado por outros reformadores no campo da educação. Esse problema diz respeito à antiga relação amor-ódio, vigente nas atividades atléticas, nos esportes competição.

O departamento esportivo masculino, que pode ou não fazer parte do departamento de educação física, se ocupa da programação esportiva voluntária, extracurricular. Sua tarefa consiste em recrutar, treinar e administrar equipes que competirão com outros times, de outras escolas. O treinador esportivo não faz parte, necessariamente, da faculdade de educação física. O instrutor de caminhada pode ser o professor de educação física. O técnico de atividade atlética de defesa do futebol pode ser um professor de matemática. Mas a atividade atlética e a educação física compartilham dos serviços comuns da escola: utilizam as mesmas bolas, os mesmos ginásios esportivos, os mesmos campos. E, sempre que possível, espera-se que os membros do departamento de educação física supram as limitações do departamento de esportes desempenhando o papel de treinadores fora das atividades escolares; para isso, são destinados recursos de orçamento das associações atléticas.

Na verdade, é difícil traçar uma linha divisória entre essas duas atividades. E a programação esportiva, que atende relativamente a poucos estudantes, muitas vezes ofusca o programa de educação física, que atende a todos. O treinador de defesa que também responde pelas atividades de professor de educação física poderia dar suporte à teoria da Nova Educação Física. Mas não tem tempo para isso. Ele tem de averiguar se seus-sessenta-alunos-de-educação-física-do-primeiro-período estão devidamente uniformizados, para levá-los a fazer cinco minutos de ginástica, dar-lhes quatro bolas de vôlei e correr para continuar a analisar os vídeos do jogo de futebol da semana passada contra o Central High.

Em comunidades pequenas, que dispõem de grandes escolas secundárias, a situação se mostra especialmente resistente à reforma. Com exceção da televisão, os times de basquete e de futebol dos alunos dessas escolas podem muito bem constituir a maior fonte de recreação da comunidade. Os que nela residem sentem-se orgulhosos por dar suporte à sua programação esportiva, enquanto seus próprios filhos se deterioram do ponto de vista físico. E aqueles jovens talentosos que fazem parte do time podem não estar recebendo a melhor programação para toda uma vida de desempenho esportivo saudável. Isto é especialmente verdadeiro no que se aplica ao futebol americano, um esporte cheio de vida, mas que pode representar uma ameaça à nossa saúde.

"Eu vejo o futebol como um ato de consentimento entre adultos", disse-me o dr. George Sheehan. Este cardiologista, residente em Red Bank (estado de Nova Jersey), é editor médico da revista *Runner's World* e autoridade inconteste no ramo da medicina esportiva. "Na verdade, tanto os jogadores de futebol como os de vôlei não estão em boa forma. A expectativa de vida dos jogadores de futebol é significativamente mais curta do que a de seus outros colegas e, nos últimos anos, a sua tendência à obesidade é mais alta do que a usual."

Os jogadores de futebol são fortes, rápidos e percorrem distâncias que variam entre trinta e sessenta metros. Em distâncias um pouco mais longas do que essas, arriscam-se a um fiasco. Há algo de grotesco no quadro de um robusto *linebacker* deitado na grama artificial recebendo oxigênio depois de uma corrida de oitenta metros, após interceptar o passe do time adversário. Poucos, ainda, são os jogadores de futebol profissionais que conseguem correr uma milha em quatro minutos e quarenta e sete segundos, que é o tempo de George Sheehan aos sessenta anos de idade, estabelecendo o recorde mundial para sua faixa etária ou acima. Mas não é necessário recorrer ao exemplo de idosos que bateram recordes mundiais para ilustrar a precariedade generalizada de condicionamento que prevalece nesse esporte: literalmente, milhares de corredores amadores, dos quarenta, cinqüenta e até mesmo sessenta anos de idade, seriam capazes de bater a média de um jogador profissional em uma distância de uma milha ou mais. O glamour inerente aos esportes de competição e o tradicional predomínio dos departamentos de esportes tendem a nos cegar para fatos como estes. Um grande número de escolas e faculdades (e consumidores de produtos relativos à educação: você e eu) está recebendo diversão em detrimento da educação física. E estamos recebendo porque assim estamos solicitando — ou, talvez, porque *não* estejamos solicitando alternativas.

Na faculdade, é claro, o desequilíbrio observado entre os esportes e a educação física é mais chocante do que na escola secundária. Perguntei a um grupo de professores e administradores de educação física do curso colegial qual daqueles dois departamentos detinha maior poder e prestígio. Sua ruidosa risada tornou impossível, senão desnecessário, outra forma de resposta.

A demanda pelos direitos das mulheres nos esportes e na educação física, muito bem enfocada pelo conteúdo do Título IX do Ato de Emendas sobre Educação de 1972, representa uma faca de dois gumes no que diz respeito à reforma. O Título IX retém os recursos de toda escola ou faculdade que pratique discriminação em termos de sexo, em qualquer dos programas de ensino, incluindo-se aí os de educação física e atividade atlética. Pode-se imaginar o tipo de ameaça que essa lei impõe às programações de bolsas de estudo vinculadas à pratica atlética, as quais, para colocá-lo em termos brandos, atualmente têm favorecido o sexo masculino. Essa norma tende a lançar um jato de água fria sobre a caça desenfreada por astros esportivos masculinos, estimula a formação de turmas mistas de educação física e auxilia o movimento da reforma. Por outro lado, pode encorajar as mulheres a simplesmente imitar o velho modelo masculino —, levando-as a estabelecer uma separação entre os departamentos de esportes e de educação física (que por tradição sempre estiveram unidos na educação física feminina), sair em busca de bolsas de estudo nos esportes de competição femininos e terminar gritando: "Vitória não é tudo! É a única coisa que importa!" Já se ouvem alguns sons estrondosos dessa natureza partindo da ginástica feminina mas, nas palavras de uma representante oficial da Aliança Norte-Americana para Saúde, Educação Física e Lazer: "As mulheres têm muito bom senso para seguir por esse caminho".

Os que propõem a Nova Educação Física, certamente, não pedem a extinção da prática esportiva. Pedem, sim, o equilíbrio entre os programas para poucos e programas para muitos. Um desses reformadores que trabalha no seio de uma comunidade muito fechada, com um time de futebol da escola secundária bastante popular, explicou como esse equilíbrio pode ser alcançado: "Agora mesmo temos uma vaga para professor de educação física em nossa escola. Precisamos também de um treinador de defesa para o nosso time de futebol. Antigamente, contrataríamos um treinador e ponto final. Agora, o que estamos fazendo é entrevistar profissionais para descobrir alguém que seja, em primeiro lugar, professor de educação física e, em segundo, treinador. Sim, é verdade que alguns treinadores da velha-guarda não dão a mínima para a Nova Educação Física. Porém alguns dos novos educadores, que também são treinadores, preocupam-se com ela."

As mudanças na educação física a serem implantadas no curso de segundo grau são necessárias e possíveis, mas as raízes dessa mudança vão até os primeiros níveis da escola primária. Lá, num programa inovador difundido por todo o país, apresenta-se uma forma de educação física que pode revolucionar a maneira como nossas crianças se sentem em relação aos esportes e ao próprio corpo. Geralmente leva o rótulo de Educação de "Movimento" e é chocante a diferença que apresenta em relação a tudo aquilo que, em termos gerais, se oferece (quando se oferece) a nossas crianças.

No antigo modelo de educação física, a tendência era as crianças do primeiro grau praticarem jogos de revezamentos. Isso significa que durante uma grande parte de tempo essas crianças simplesmente permanecem em pé ou sentadas em círculo. Em alguns desses jogos ficam em pé ou sentadas depois de serem eliminadas. Em outros (em variantes do beisebol, por exemplo), ficam em pé ou sentadas à espera de sua vez de rebater ou agarrar uma única bola que deve ser compartilhada por dois times inteiros. Em outros, ainda (ataque à bandeira), ficam em pé ou sentadas na "cela" esperando até serem resgatadas por um companheiro de equipe. Quase sempre perdem tempo trocando empurrões enquanto o jogo ou o revezamento é organizado. E é a partir dessas peculiares e ineficazes circunstâncias que aprendem a ser "vencedoras" ou "perdedoras".

Nessa abordagem de "jogos e revezamentos" parte-se justamente do princípio de que todas as crianças sabem como mover-se com eficiência, atirar uma bola, avaliar os movimentos das demais, coordenar mãos e olhos. Não é isso, naturalmente, o que acontece na realidade. Muitos, talvez a maioria de nossos estudantes do primeiro grau não são muito bons em arremessar, agarrar ou desempenhar outras habilidades básicas. Algumas crianças dessa idade, a maioria meninos, demonstram sim certa habilidade. Embora o professor possa oferecer a todos os alunos a oportunidade de jogar, os meninos capazes e agressivos tendem a dominar o jogo. Tornam-se os "vencedores". E se o professor não supervisionar de perto a atividade (o que acontece a maior parte do tempo), esses meninos podem começar a expulsar do jogo as demais crianças, oferecendo assim sua parcela de contribuição para estabelecer a categoria conhecida como "perdedores". As meninas se retiram da arena, percebendo cada vez mais que o mundo da prática esportiva não é para elas. Os meninos que não se encaixam no jogo encontram outras coisas para fazer. Alguns se refugiam nos livros. Outros apresentam problemas de comportamento. No jogo, o tom das vozes é cada vez mais alto. Os movimentos se tornam mais frenéticos. O próprio jogo se torna bastante desagradável.

E os meninos que dominam os jogos, os "vencedores"? Estarão recebendo a melhor educação física? Longe disso. Motivados pela vitória, sua tendência será a de repetir as habilidades primordiais que originaram a vitória, e a compensar com agressão e ação muscular agressiva sua possível falta de percepção mais fina e controle muscular delicado, necessários a um desempenho esportivo de alto nível.

A Educação de Movimento, por outro lado, tenta fazer de toda criança uma vencedora enquanto ensina, de maneira sistemática, as capacidades de movimento básicas e necessárias tanto ao esporte como à vida. Para os que se acostumaram com a abordagem de jogos de revezamento, as salas amplas e cheias de crianças que desenvolvem a Educação de Movimento mostram-se como um quadro assustador. Se uma aula estiver programada para o jogo de bola, toda criança tem uma bola, toda criança se movimenta.

"Veja se você consegue pôr a bola no ar sem usar as mãos", diz o professor. A criança utiliza os seus pés, joelhos, antebraços, punhos, cotovelos e queixo para manipular a bola.

"Agora, façam suas bolas rolarem um para o outro e vejam quantas partes do corpo vocês podem usar para fazer com que a bola pare." Mais atividade e experimentação. "Agora, fiquem em pé e caminhem devagar pela sala. Joguem as bolas um para o outro enquanto andam. Joguem com delicadeza." O ar se enche de bolas. Surpreendentemente, poucas caem no chão. Mais tarde, as crianças são solicitadas a criar seus próprios jogos com as bolas que têm. Todos se envolvem. Não há perdedores.

A mesma abordagem é utilizada para ministrar noções de equilíbrio, flexibilidade, força, agilidade, controle. Uma vez que estão em constante movimento, a capacidade aeróbica dessas crianças também é aumentada.

"Os princípios que regem a nova educação física, para as crianças menores, são simples", diz a dra. Margie Hanson, consultora do plano da educação elementar da Aliança Norte-Americana para Saúde, Educação Física e Lazer — AAHPER. "Há muitos equipamentos: toda criança dispõe de uma bola ou de um bambolê. Toda criança é mantida ocupada. Nenhuma é eliminada. Todas sentem-se ganhando."

O equipamento necessário para a implantação da Educação de Movimento não é necessariamente caro. Em sua maior parte, pode ser feito de material reciclado ou montado por professores, pais e pelas próprias crianças. Os moradores de Ocilla, uma pequena cidade das planícies do sul da Geórgia, por exemplo, trabalharam em conjunto para criar um programa modelo nos termos da Nova Educação Física. Grandes pneus de trator, pintados em cores brilhantes, proporcionam um ambiente divertido para a exploração do movimento. "Mostrem-me como vocês conseguem se movimentar sem bater em ninguém", diz a professora, com um forte sotaque sulista, enquanto as crianças sobem nos pneus. Outras caminham pelas linhas de um gigantesco mapa dos Estados Unidos pintado no chão, resolvendo o problema de sair do Óregon e chegar à Flórida sem pisar fora da linha e sem tropeçar em nenhum colega. Meninos e meninas aprendem a coordenar mãos e olhos com bolas feitas de fios de lã e sacos de feijão costurados por voluntários. Crianças mais velhas sobem por uma escada montada a partir de postes telefônicos de várias alturas. Outras caminham sobre pernas-de-pau feitas de latas vazias de café. Outras, ainda, se equilibram em gangorras construídas por carpinteiros amadores.

Uma vez envolvidos na Educação do Movimento, os professores das escolas primárias se transformam nos seus mais entusiásticos defensores. Mas, às vezes, a exigência vem em primeiro lugar dos pais que tenham assistido à demonstração desses métodos. Jack Capon, consultor em educação física da Alameda Unified Scholl District (estado da Califórnia) é um dos especialistas que percorre o país divulgando a nova abordagem ao público. Além do trabalho abnegado que desenvolve em seu próprio bairro, Capon dirige mais de cinqüenta *workshops* de fim de semana por ano letivo em outras comunidades. "Os professores de sala de aula estão bastante sobrecarregados", disse-me "e são avaliados em termos do desempenho apresentado por seus alunos em leitura e matemática, e não em educação física. Necessitam do apoio e do envolvimento dos pais para realizar seu trabalho no campo da Nova Educação Física."

Recém-desperta para a ausência de uma boa programação de educação física da escola primária, minha esposa concluiu uma série de cursos em educação física na universidade de nosso estado e, em seguida, apresentou-se como auxiliar voluntária em atividades físicas na escola onde nossa filha mais nova estuda. Com a ajuda de outros professores, outros pais e do diretor, conseguiu montar um programa de educação física baseado no material desenvolvido por Jack Capon.

Capon acredita que um maior desenvolvimento das capacidades de percepção e movimento também pode melhorar a capacidade de leitura e escrita da criança. Mas ele vê essa possível melhora, basicamente, como um subproduto. "Se tivéssemos provas de que nosso trabalho também ajuda a criança a ler, esse fato representaria uma grande vantagem para nós. Mas nossa meta, fundamentalmente, deve ser a de alcançar eficiência no movimento. Afinal, que outro direito fundamental possuímos senão o de nos movimentarmos com conforto e controle?"

Outros educadores e pesquisadores são mais insistentes argumentando que existe uma relação direta entre capacidade de movimento e aprendizagem. Esse argumento ganha força no caso daquelas deficiências de aprendizagem que parecem surgir de forma misteriosa em tantas de nossas crianças. Buscando explicar essas deficiências, os behavioristas apontam as lacunas no meio ambiente e a escassez de "contingências de reforço". Os psicanalistas tendem a atribuí-las a relações obscuras, quase sexuais, na família. Ambas as explicações, embora verdadeiras dentro de seus limites, parecem deixar alguma coisa de fora. Não poderia ser simplesmente o corpo, a maneira de se movimentar, a maneira de ser?

Uma das mais corajosas teóricas que buscam estabelecer relação entre movimento e deficiências de aprendizagem é a doutora A. Jean Ayres, da University of Southern California. Ela observou que vestígios de certos reflexos musculares de recém-nascidos tendem a aparecer em crianças com problemas de aprendizagem. Por exemplo: quando se vira o pescoço de um recém-nascido para a direita, seu braço direito tende a se estender, e o esquerdo, a se curvar em torno da cabeça — um movimento reflexo de autoproteção. No curso normal de desenvolvimento, esse "reflexo tônico do pescoço" é "integrado" aproximadamente aos nove meses; em outras palavras, o pescoço passa a mover-se de forma independente dos braços. Em algumas crianças, no entanto, o reflexo se mantém, de maneira que ocorre uma desnecessária ação muscular nos braços cada vez que a cabeça se vira para o lado. A criança, às vezes, chega a girar todo o corpo para evitar a rotação do seu pescoço. (Todos nós já vimos adultos, alguns dos quais ocupando altos postos, que parecem apresentar o mesmo problema.) Esse reflexo inconsciente dificulta a movimentação graciosa, controlada. Além disso, pode interferir com o raciocínio. Em condições normais, esse movimento está correlacionado ao feixe de fibras nervosas que liga as partes frontais e superiores do cérebro à medula espinhal, sendo controlado de forma automática, sem o auxílio do pensamento consciente. Quando essa correlação não ocorre, o movimento passa a ser controlado de forma consciente, na área do córtex cerebral — interferindo, assim, na tentativa que a criança faz para ler ou realizar outras tarefas escolares.

O reflexo tônico do pescoço é apenas um dos vários para as quais a dra. Ayres desenvolveu uma série de atividades físicas de caráter corretivo. Seu trabalho, em geral, é oferecido não por programas de educação física, mas, sim, naqueles desenvolvidos para alunos que apresentam deficiências no campo da educação, ou seja, não está basicamente voltado para o aumento da capacidade infantil de atirar e agarrar uma bola, mas para as de leitura e escrita.

Ainda não se formou um corpo de pesquisa sobre o trabalho de Ayres e de outros como ela. Mas, quando se pára para raciocinar sobre o assunto, parece óbvio que o cérebro tem algo a ver com a percepção e o movimento; que a leitura e a escrita são formas de percepção e de movimento; e que, em última análise, não há maneiras de se separar o aprendizado escolar do movimento, da emoção, dos sentidos e do corpo.

De minha parte, fiquei muito impressionado quando uma especialista treinada na teoria de Ayres apontou alunos com problemas de aprendizagem, sem cometer nenhum erro e a partir de grupos escolhidos ao acaso, trazidos por professores. Ela fez uso de uma série simples de testes de movimento que não exigiram mais do que cinco minutos. Essa especialista, Marsha Allen, consultora da Marin County Schools, testou grupos de oito crianças; em cada um desses grupos pôde identificar, regra geral, uma ou duas delas como portadoras de reflexos da primeira infância. Chegou, então, a vez de um grupo que pareceu deixá-la espantada.

Ela levou a professora para um canto e disse, em voz baixa: "Espero que seus outros alunos não sejam todos como esses, porque todos eles demonstram disfunções".

"Bom, não", respondeu a professora. "Não são todos assim. Tive um impulso — e não sei bem porquê — eu lhe trouxe primeiro todas as minhas crianças com problemas de aprendizagem."

A relação, realmente, parece clara. Toda teoria psicológica ou de aprendizagem, para ser completa, precisa incluir o corpo — o que comemos, como nos movemos, como vivemos. Em última instância, o que hoje denominamos educação física, reformada e restaurada, pode muito bem ocupar o centro da atividade escolar — assim como já o fez em tempos antigos — provendo a base vigorosa sobre a qual toda educação poderá se assentar.

A educação em seu sentido formal, no entanto, é apenas parte da história. Pois o nosso físico nos abre caminho para reinos ainda mais amplos. E todo jogo que jogamos, seja ele velho ou novo, é um convite para considerarmos o jogo maior: nossa própria vida.

O JOGO MAIOR

9. O JOGO DOS JOGOS

Quem será o Atleta dos atletas? Um jornalista esportivo de Nova York, ao ouvir o título que criei, simplesmente ficou parado no *lobby* do hotel de Manhattan onde nos havíamos encontrado e balançou vagarosamente a cabeça de um lado para outro.

"Quer dizer que você está escrevendo um livro sobre o Atleta dos atletas e nem sabe quem é ele?"

"Ele ou ela", eu disse, cautelosamente.

"OK! Ele ou ela. Mas quem você tem em mente?"

"Bom, eu tenho *alguma* coisa em mente. Faço uma vaga imagem. Sinto um tipo de presença. Acho que vou saber quando terminar o livro."

"Que tal Kyle Rote Jr.? Aposto que uma porção de gente já fez menção a ele."

"Já, é verdade." Rote, um brilhante jogador de futebol, recentemente havia vencido uma competição de superastros esportivos, transmitida em rede nacional de televisão. "Mas não acho que Kyle Rote Jr. seja exatamente a resposta."

Um alto funcionário público na área de educação física, em Washington, já me disse que eu teria grande quantidade de candidatos para esse título.

"Atualmente é quente ser importante nos esportes. Há pessoas que nunca correram, mas calçam Adidas, e outras que carregam sacolas de tênis mas sem raquete dentro. Agora, se pudéssemos virar isso do avesso..." O funcionário recostou-se na cadeira, sonhando talvez com uma nação composta de atletas vitalícios. "Sabe, já houve tempo em que se considerava não feminino uma mulher suar. Isso certamente já foi virado do avesso. É, eu acho que você vai ter uma porção de gente querendo ser o Atleta dos Atletas."

Bill Emerton (o infatigável corredor de longa distância citado no capítulo 2) achou esse assunto irresistível:

"Olha, você tem aí um problema para resolver, George", disse ele, com seu forte sotaque australiano. "Quem é o Atleta dos atletas? Não acho que seja alguém como Joe Namath.[1] Não é só ir lá todo domingo e agradar os fãs — não é isso aí, não. Na minha cabeça, teria de ser alguém como Hillary ou Lindbergh, alguém que tenha conquistado o Everest ou voado sobre o Atlântico. Alguém que tenha ido além — *ido além de todos os limites*."

"Bom, *você* fez isso, Bill."

"É, é verdade. Eu forcei a mim mesmo além dos limites do corpo. Eu *debulhei* meu corpo. Corri cinqüenta milhas por dia, noite e dia, pela chuva, pela neve, no meio do pântano e de cobras."

"Você, certamente, é um dos Atletas dos atletas, Bill".

"Hillary ou Lindbergh fazem mais a minha cabeça. Nas minhas viagens tive a honra de conhecer esses cavalheiros e devo dizer que há algo neles que desafia qualquer descrição. Eles foram *além dos limites*."

Emmerton e eu conversamos desde o meio da tarde até bem depois do escurecer. Quando nos separamos, eu podia ouvir sua voz ecoando na escuridão do início da primavera: "*Quem é* o Atleta dos atletas?" Três semanas mais tarde, ele me telefonou de Chicago: "Esse é um bom problema que você arranjou aí, rapaz. Já sabe quem é?" Assegurei-lhe que o informaria quando soubesse.

Ainda não telefonei para Bill Emmerton com a minha resposta. Restam alguns problemas para resolver. Só o tema da definição seria capaz de ocupar todo um volume. O que significa a palavra "atleta"? Atleta é o que se dedica à prática de um "jogo" ou de um "esporte"? E o que significam as palavras "atletismo", "exercício", "diversão" e "jogar"? Onde se traça uma linha divisória? Gastei um bom tempo considerando essas questões e posso apenas dizer que em nenhuma outra área que estudei reina uma tal confusão.

Por exemplo: a maior parte dos treinadores que conheci me disse que "esporte" sempre envolve competição e um ganhador definitivo, sendo que o resto é "jogo'. No entanto, a melhor definição antropológica para "jogo" insiste que este envolve:

---

1. John M. Roberts, Malcolm J. Arth e Robert R. Bush, "Games in culture", *American Anthropologist*, n., 61, 1959,. p. 597.

1. jogo organizado; 2. competição; 3. dois ou mais contendores; 4. critérios para a determinação de um vencedor; e 5. normas aceitas. As demais atividades recreacionais, que não satisfaçam esta definição — tais como nadar por prazer, fazer "embaixada" ou correr sozinho — são consideradas "diversão".[2]

Mas nenhuma dessas definições recebe muito apoio do meu *Webster´s New International Dictionary,* segunda edição. De acordo com ele, a palavra "esporte" vem de "desporto" cujo significado original é "escapar do trabalho". A primeira definição que se aplica a essa palavra é: "Aquilo que diverte e traz contentamento; passatempo; diversão". Em uma série de definições, de quarenta linhas de texto, essa obra não faz menção à competição e observa-se apenas uma breve referência a esporte como sinônimo de "concurso". O *Webster* também não faz muito mais em relação à palavra "jogo" (*game*), apenas apontando que a palavra em inglês tem sua origem no vocábulo dinamarquês *gammen* — "contentamento, regozijo".

As definições da palavra "atleta" também levantam mais questões do que resolvem. Esse vocábulo deriva do grego *átlon* — "prêmio" — e de *aetlos* — "concurso". Na Antiguidade, o atleta era aquele que disputava um prêmio nos jogos públicos. No espírito dessa definição, Lindbergh, que lutou para alcançar e obteve o prêmio Orteig de 25 mil dólares por realizar a travessia direta do Atlântico, deveria ser classificado como atleta, enquanto Hillary e outros grandes aventureiros, que enfrentaram uma montanha não por causa de algum prêmio, mas "porque ela estava ali", não deveriam ser classificados como tal. As corridas mais espetaculares realizadas por Emmerton não envolviam nenhum prêmio, nenhuma competição. Será que isso significa que ele não é um atleta? Ele não iria gostar dessa pergunta.

Para aprofundar ainda mais o mistério, basta considerar apenas o prêmio olímpico original, ou *átlon.* Nada mais era do que um ramo de oliveira selvagem cheio de folhas, enrolado em forma de coroa. Na época acreditava-se que as oliveiras, assim como todas as árvores, eram dotadas de almas que estabeleciam uma ligação entre a raça humana e o restante da natureza; a oliveira selvagem tinha especial significação sagrada. Assim, em termos puramente materiais, teríamos de concluir que a grande glória dos jogos da Antiguidade consistia em um enfeite de

---

2. Johan Huizinga, *Homo Ludens: A study of the play element in culture.* Boston, 1955, p. 10.

folhas feito a partir dos galhos de uma árvore tão frondosa que era comum se fazer camas com suas folhas. Será que veríamos menos glória na excitação de um objetivo alcançado ou na simples satisfação, em si, como forma de premiação ao esforço atlético?

Descobri que a maior parte das pessoas, especialmente os treinadores e técnicos de educação física, pensa na atividade atlética como algo que envolve, estritamente, atividades físicas. Nos jogos olímpicos antigos, no entanto, costumavam ser oferecidos prêmios à dança, à improvisação poética, ao discurso e à música. Havia até um prêmio olímpico para o toque de trombeta. O que deve ser excluído? Onde estão os limites definidores?

Essas indagações começam apenas a revelar a confusão que surge sempre que tentamos especificar as palavras que, em geral, se associam ao jogo. As definições não se sustentam. Os limites se deslocam continuamente. E existe uma boa razão para isso, como logo iremos constatar.

Por ora, porém, meu desejo é considerar como atleta simplesmente aquele que participa de um jogo. Para chegar a uma compreensão de "jogo" ou, melhor ainda, do lúdico, do jogar em si, volto-me mais uma vez para o filósofo holandês Johan Huizinga que, em 1938, completou seu evocativo e inspirado livro, o *Homo Ludens: A study of the play element in culture*. Nesse *Homo Ludens* (o homem lúdico, ou que joga) Huizinga afirma que outros elementos podem ser explicados em termos do lúdico jogar (*play*), mas que este, por ser primordial, não pode ser explicado em termos de outros elementos. Ele precede a cultura. Amplia-se para além da esfera humana (os animais, obviamente, brincam), vai além do racional, das abstrações, da matéria. Em suma, o lúdico não é objeto de reduções.

Escrevendo com a precisão de um filósofo e a paixão de um poeta, Huizinga tenta apresentar as principais características do jogo. Em primeiro lugar, ele é voluntário. É livre. Na verdade, é liberdade. A segunda de suas características, para Huizinga, é sua qualidade de "apenas fingir", é a sua separação da vida "comum". Essa qualidade, no entanto, "de nenhum modo impede que se desenrole com a mais completa seriedade, com uma absorção, uma devoção que se transforma em arrebatamento e que, ao menos temporariamente, anula completamente o problemático sentimento do 'apenas'". O jogo é desinteressado, situa-se além da imediata satisfação dos desejos e apetites. Ainda assim, "adorna e amplia a vida e, nessa medida, é uma necessidade".

Chegando à terceira e crucial característica do jogo, Huizinga nota que "ele 'é jogado' dentro de certos limites de tempo e de lugar. Contém em si seu próprio curso e sentido". O jogo tem um começo e um fim;

ainda assim, assume também uma forma fixa como fenômeno cultural. Um jogo, uma vez jogado, "perdura como recém-descoberta criação da mente, um tesouro a ser retido na memória. É transmitido, torna-se tradição. Seja um jogo 'infantil' ou um jogo de xadrez. Pode ser repetido a qualquer tempo ou em intervalos previamente fixados, como um mistério."

Mais notável ainda que a limitação temporal do jogo, é sua limitação no espaço:

> Todo jogo se move e tem existência dentro de um espaço previamente demarcado tanto em termos materiais como ideais, com intencionalidade ou ao acaso... A arena, a mesa de cartas, o círculo mágico, o palco, a tela, a quadra de tênis, a corte de justiça etc., todos esses espaços têm forma e função de locais onde se joga; isto é, de locais proibidos, isolados, cercados, consagrados, nos quais são observadas determinadas regras. São todos universos temporários, inseridos dentro do universo comum, mas dedicados ao desempenho de um ato isolado.

Como quarta característica do jogo, Huizinga aponta a "ordem absoluta e peculiar" que nele reina. O jogo não apenas cria a ordem, ele *é* ordem:

> Em um mundo imperfeito e em meio à confusão da vida, o jogo faz prevalecer uma perfeição temporária, limitada. Exige ordem absoluta e suprema. O mínimo desvio dessa ordem "estraga o jogo", tira-lhe a personalidade e invalida-o. A profunda afinidade que existe entre jogo e ordem é, talvez, a razão pela qual o jogo, como já mencionavam de passagem, parece repousar em grande extensão no campo da estética. Ele tende a ser belo. (...) Lança sobre nós um encantamento: é "encantador", "prende". Apresenta-se investido das mais nobres qualidades que somos capazes de perceber nas coisas: ritmo e harmonia.

Para atender a essa ordem, a essa beleza, o jogador deve aceitar suas regras como absolutas e vinculatórias. Não deve haver nenhum desvio, nenhuma dúvida. Porque "no momento em que suas regras sofrem uma transgressão, todo o universo do jogo desmorona, o jogo termina. O apito do árbitro põe fim ao encantamento e esse som estabelece o reinício da 'vida real'."

A quinta e última característica do jogo, para Huizinga, está em sua tendência a estimular a coesão social. A comunidade do jogo tende a continuar mesmo depois do jogo terminado, inspirando-se "sentimento de estar 'conjuntamente separados' numa situação de exceção, de compartilhamento de algo importante, de recolhimento em relação ao resto do mundo e de rejeição às normas usuais. O clube está para o jogo assim como o chapéu está para a cabeça."

Depois de se satisfazer com essa definição, Huizinga vai além, revelando o elemento lúdico presente em praticamente todos os aspectos da existência — na música e na poesia, na guerra e na lei, no ritual e no sacrifício, no galanteio e na moda, na arte e na filosofia. Chega à conclusão de que toda forma de civilização, em suas fases iniciais, é vivida como um jogo, e denuncia a degradação de certos elementos lúdicos que ocorre na civilização contemporânea. Finaliza por se perguntar se toda ação humana não será um jogo.

"Ao contrário do que afirma o velho ditado de que 'tudo é vaidade', uma conclusão mais positiva se nos impõe: a de que 'tudo é jogo'." Se essa metáfora parecer simplesmente barata, Huizinga nos recorda que Platão chamou aos homens de joguetes dos deuses e que o mesmo pensamento nos é trazido pelo *Livro dos Provérbios*, no qual a Sabedoria nos diz:

O senhor me criou, como primícia de suas obras, desde o princípio, antes do começo da terra. Desde a eternidade fui constituída, antes de suas obras dos tempos antigos.(...) Junto a ele estava eu como artífice, brincando todo o tempo diante dele, brincando sobre o globo de sua terra, achando minhas delícias junto aos filhos dos homens.[3]

Neste ponto, próximo ao final de seu livro, Huizinga admite que seu julgamento vacila: ele é tomado pela vertigem. É tudo um jogo? Nada de sério nos resta? No último parágrafo de seu livro, a lembrança de que o jogo está situado fora da moral aquieta sua mente. Sempre que agimos no plano da verdade e da justiça, da compaixão, mesmo com apenas uma gota de piedade, damos um passo além dos limites do jogo e entramos no reino da seriedade. "Elevando-se, como o faz, a partir da crença na justiça e na graça divinas, a consciência, que é consciência moral, sempre gerará a questão que nos escapa e engana até o fim, em imortal silêncio."

---

3. *Livro dos Provérbios*. No original inglês, aparece como citação do autor, retirada da obra de J. Huizinga, *Homo Ludens*, à p. 212. A presente tradução faz uso do texto da Bíblia Sagrada, Livro dos Provérbios, XVIII, 22-23, 30-31. São Paulo, Editora "Ave Maria", 5ª ed., 1964. (14, 25-14,26, pp. 807-8).

O *Homo Ludens* foi escrito com paixão. Sua audácia, a amplitude da erudição que espelha e, principalmente, sua poesia, me emocionam mesmo quando retomo sua leitura. Mas não me disponho a deixar a sua questão final em silêncio eterno. Sem dúvida, houve atletas da verdade e da justiça, atletas da consciência. E, falando por mim mesmo, não posso afirmar com certeza que existe mais moralidade fora do que dentro dos limites de nenhuma área específica do jogo. Será o mundo imaginário da criança, seu mundo de brinquedo, necessariamente construído com menos ética do que o meio ambiente "comum" em que habitam seus pais, professores e mesquinhos funcionários estatais?

A tentativa feita por Huizinga, no sentido de estabelecer um limite moral em torno do campo do jogo, é boa, uma vez que há uma característica de amoralidade naquilo que se faz passar por jogo. Mas mesmo esse limite não se sustenta. Somos deixados com essa torturante questão. Não tanto: "o que é jogo?"; mas, "o que não é jogo?" A resposta pode ser mais simples do que se imagina. Em primeiro lugar, o jogo é, de fato, separado das outras formas de existência, do "não-jogo". O círculo mágico, o espaço lúdico está sempre demarcado em termos de tempo e de lugar e, dentro dessa demarcação, podemos sempre perceber a ordem e a beleza do jogo. Mas esse limite, esse círculo mágico, nunca é permanente. Desloca-se na mesma medida que se desloca aquilo que nossa percepção nos permite divisar. E pode sempre deslocar-se novamente.

Em resumo, o não-jogo é, simplesmente, o contexto do jogo. Sempre que nos for permitido perceber um contexto mais amplo, mais abrangente, poderão também expandir-se os limites daquilo que se considera como jogo. Duas crianças se encontram profundamente envolvidas em um jogo de imaginação. Como sabem que estão "apenas brincando"? Sabem porque existe um outro modo de comportamento fora de sua brincadeira. Lá está presente o contexto da interação humana comum, tal como esta se faz definir no universo de seus pais, o mundo do não-jogo. Permita-se, então, que um psicólogo estabeleça um novo contexto, que se situe além das interações humanas "comuns": este poderá ver o universo desses pais como o "jogo que as pessoas jogam" (*Games People Play*, título de um livro). Poderá descrevê-lo em termos das suas fronteiras, da sua ordem e de suas regras — que podem também ser encontradas em outros jogos. Muda então o contexto. O não-jogo se transforma em jogo.

Dentro do jogo — e até que ele seja percebido como tal — a ordem não é aparente de imediato. Mesmo os jogos percebidos como tais podem ser vistos como carentes de ordem e beleza intrínsecas. Uma criatura de outro planeta ou cultura, subitamente largada no meio de um jogo de futebol, poderá, no início, achar que ali reinam apenas a grosseria e uma brutal confusão. A primeira vez a que assisti um jogo de críquete fiquei com dor de cabeça tentando dar sentido àquelas ações, aparentemente incoerentes e curiosamente mecânicas, que tinham lugar à minha frente. Para se descobrir a ordem em qualquer coisa, importa mais conhecer os limites impostos de fora, importa saber o que o jogo não é. Regras, limites e restrições de todo tipo são, em sua essência, estratégias que dão origem à ordem e à beleza inerentes tanto ao que percebe como ao que é percebido. No espaço exato onde se dá a interação entre conteúdo e contexto: aí tem existência o jogo.

Então, para ver um jogo como jogo se faz necessário ver além do jogo. E isso tanto é verdade para quem joga como para quem assiste. A guerra dificilmente poderia ser chamada de jogo, se não existisse algo denominado paz. Não poderíamos falar com facilidade da poesia como jogo, se não existisse a prosa. Toda afirmação sobre o jogo é afirmação sobre o não-jogo. Portanto, chamar de jogo algo que tenha sido anteriormente considerado como parte da vida comum é anunciar a descoberta de um novo contexto. Têm havido muitos desses anúncios nesta nossa época de contínua ampliação da percepção. Para um brilhante não-economista que se autodenomina "Adam Smith", o empreendimento econômico se torna *The Money Game*, o jogo do dinheiro. Para os que vêem esta cultura com novos olhos, as subculturas existentes dentro dela podem ser encaradas em termos de jogo. E para aqueles que conseguem imaginar uma cultura planetária, qualquer cultura menos-que-planetária pode ser mais facilmente definida em termos de regras, limites, mitos — como um jogo.

Novamente somos levados ao velho clichê que roubou o equilíbrio de Huizinga: "Tudo é jogo". Isso era demais mesmo para o mais abrangente filósofo do jogo — de maneira que ele argumentou que consciência e compaixão estão fora de qualquer jogo, como eternas guardiãs daquilo que é "sério" na vida.

Afirmar que "a vida é um jogo" implica fazer referência a algo que está além da vida e que pode ser tomado como não sendo jogo. Esse "algo", imaginário ou real, sem dúvida existe. Vivemos dentro de um período entre o nascimento e a morte, no espaço corpóreo: e, ainda assim, somos capazes de perceber além desse espaço e desse tempo. Obedecemos às rigorosas regras que nos são impostas pela massa, gravidade, impulso e entropia: e, ainda assim, somos capazes de conceber em nossa imaginação o ato de voar, livres de todas as limitações. Vivemos como mortais: ainda assim, somos capazes de edificar estruturas de imortalidade. Podemos conceber claramente um contexto mais am-

152

plo para nossa existência terrena. Trazer isso para o foco significa de fato ver a própria vida como um jogo — o Jogo dos Jogos.

Na Índia, cerca de vinte e cinco séculos atrás, nos primeiros hinos védicos, foi pela primeira vez registrada por escrito uma definição, muito antiga, da natureza da existência. Em essência, essa descrição combinava com os sistemas de crenças fundamentais dos povos primitivos de todas as regiões do planeta. Durante séculos esse mesmo tema se manteve presente, sempre voltando à tona, tal como uma fonte de água subterrânea inesgotável — em todas as tradições religiosas mais importantes e em todos os principais idiomas europeus e asiáticos. O filósofo Leibnitz foi o primeiro a cunhar o termo *"Philosophia Perenis"* para indicar essa visão de mundo e, em 1945, Aldous Huxley fez dele o tema central de seu livro *The Perennial Philosophy*. Raramente o conceito da maioria em qualquer movimento religioso ou filosófico, a Filosofia Perene em geral representou o mais alto fator comum a todos. No Ocidente, encontra expressão em Pitágoras, Plotino e nos filósofos do hermetismo, São João da Cruz, Santa Teresa, Meister Eckhart, nos gnósticos, no hassidismo e em muitos outros. Hoje, objeto da convalidação de uma surpreendente confluência de física teórica, experiências psicodélicas, interesse pelos fenômenos de ordem psíquica, xamanismo e religiões orientais, a Filosofia Perene encontra-se naquela que talvez seja a mais forte posição por ela conhecida no Ocidente, oferecendo assim um pano de fundo útil a essas especulações.

De acordo com esse conceito, a Filosofia Perene, a matéria básica do universo é a consciência, "ser", ou força-consciência e êxtase — em sânscrito *satchitananda*. Essa matéria-consciência é primordial e essencialmente unitária — o universo, em toda a sua cintilante diversidade é, numa análise ampla, a Harmonia Una. O mundo material é um dos aspectos de *satchitananda*. Um físico formado pela Universidade de Stanford disse-me que concebe o universo material como padrão de interferência na consciência.) Cada ser humano, em última instância, é espírito — e, de certa forma, consegue participar da consciência maior mesmo estando incorporado à carne. O potencial humano, por meio desse vínculo com o plano cósmico, é, a longo prazo, ilimitado

Na Filosofia Perene existe um conceito que diz respeito à sobrevivência do espírito, transcendendo qualquer manifestação de ordem física. O ser individual é parte do Um; apesar disso, paradoxalmente, lhe é permitido reter o que poderíamos chamar de algum tipo de identidade pessoal. Essa possibilidade não é totalmente necessária para a descri-

153

ção do Jogo dos Jogos. Tomada como hipótese, todavia, torna mais fácil a compreensão do Jogo, suas regras e objetivos.

O espírito individual que opte por tornar-se um atleta no Jogo dos Jogos deve assumir a forma física humana, e, com essa finalidade, jogar de acordo com os limites estabelecidos por massa e energia, funções biológicas, espaço e tempo. O espaço lúdico, o círculo mágico para esse jogo em especial é o planeta Terra. O tempo de jogo é aquele compreendido entre concepção e morte. As regras do Jogo dos Jogos são claras e bastante rígidas. Quando de sua entrada no jogo o atleta faz um voto de esquecer, renunciar a qualquer lembrança distinta de sua natureza divina e dos demais jogos de que tenha participado em outras existências. Mas não perde totalmente a memória. Entramos para esse mundo, como nos lembra Wordsworth:

> Não em completo esquecimento,
> E não em absoluta nudez
> Mas no rastro de nuvens de glória...

No curso do Jogo dos Jogos o atleta joga muitos outros jogos. O jogo da Cultura Ocidental é um dos mais duros, sendo particularmente intransigente no que concerne à insistência de que todos os jogadores renunciem a qualquer vestígio possível de noção de imortalidade no início da infância. A iniciação ao Jogo da Cultura Ocidental, é, de fato, na maior parte das vezes tão traumática que seus jogadores perdem muito de sua efetividade no jogo maior.

O Jogo dos Jogos caracteriza-se pelas severas penalidades que impõe contra os jogadores que abandonam o campo. Uma vez que o jogo é freqüentemente duro e doloroso, é óbvio que seja constante o apelo para que termine rápido. De fato, a morte exerce um poderoso fascínio sobre todos nós. Como será mostrado adiante, desafiar a morte de propósito quase sempre parece nos aproximar do prazer essencial da existência, para além das limitantes muralhas da carne e do tempo. Para aqueles que podem se lembrar, ainda que vagamente, desse plano de existência, a morte representa uma tentação que sempre se renova. Os versos de Keats, no poema "To a Nightingale" são particularmente impressionantes:

> Agora, mais do que nunca, morrer é riqueza
> Cessar de ser em meio à noite, sem dor.

Mas a dor está ali, e o terror também. As penalidades nos obrigam a permanecer jogando até a última vontade e o último suspiro. Então, e

154

apenas então, aceitemos ou esbravejemos, nos é permitido sair de lado e deixar o Jogo para aqueles que, compondo uma hoste infinita, aguardam com infinita paciência para entrar no círculo mágico.

As condições de jogo são rigorosas, e foi tomando-as como base que o Ocidente desenvolveu seu senso trágico. Nosso pensamento — nossa imaginação — retém um toque do infinito. Nossas fantasias nos conduzem a qualquer lugar: ao reduto da escuridão e do perfeito amor, ou ao ardente centro do sol, ao topo da montanha do triunfo terreno ou às infinitas paisagens do espaço. Ainda que donos de tudo isso, somos compelidos a obedecer às regras da encarnação. Lá estou eu, naquela sala, nos braços de minha amada, a um continente de distância. Aqui estou eu sozinho. Você imagina grandes riquezas. Você nada possui. O aventureiro inexperiente, viajando de ácido, percebe que pode voar, e dá alegremente um passo para fora da janela do quinto andar. Ele está completamente certo. Ele *pode* voar. Apenas esqueceu as regras do Jogo dos Jogos, particularmente aquelas que dizem respeito às condições da encarnação. Com rapidez e precisão, é tirado do Jogo.

A tensão acompanha todos os nossos momentos de vigília, tenhamos ou não consciência disso; ela é o doloroso abismo entre o limitado e o ilimitado, entre o conteúdo e o contexto. Alguns jogadores aprendem a equilibrar essa tensão, em geral por meio da meditação e de outras técnicas de ioga; e esses jogadores precisam de pouco sono. Mas, para a maioria de nós, esses freqüentes intervalos são essenciais. Dormir em si não desempenha essa função. Dormimos para sonhar, e é durante nossos sonhos que podemos descansar, brevemente, no banco de reservas, recobrando nosso fôlego e equilíbrio antes de reentrarmos no Jogo. Enquanto o tempo não conta para nós, enquanto sonhamos, ainda assim nossa atenção está voltada para o Jogo. Portanto, tendemos a dar existência às imagens familiares que encontramos nesta vida. Mas temos a bênção de estar livres das limitações de espaço, tempo e impulso. Nada é proibido, nada é impossível — nem o melhor, nem o pior. Até mesmo um pesadelo pode contribuir para nos refazermos. Pois não é o conteúdo específico de um sonho, mas a experiência do ilimitado, em si, que nos possibilita participarmos, ainda mais um dia, do Jogo dos Jogos.

Por que jogamos? Quais são os objetivos desse jogo estranho e maravilhoso? Palavras não bastam para responder. O destino coloca-se além de nosso poder de concebê-lo. Mas em todo jogo existe um certo direcionamento e nele podemos perceber vagamente certas estratégias recorrentes, certos impulsos, certos pontos de consolidação.

155

O Jogo dos Jogos é, em primeiro lugar, e acima de tudo, um jogo de aprendizagem. Mais e mais uma vez a literatura sobre a Filosofia Perene enfatiza a encarnação como uma oportunidade de aprendizado, de autodesenvolvimento. Participando de jogo após jogo, o atleta tem condições de experimentar todas as permutações da matéria em evolução. A aprendizagem é acessível no próprio processo de nascer e morrer. Para nós, é difícil entender o morrer. A partir de nosso limitado ponto de vista no meio do Jogo, a morte tende a se configurar tão amedrontadora que nós, nesta cultura, tentamos negar seu poder, tentamos escondê-la atrás das cortinas do "profissionalismo". Mas essa profunda transformação, vista sob uma perspectiva mais ampla, constitui o clímax do Jogo, a última oportunidade que temos de nos render e de nos fundir.

Tudo é aprendizado nesta breve, tremeluzente dança de energia no campo da entropia — e esse aprendizado está presente também na fome, na peste, na guerra, em toda pessoa inconformada e em cada tentativa corajosa de diminuir o sofrimento. Mais do que tudo, nas palavras de William Blake:

... somos colocados na terra, um pequeno espaço,
Onde possamos aprender a suportar a radiância do amor.

Porque nada poderia ser mais duro ou mais recompensador do que este aprendizado, esse feito espetacular de aceitação amorosa, em meio à névoa que nos traz as aparentes tensões e contradições.

O Jogo dos Jogos envolve um grande risco, mas em termos mais profundos, não é um jogo de azar. Aquilo que parece acaso, visto de dentro do jogo, pode assumir se revelar como exatidão de ordem e beleza, sob o ponto de vista do contexto do Jogo. Os atletas que dele participam podem aprender a partilhar dessa visão mais ampla, e pode ser que uma das principais metas desse Jogo seja ampliar a consciência individual, de maneira que o jogador possa perceber e vivenciar a beleza e ordem do Jogo, ainda que colocado dentro ele.

De fato, todo processo evolucionário se movimenta no sentido de elevar e alargar o campo da consciência, tanto individual quanto social. Cada união terrena de matéria viva tende a criar mecanismos de sintonia orgânicos cada vez mais sensíveis, capazes de ressoar mais e mais com a consciência que permeia a tudo, *satchitananda,* a matéria-prima, o universo. Desconhece-se qual seja o *átlon* ou prêmio dos atletas que nossa raça possa conquistar em função dessa realização. Talvez a carne possa eventualmente unir-se ao espírito em perfeita harmonia e a própria terra, como sugeriu Rilke, se torne transparente.

156

Mas tudo isso é especulação. O que está claro é o esforço humano determinado para atingirmos, neste estado corporificado, tudo o que o espírito pode imaginar. O aspecto estratégico desse empenho pode ser ilustrado de forma vívida por meio de dois extremos históricos bastante conhecidos. O Ocidente, especialmente depois de Newton, optou por fixar a consciência individual em um ponto certo e delimitado para, depois, tentar romper as limitações impostas pelo tempo, espaço e matéria por meio da ciência e da tecnologia. Nisso, a cultura tem sido surpreendentemente vitoriosa. Chegamos ao outro lado do mundo, transplantamos corações vivos, transmutamos os elementos, produzimos energia a partir da matéria, sobrevoamos os oceanos e flutuamos no espaço. Os próprios indivíduos que criaram essas maravilhas com freqüência se reduziram a organismos tão rígidos e insensíveis que chegaram mesmo a se mostrar incapazes de vivenciar e entender suas próprias obras. E estas, na ausência de uma direção norteada por uma visão mais ampla, hoje constituem uma ameaça à própria ordem que contribuíram para criar.

Esse desequilíbrio ocidental compete com outro, que em geral é associado ao Oriente. Lá, numerosos homens santos deram um exemplo de como provocar um curto-circuito no Jogo dando um chute direto em direção ao ilimitado. Pouco se preocupando com as regras da encarnação, esses jogadores passam a maior parte do seu tempo de jogo em estados de transe, tentando experienciar diretamente o grau máximo de consciência. Seu exemplo nos inspira por nos oferecer a prova da conexão que podemos estabelecer. Ao mesmo tempo, os jogadores que fazem uso do transe nos trazem à mente aquilo que Huizinga denomina como estraga-jogo: não a pessoa que trapaceia, dentro das regras, mas aquela que se recusa terminantemente a jogar. Porque parece claro que o Jogo dos Jogos é um jogo de corporificação, e que a maioria dos seus jogadores terá de alcançar *sachtitananda* pela experiência corpórea, pelo estar no mundo com pleno coração. Onde a estratégia científico-tecnológica resulta em hiperatividade, a estratégia do transe resulta em lassidão física e cegueira social. Ambas desmerecem o corpo: a primeira, pela especialização e separação, e a segunda, pela negligência. Ambas tendem à criação de elites.

Os extremos, em algum ponto, precisam se equilibrar. Hoje é possível formular uma estratégia mais centrada. O Jogo é do corpo e do espírito, de máquinas e de consciência, de substância e de imaginação. E não é para alguns jogadores somente. O Senhor Buda, um dos mestres do Jogo, optou por não aceitar seu nirvana final (isto é, não deixaria o Jogo) até que todos os seres sensitivos tivessem alcançado a iluminação. Os bodhisattwas, que seguem seu exemplo, escolhendo voltar a este mundo mais e mais uma vez em uma luta de amor, podem servir como exemplo tanto para o Ocidente como para o Oriente. Cavalgando suavemente as ondas da existência, esses jogadores conferem agudeza a nossos espíritos por meio de grandes obras ou toques invisíveis. Não se preocupam nem com vitórias nem com derrotas. Nunca desistem. Esse exemplo dá a minha visão do Jogo dos Jogos. Não posso imaginar uma estratégia de longo alcance baseada em metas estritamente individuais. Faz parte do fascínio do Jogo que nós, jogadores, estejamos o tempo todo duplamente preocupados. Buscamos o infinito, que parece estar além desta vida, enquanto simultaneamente mantemos um sistema de suporte vital. Mesmo nos momentos mais dramáticos de transformação estamos unidos, pela própria composição de nosso corpo, às águas deste mundo. Mesmo a vida mais extática necessita de ar respirável, água potável, comida, abrigo, sustento, amor e uma matriz social que lhe ofereça tudo isso e ainda mais. Essas necessidades mundanas de nenhum modo constituem uma fraqueza, mas, sim, oportunidades para um jogo hábil, para encontrar o infinito nos aspectos mais comuns da existência, para encontrar o melhor em nós mesmos por meio da nossa consideração para com os outros.

A formação de grupos sociais em torno de qualquer jogo em particular é, para Huizinga, uma das características básicas do jogo. No Jogo dos Jogos ainda não se fundou um Clube Planetário, mas podemos observar grupos dentro do jogo tornando-se maiores, abarcando continentes, ultrapassando oceanos, de forma que podemos adivinhar que uma das metas de curto prazo mais importantes do Jogo será a união do planeta como um só Clube, uma só irmandade motivada, nas palavras de Huizinga, pelo "sentimento de estar 'conjuntamente à parte', numa situação excepcional". A formação de um Clube Planetário que venha a incluir toda a humanidade — tão improvável nos termos das premissas internacionais atuais e, ainda assim, tão necessária para a sobrevivência do planeta — certamente seria capaz de oferecer novos e mais elevados níveis ao Jogo.

Além de todas as considerações referentes a metas, porém, jogamos pelo Jogo, pelo jogar em si. É assim que participamos da essência da existência. Porque o universo, como já vimos, é jogo dentro de jogo. O contexto do jogo pode ser ampliado ao infinito, assim abarcando e definindo jogos que estão além de nosso poder de conceber. O processo pode também ser invertido. Há um jogo no giro das galáxias, e há um jogo no núcleo do átomo, onde a substância se furta sempre à nossa

158

observação. Dançando, tremeluzindo, presente em todas as coisas, sempre piscando, conduzindo-nos adiante para um destino desconhecido — eis aí o jogo.

Talvez você considere toda esta discussão sobre jogo fantasiosa ou metafórica. Talvez você seja um daqueles que se sentem ofendidos por qualquer alusão ao imaterial. Se for esse o caso, respeito a sua relutância e não o pressionarei com mais argumentos. Mas o que afirmei aqui sobre o Jogo dos Jogos não depende somente da possível sobrevivência do ser através de múltiplas existências. Nossas infinitas esperanças oferecem contexto para os nossos meios limitados. É possível conceitualizar a mais alta ordem e beleza, com ou sem a justificativa da Filosofia Perene. E a necessidade de algum tipo de Clube Planetário, tão imediata quanto a que sentimos em relação a nosso jornal de hoje, se estabelece como um claro padrão (ainda que aparentemente inatingível) para medir nossas interações sociais presentes. O jogo ainda aí permanece para ser jogado, ainda que apenas uma vez. E mais: *Todos podem jogar.*

Sendo assim, o que terá acontecido com nossa definição de "atleta"? Receio ter ampliado tanto o conceito que ele deixou de existir. Se todos podem jogar e se o Jogo abrange todos os aspectos da vida, quem *não* é atleta? Mas não me satisfaço em parar neste ponto e concordar que todos os que vivem na Terra são atletas. Penso que é útil e mais acurado afirmar que todos os que vivem na Terra são atletas *em potencial*. Voltando ainda uma vez para as mais antigas raízes conhecidas do mundo, somos lembrados de que atleta é o que disputa um prêmio nos jogos. No jogo mais amplo que delineei aqui não há prêmios, troféus, palavras inscritas em pergaminhos. O prêmio para um atleta específico deve, ao final, derivar do jogo em si e, mais particularmente, da *consciência* do jogo.

Sócrates, tendo de decidir-se entre uma morte com honra ou o que considerava como uma desonrosa fuga à morte, disse aos seus seguidores que uma vida não examinada não merece ser vivida; e que não é a vida — mas uma vida bem vivida — que deve, sobretudo, ser valorizada. Quando relaciona valor e valia a uma vida de qualidade, a vida profundamente *examinada*, Sócrates nos envia uma clara mensagem através dos séculos e estabelece um certo vínculo com o lema, humilde mas cheio de moral, do torneio dos Novos Jogos: JOGUE PRA VALER. JOGUE LIMPO. NÃO MACHUQUE NINGUÉM. Se essa ligação parece profana, deixemos que Platão dê continuidade a seu argumento: "A vida deve ser vivida como um jogo: devemos jogar certas partidas, oferecer sacrifícios, cantar e dançar — aí então o homem será capaz de agradar aos deuses, defender-se contra seus inimigos e vencer o torneio".

Para mim, então — e isso pode ser puramente arbitrário — um atleta do Jogo dos Jogos é aquele que joga intensamente, com elevada consciência dessa participação. É aquele capaz de perceber tanto a discórdia quanto a harmonia, que aceita a contradição como matéria do jogo, sem perder de vista a harmonia final. O atleta deste Jogo (para voltarmos à definição de jogo de Huizinga) dele participa voluntária e irrestritamente, mesmo compreendendo que este Jogo não é tudo; conhece suas regras e limitações e é capaz de divisar a beleza que reside na ordem que lhe é imposta; procura expandir qualquer fronteira que se apresente diante ele e, ainda assim, não deixa de levar profundamente em consideração os imperativos éticos e as necessidades dos outros. Esse atleta compete num jogo por causa de um prêmio — e esse prêmio é o próprio jogo, uma vida plenamente vivida e profundamente examinada.

O atleta no Jogo dos Jogos pode ser músico ou carpinteiro, chefe de família ou iogue, corredor olímpico ou fazendeiro. Ninguém pode ser excluído simplesmente por sua especialidade profissional — e as diferenças entre o plano puramente físico e o não-físico começam a desaparecer. É apenas por meio de uma heresia no pensamento ocidental que podemos considerar algum aspecto da vida como sendo "não-físico". O corpo está sempre envolvido, mesmo naquilo que consideramos a mais cerebral especulação. Einstein nos diz que a Teoria da Relatividade Restrita foi resultado de uma sensação nos seus músculos. Ele, sem dúvida, foi um grande atleta do Jogo dos Jogos no qual todos nos vemos encarnados. Encarnar é, de fato, a condição básica do jogo. Quando a filosofia e a teologia ocidentais tentaram separar o corpo da Vida Mais Elevada, a Vida da Mente, a tentativa falhou. O corpo, não reconhecido, manteve-se como parte de toda formulação. Na exata medida em que o corpo foi ignorado, o pensamento ocidental se tornou fragmentário e enganoso.

Espírito na carne, carne no espírito. Abstrações nos músculos, visões nos ossos. Não podemos mais continuar a negar as condições presentes à encarnação — nem podemos explicá-las por completo. Por mais que persigamos o mistério, este, ao final, nos escapa. A "resposta" está na afirmação que não pode ser afirmada, na proposição improvável que impede o paradoxo e o fechamento. Não há sistemas fechados. O corpo nos oferece abertura para maravilhas deste e de outros mundos. Seu movimento através do espaço e do tempo nos lança a uma viagem atemporal, com destino a um espaço além do espaço.

10. CORRER

Os velhos correm como se tivessem medo de sair do chão. A gravidade já não é uma companheira, e sim uma opressora. Eles têm medo de brincar com ela e esperam contê-la mantendo cada pé o mais perto possível do solo. Procuram garantir à gravidade que realmente não têm intenção de opor-se à sua força onipresente. Com medo de sofrer uma queda, correm em constante perigo de cair; a menor protuberância ou uma raiz saltando no chão numa calçada pode fazer tropeçar um pé inseguro e derrubar o precavido corredor. Estamos esquecendo uma coisa: correr *é* cair. Sempre que o fazemos nos comprometemos a sair do solo e cair outra vez, sem temer nem contrariar a gravidade, mas entregando-nos a seus cuidados. Em troca, dela recebemos um amoroso tipo de sustentação. Nossos apaixonados movimentos por sobre a terra descrevem arcos perfeitos no espaço. Erguemo-nos da terra e retornamos à terra. Somos agraciados com uma passada firme de acordo com o nosso vigor e a nossa vontade. Temos permissão de correr.

Se a infantaria é a rainha das batalhas, correr é a rainha da atividade atlética. Ela constitui a essência da maior parte dos esportes praticados em terra, tanto dos convencionais como dos novos. O basquete, o futebol, o futebol americano, o *rugby*, o beisebol, o críquete, o hóquei de campo, os vários tipos de jogos de pega-pega, o *frisbee*, o bola-de-terra, todos eles, pode-se dizer, são complicados pretextos para correr. O arremesso de peso, o lançamento de dardos e o salto em extensão começam e dependem da corrida. O tênis compõe-se de várias séries de corridas curtas e compassadas, assim como o handebol e demais jogos que exigem raquete, rede e parede. A dança é uma atividade que explora as possibilidades estéticas da corrida e do salto. E a ginástica, sem aquela curta arremetida preparatória, perderia muito da sua variedade e do seu brilho.

De fato, são poucos os esportes em terra que não incluem nenhum tipo de corrida. O arco e outros esportes que exigem alvo nos seduzem pelo silêncio e pela presença de um instrumento material para realizar o nosso desejo de nos fazermos sentir a distância, com sutileza e precisão. O levantamento de peso oferece ao atleta obsessivo um meio direto de desafiar a gravidade, a massa, o impulso. A caça e a pesca compõem, em si mesmas, uma classe à parte: é meio de vida, esporte, estilo de vida. Em nossa cultura, a maior parte dessas atividades veneráveis se tornou quase antiatlética, dependente de mecanismos eficientes. Mas nem sempre foi assim. Os caçadores pré-históricos colocaram-se entre os maiores corredores que o planeta conheceu. Todos nós possuímos ainda alguns fragmentos das ruínas dessa glória passada. Todos nós, ao menos em nossas fantasias e sonhos, somos caçadores.

E aí chegamos ao golfe, esse mistério. Algumas pessoas ficaram conhecidas por fazer o trajeto de dezoito buracos correndo, mas o jogo, como Michael Murphy afirma em seu livro, foi desenvolvido para andar. O andar vigoroso e solto é primo-irmão do correr, e não menos nobre. Os golfistas, com suas roupas alegres, dando passadas largas pelos verdes *fairways*,[1] nos fazem lembrar a jornada que todos compartilhamos — o Jogo dos Jogos, com suas dificuldades auto-impostas e inesperadas alegrias — a jornada e a volta para casa. Os festivos, que passeiam por entre buracos, golpeando aquela bolinha ridícula com os tacos finos e desajeitados que carregam, metendo-se em toda sorte de encrencas, mas sempre retornando com bravura à sede do clube, às vezes transmitem um arrepio inspirador à minha espinha e renovam a minha fé na capacidade humana de reter a loucura divina.

Mas não quando eles utilizam carrinhos de golfe. Essas monstruosidades mecânicas representam para mim tudo o que existe de equivocado no encontro que se dá entre esporte e tecnologia. Com exceção do caso, justificável, de uma pessoa inválida, não há lugar para eles nos percursos do golfe. Se eu fosse um homem violento (minha prática de aikidô me proíbe essa opção), eu caçaria esses monstros de metal e bateria neles até quebrá-los com um sólido cajado de madeira. Se eu fosse tão rico quanto violento, ofereceria uma recompensa irrecusável pelos pedais do acelerador dos carrinhos de golfe e os penduraria, enfileirados,

---

1. Parte lisa do campo de golfe, entre os buracos. (N. do T.)

em meu teto como troféus — de um animal que, nesta época, merece ser morto. Afinal, se você está apto a jogar golfe, provavelmente também estará apto a caminhar. Qualquer coisa que tire a caminhada do jogo merece morrer.

Em todo caso, o golfe é a exceção que comprova a regra: a maior parte dos esportes em terra foi elaborada para correr. Quando se despem esses esportes de todas as regras e complicações que os dividem em suas diferentes características, o que permanece é sua essência — e a essência é o correr em si: puro, sem enfeites, sem perdão: quem sabe, o esporte definitivo. Algumas estratégias sutis podem estar envolvidas em correr o melhor tempo ou a melhor corrida, mas todas essas considerações desaparecem diante das implacáveis exigências feitas pela distância. Exigências que não podem ser disfarçadas, diminuídas, enganadas nem desprezadas. Não há escapatória: a corrida cronometrada numa distância predeterminada constitui a maneira indiscutível de se medirem condicionamento, forma física e força de vontade.

A corrida de milha ou sua equivalente, a corrida de 1500 metros, nos oferece o melhor dos testes de condicionamento geral. Cerca de metade da energia empregada para percorrer essa distância em velocidade provém do sistema aeróbico do corpo; isto é, provém do sistema de metabolismo que depende da respiração. A outra metade tem origem no sistema anaeróbico, da energia armazenada nos músculos. Essa corrida, portanto, é tanto uma prova de resistência como de força. A arremetida curta comprova força e rapidez de reflexos, uma vez que depende quase inteiramente do sistema anaeróbico; um velocista treinado pode completar de 60 a 100 jardas sem tomar fôlego. A corrida de maratona, de 42 quilômetros, é mais um teste de resistência, uma vez que depende em alto grau do sistema aeróbico. Acima de tudo, o corredor de maratona é um grande respirador.

O corredor que exige demais desses sistemas logo ouve a voz da dor. A princípio, é apenas um sussurro, um suave lembrete de que certos limites confortáveis e costumeiros estão sendo alcançados. Se o corredor for em frente, ultrapassando esses limites, a voz será mais alta e clara: "Por que continuar? Isso é ridículo! Você sabe que, na realidade, não precisa fazer isso!" O corredor dedicado não presta atenção a esse velho argumento — simplesmente aumenta a velocidade e o esforço. A voz da dor assume ares de astúcia e sedução: "Por quê? Justo hoje? Hoje não é um bom dia para você se esforçar. Hoje você se poupa e amanhã faz um tempo *melhor ainda*. Tudo bem. Tudo bem, mesmo." O corredor não se deixa seduzir; aumenta a passada. Agora a dor se torna mais ameaçadora.

Joga com o medo do dano físico. Conta com aliados. Conhece todas as pessoas com as quais o atleta conversou recentemente. Cita os que o aconselharam a se precaver. Cita artigos publicados nos jornais sobre corredores que caíram mortos durante o percurso. O corredor concentra sua força e vontade, vai além de todos os seus temores razoáveis. A voz, então, torna-se irracional, o grito de uma criança torturada.

Nesse estágio, o diálogo pode assumir uma característica nova. Para o corredor que sabe como ir além dos limites do normal, a dor e o medo ainda o acompanharão, mas como algo que já não é mais importante. Algo de novo entrou nesse diálogo, algo muito grande; o espaço em que ele tem lugar se tornou enorme, estranho. Tudo é novo, sem deixar de ser familiar. As palavras já não mais são possíveis nem necessárias, mas a interação é intensa. O corredor não morrerá, mas a morte se faz presente.

Jogar dessa forma, suportando a dor para se convocar a presença da própria morte, é tornar-se um artista da corda bamba a caminhar num espaço elevado da existência humana, alguém que se equilibra, precária e triunfantemente, à beira de possibilidades desconhecidas. Um dia sem essa interação será um dia incompleto. Os intercursos humanos comuns parecem monótonos, mundanos. Existe aquele espaço elevado, largo, tão fácil de alcançar, tão difícil de suportar, tão fascinante.

De fato, o ato de correr, tão simples e puro, oferece-nos complexidades surpreendentes e opções sutis. Existe, por exemplo, a questão fundamental da liberdade humana.

"É como naquela historieta de Sartre sobre o prisioneiro que é torturado", explica-nos Alphonse Juilland. O professor Juilland é diretor do Departamento de Francês da Universidade de Stanford. É também diretor do Stanford Conservative Forum.

> Não há perda da liberdade mesmo para o prisioneiro que está sendo torturado. Ele é livre. Tem a escolha de, a qualquer instante, continuar a ser torturado ou desistir de tudo e dizer o que sabe. O mesmo se dá na corrida. Somos livres para parar a qualquer momento que desejarmos, para dar um basta na dor. É certo que somos livres também para continuar. Existem velocidades e distâncias claramente delineadas para além do potencial físico de todo corredor. Mas esse potencial ele mesmo o determina, ao escolher o momento em que diminuirá sua marcha ou desistirá da corrida.

Juilland me encantou totalmente. Esse homem, autor de cerca de cinqüenta manuais e monografias, se enquadra, detalhe a detalhe, no tipo do intelectual europeu. Com cinqüenta e um anos de idade tem altura e peso médios, é calvo e usa sua barba, branca, bem aparada. Fuma um cachimbo grande e graciosamente curvo. Ministra um curso sobre o pensamento existencial. Detém também cinco recordes de corrida na classe Masters, para pessoas de cinqüenta anos ou mais. É o homem mais veloz, vivo, dessa idade, com um tempo de 10.5 segundos para a arremetida de 100 jardas e 23.6 para a de 220. Sento-me em seu bagunçado escritório no *campus*, e presto atenção, assombrado.

"Algumas pessoas, médicos inclusive, me disseram que um corpo que já tenha meio século de idade não tem nada que ficar correndo por aí. Talvez tenham razão. Um médico especialista de Colônia disse que os que praticam corrida e têm mais de quarenta anos devem se dedicar à distância, mas nunca à velocidade. Em corridas longas, o corpo tem tempo para desistir. O coração evita que lhe causemos danos. Mas a corrida de velocidade é como uma explosão. O corpo não tem tempo de evitar que lhe sejam causados danos."

"O senhor não tem medo de morrer ao correr?"

"Sim, já pensei nisso. Talvez algum dia eu morra em uma corrida de 440. Mas sinto assim: Existe alguma forma mais agradável de morrer?"

Juilland não foi sempre atleta. Começou com dezesseis anos de idade, correndo por dois anos pela equipe de sua escola, em Paris. Mas então veio a guerra, e pôs fim a essa atividade. Depois desse período, atirou-se à pesquisa acadêmica. Na verdade, transformou-se numa pessoa tão sedentária que, em meados da década de 1960, quando se dedicava ao magistério em Stanford, tornou-se hipocondríaco em relação a seu coração.

"A escada que levava ao meu escritório tinha vinte e cinco degraus. Depois de subir quinze eu sempre tinha de parar e descansar."

Começou a praticar *jogging* por recomendação médica mas nunca sonhou em competir. Em 1968 compareceu a um torneio de corrida, em companhia de alguns de seus alunos. Estes insistiram em inscrevê-lo nas 100 jardas para corredores com mais de quarenta anos. Vestindo calções e tênis emprestados, aproximou-se da linha de partida tremendo de medo.

"Vi muitas coisas na guerra", disse-me ele, "mas nunca, nunca, tive tanto medo."

A despeito do estiramento de um músculo a cerca de quinze jardas do final, Juilland terminou em segundo lugar, com um tempo de 11.4 segundos. Tinha quarenta e cinco anos então. Depois disso, a cada ano aumentou sua velocidade nas 100 jardas e em outras modalidades de corrida de velocidade. Correu em torneios da classe Master nos Estados Unidos e na Europa, aumentando com regularidade seus próprios índices. Em 1974, com cinqüenta e um anos, ele pode dizer: "Posso não ter alcançado ainda meu pico" num tom de voz casual.

"Não se pode interromper o processo de envelhecimento, mas penso que ele pode ser consideravelmente retardado. O envelhecimento acelera-se muito por razões de ordem psicológica. Se alguém, há cinco anos, me dissesse que eu chegaria a correr cem jardas em 10.5 segundos eu não teria acreditado. Os médicos ou se mostram superprotetores ou, simplesmente, não têm consciência do potencial apresentado pelo corpo humano."

Nossa conversa abrangeu desde a personalidade de William F. Buckley Jr. até a inspiração que anima os franceses na poesia e no ensaio. Mas sempre voltava para o tema da corrida.

"Às vezes tenho a impressão de que minhas passadas mais me empurram para trás do que me impulsionam para a frente", diz Juilland. "Na corrida de velocidade há uma espécie de chave que interliga tempo e espaço. A gente toma consciência do *continuum* espaço-tempo. Você se vê convertendo espaço em tempo e tempo em espaço. Depois de ter começado a correr, comecei a entender Einstein."

Saímos de seu escritório e fomos no seu velho conversível até a pista de corrida. Senti-me um tanto nervoso, pretensioso até, preparando-me para correr ao lado do homem mais veloz do mundo, da minha idade. Mas Juilland manteve na pista a mesma graça, entusiasmo e empatia que demonstrara em seu escritório. No seu uniforme de corrida ele é tudo, menos o intelectual descorporificado. Seu corpo é o de um jovem velocista — tornozelos, pulsos e cintura esguios e músculos longos, afilados, poderosos e equilibrados ao mesmo tempo — para mim, o tipo físico mais agradável esteticamente. Começamos com duas voltas completas de corrida lenta compassada.

"Vamos fazer uma versão abreviada de meu treinamento costumeiro", me diz Juilland. "Falamos por tanto tempo — e os dias são tão curtos!"

Estamos perto do pôr-do-sol, em um dia suave de dezembro. O ar refresca meu rosto enquanto corremos. Um dos amigos de Juilland nos alcança, um velocista que deve ter uns vinte anos. Os três fazemos seis corridas de 100 jardas na grama interna à pista, em uma velocidade de 60%, emparelhando passada a passada. Respiro com dificuldade mas me sinto bem. Algo dentro de mim está se abrindo, liberando emoções normalmente bloqueadas. O sol se põe por detrás das árvores, nos limites do campo, e sinto um formigamento que me faz recordar uma sensação há muito esquecida, da minha mocidade — a sensação e o aroma do crepúsculo que, no final do outono, chegava mais cedo. Tenho vontade de correr mais depressa, voar.

Por meia hora, seguimos Juilland fazendo uma série de exercícios destinados a alongar cada ligamento, tendão e músculo. Então, diante da escuridão da noite que já se acercava, fomos para o trecho posterior da pista, para "darmos alguns piques rápidos". Fico parado observando enquanto Juilland e seu jovem amigo dão suas passadas lado a lado. Aí vêm eles deslizando pista abaixo. A passada de Juilland, para alguém de sua altura, é surpreendentemente longa e extremamente suave. Há algo de hidráulico em seus movimentos; mal tenho consciência de sua velocidade até que ele chega ao meu lado e passa voando.

Depois de completar seis desses piques, Juilland pede a seu amigo para me acompanhar enquanto ele observa; assim, poderá analisar meu estilo de corrida. Faço o percurso com a maior rapidez possível. Juilland torna-se o treinador, preocupado em melhorar minha forma. Meus ombros estão muito levantados, meu *back-stride*[15] não é longo o suficiente. Tento de novo. Como mestre, Juilland demonstra um maravilhoso entusiasmo. Antes que eu perceba o que está acontecendo, ele já pôs de lado a sua própria corrida e começa a planejar minha carreira como corredor veterano.

Está tão escuro que mal divisamos a pista. Caminhamos para a sala de levantamento de peso, que está nas proximidades.

"Você precisa de uns seis meses de treino de peso para conhecer seu verdadeiro potencial como velocista", diz Juilland. "Mais do que nas suas pernas, o segredo do velocista está nos braços e na parte superior do corpo. Quanto você fizer a coisa certa com seus braços, as pernas, que são naturalmente mais velozes, seguirão. A corrida de velocidade requer força de *braço* — força relaxada, força líquida mas, força".

Durante quarenta e cinco minutos Juilland demonstra o seu programa de levantamento de peso. O ponto alto da sua demonstração é quando ele levanta 100 quilos deitado na prancha. Seu jovem amigo, ex-lutador de luta-livre de sua Universidade, não é capaz de vencê-lo. Só dirige o seu olhar para mim.

Já é noite quando deixamos a sala de peso. "Só mais uma pergunta, Alphonse", digo. "Porque você está disposto a submeter-se a toda essa dor? Para quê?"

"Pode-se dizer que é para sentir o prazer do alívio", ele responde. "Experimentei estados de êxtase no final de algumas corridas, estados

---

15. A extensão das pernas para trás durante a corrida. (N. do T.)

de euforia. Quando se realiza algo perfeito com o próprio corpo, algo que envolve um estrito controle, e aí o relaxamento depois da corrida!... Não há nada que você possa tomar, nenhuma droga, capaz de oferecer essa sensação." Caminhamos em silêncio por alguns instantes. "Mas, e a dor e a agonia? Bom, existe o fato de estar disposto a sofrer para alcançar uma grande meta. É isso que faz a diferença entre o romance bom e o grande romance. Talvez você entenda".

Nós nos esquecemos de que somos criaturas dotadas de quatro membros. Podemos usar nossos braços para dez mil atos de criação ou destruição mas, quando corremos velozmente e bem, eles voltam a desempenhar o papel de pernas. Para cada impulso da perna direita, o braço esquerdo deve voltar como contrapeso. Quando os braços não *correm* acompanhando as pernas, os ombros começam a realizar um movimento de rotação e, em seguida, o tronco e a pelve. O movimento para a frente é sugado pelo movimento de rotação. Correr não dá prazer.

Percy Wells Cerutty, o grande treinador australiano dos Jogos Olímpicos, chama os braços de "pernas da frente." Ele, que insiste em que os grandes corredores devem aprender a "morrer", terá sido talvez o primeiro treinador a somar exercícios regulares com peso à programação dos corredores. Ele acentua a importância de se aumentar a resistência de todos os músculos, mas sempre volta às "pernas da frente", chegando mesmo ao ponto de afirmar que a corrida começa nas mãos e no polegar.

Quando nossos quatro membros correm em passadas perfeitas, os esquemas e as manipulações (esta última palavra vem de "mão") da nossa existência civilizada tornam-se impossíveis; por um certo lapso de tempo retornamos a uma forma de vida mais primitiva, mais simples. Ao corrermos bem, afirmamos nosso parentesco com outros mamíferos. Nossos sentidos se tornam mais agudos, nossas motivações, mais puras. Desaparecem as áreas nebulosas. A vida apressa-se para vir ao nosso encontro em suas brilhantes cores básicas. Corremos por nossas vidas. Se apenas pudéssemos nos lembrar: o terror do vôo, o triunfo da busca, a dor da distância, a realização da chegada.

A corrida, companheira próxima da morte, nos convida para o mais intenso dos atos da vida. Nossos ancestrais (nós nos esquecemos) corriam em busca de alimento e amor, em busca de amor e prazer. Para nós, um símbolo básico da sexualidade é o automóvel. Para o homem antigo, esse símbolo era a caça, a corrida a pés nus. Sátiro e ninfa, donzela e deus, calorosa caçada. As caçadoras da mitologia, Diana e Atlanta, só podiam ser possuídas por machos, fossem homens ou deuses, capazes de ultrapassálas na corrida: para os demais, a morte. Quando corremos bastante, o ato sexual já tem começo em nosso coração, pulmões, músculos e mente. Exatamente como o corredor deve aprender a render-se, a "morrer", assim deve fazer o amante. Apenas uma palavra, um toque, separa esses dois atos.

Correr, cair, fundir-se, morrer: essa linguagem apaixonada nos incomoda. Sentimo-nos constrangidos pelo que está situado no próprio centro do Jogo dos Jogos. Buscamos conforto no esquecimento. Ante a inevitabilidade da morte, nós nos retraímos. Não corremos. Não podemos amar.

Ainda assim, quando menos esperamos, desse esquecimento emergem momentos cheios de vida: talvez durante uma brincadeira de pega-pega no começo da sua ou da minha adolescência, nada de especial. Você se lembra? Uma cidade pequena. Noite calma de verão. Um pedaço de lua aparecendo no meio das árvores, na beira do gramado. O calor do dia ainda pairando, suavizado aqui e ali por uma onda de ar fresco que vem da mata e do riacho próximo. Os vagalumes pulsam, as rãs cantam, uma coruja distante, um curiango. Um grupo de meninas e meninos está ali; correndo desde o escurecer; estão cobertos de suor e de grama, bêbados com o cheiro da relva. As crianças mais novas saíram do jogo. As mais velhas, entre doze e catorze anos, são mantidas ali por possibilidades que jamais mencionariam.

Agora, à menor provocação, caem desamparadas sobre a grama. As regras do pega-pega foram quebradas. Ninguém sabe quem pega quem. Alguns perseguem, outros fogem. A direção da perseguição muda como o vaivém da maré. Um dos meninos corre em torno do gramado e depois se volta na direção de uma das meninas. Ela foge, as pernas queimadas de sol quase invisíveis debaixo do pálido brilho de seu vestido curto de algodão. É esguia e veloz. O menino a conhece muito bem. Sua imagem o tem visitado em sonhos. Já fizeram coisas que ele não pode nem descrever. Acordados, nunca se tocam. É tudo tão estranho que às vezes ele sente que sua cabeça vai explodir. Apanhado na armadilha de sua própria frustração, ele pára de correr e ela pára também, a distância que os separa habilidosamente fixada.

"Você não me pega!", provoca ela.

Ele corre em sua direção. Ela desliza ao seu redor e corre em outra direção. Ele tenta interceptar sua corrida em frente da casa. Ela se vira e corre para a lateral. Ele a segue. Em vez de dar a volta na casa e retornar ao campo de jogo, ela segue pelo quintal, passa pelo canteiro de lírios, entra numa estreita faixa de árvores no fundo do terreno. Ela corre muito rápido. Ela sabe o que está fazendo, e não sabe o que está fazendo.

O menino corre atrás dela, sem tentar diminuir a distância que os separa. Cada passo os afasta ainda mais dos outros, os faz penetrar mais profundamente em um mundo de sonhos. Saem do arvoredo para um campo aberto, uma campina que se estende suavemente sob lua e estrelas estonteantes. Ela corre cada vez mais rápido. Ele está quase perdendo o fôlego. Subitamente, lhe ocorre que ela poderia correr para sempre. Ele acelera, avançando como uma onda para alcançá-la.

Justamente aí ela pára de correr e ele dá de encontro a ela. Vão juntos ao chão, resfolegando, agarrados um ao outro, imersos na terrena sensação e cheiro de verão. As mãos do menino escorregam pelos ombros, garganta, seios da garota. É incrível, talvez seja sonho. Ele não tem nenhuma idéia do que fazer ou deixar de fazer. Seu corpo lateja, fora de controle. Por um instante os dois se vêm respirando juntos e, nesse mesmo instante, que perdura por um longo espaço de tempo, o menino percebe que a lua e as estrelas estão vivas e lhe dizem algo, algo familiar, óbvio e urgente, algo de que ele não se lembrará mais tarde. Ela empurra sua mão e se levanta. Começam a retornar caminhando para junto dos outros.

Os velhos correm como se temessem sair do chão. Dois deles correm para pegar o ônibus em que me encontro. Sentado junto a uma das janelas do lado direito, coloco a testa contra o vidro e os observo, fascinado. Um deles é velho e encurvado; suas roupas de operário se ajustam graciosamente a seu corpo. Ele se curva alguns centímetros, e se impulsiona com agilidade para a frente, com os joelhos dobrados. O outro, obviamente acima do peso, veste um terno cinza e carrega uma pasta executiva. Ele segura a pasta pela alça e a mantém rigidamente a seu lado enquanto corre. O outro braço também está rígido e o pulso, fechado. Seu movimento é assustador. A metade inferior do corpo se move de forma independente da metade superior. Seus pés avançam em espasmos: nem se arrastando, nem correndo. Temo que ele caia. Outros passageiros também observam a cena; nossos motoristas de ônibus são notórios por dar a partida exatamente no instante em que os retardatários alcançam a porta.

Desta vez, no entanto, o motorista aguarda cinco segundos a mais. Os dois homens sobem os degraus, pagam a passagem. O idoso encarquilhado respira com dificuldade, resfolegando um pouco ao passar pelo corredor. O homem de terno está em condições deploráveis. Os olhos saltam-lhe das órbitas. As mãos tremem visivelmente quando busca agarrar uma das alças de sustentação. Senta-se do outro lado do corredor em frente a mim, arquejando, com uma expressão de medo no rosto.

170

Viro-me e, depois, volto a arriscar um olhar em sua direção. Há uma súbita mudança na minha percepção. Esse homem, que eu julguei ser "velho", provavelmente é vários anos mais novo do que eu. Olho pela janela, lá fora. Meu Deus, será que eu sou tão velho assim? Olho com novos olhos para as pessoas que caminham pelas ruas da cidade. Agora me parece estranho que nenhuma delas esteja correndo. Contentam-se em andar. Sem dúvida, prefeririam estar no ônibus ou dirigir seu próprio carro até a entrada do local de destino. Provavelmente, dariam uma volta no quarteirão para conseguir uma vaga mais próxima para estacionar o carro. Correr? Já deram voltas inteiras de corrida como *castigo*, na escola ou no Exército.

Volto a olhar rapidamente para o "velho" sentado à minha frente, do outro lado do corredor. Ainda está ofegante. Assassinato! Assassinato é o que está sendo praticado contra nossos corpos, nesta sociedade. Estamos sendo transformados em espécimes curiosos, despidos de corpos, isolados em cápsulas mecânicas, separados dos impulsos de nossos sentidos, dos nossos mais apaixonados sentimentos de tristeza ou alegria. Estamos *fora de contato*. Os reguladores ecológicos que mantêm em equilíbrio o organismo e o meio ambiente foram desligados. Inconscientes como estamos de nossos próprios sentimentos, podemos ignorar os sentimentos dos outros, até as próprias necessidades urgentes do próprio planeta. Quanto mais fracos nos tornamos, mais perigosos.

Lembro-me dos estudos do fisiologista Jean Mayer, que demonstram que, à medida que as pessoas se tornam mais e mais sedentárias, atingem um ponto no qual seus reguladores do apetite ficam totalmente desequilibrados: quanto *menos* exercícios fazem, *mais* comem. Parece-me que a nossa sociedade alcançou esse ponto sob vários aspectos. Privados da prática de exercícios vigorosos, transformamo-nos em glutões. Privados da capacidade de sentir intensamente, desenvolvemos sentimentos artificiais, parques de diversão para o corpo e para a mente. Privados das aventuras que nos são proporcionadas em nosso viver diário, projetamos aventuras extravagantes que agridem a natureza, queimam os recursos da terra e matam pobres habitantes de aldeias situadas a milhares de quilômetros de distância. Deus nos livre dos sedentários, dos entorpecidos, dos insatisfeitos.

O ônibus move-se agora obedecendo às paradas do centro financeiro. Devo admitir que nem todas as pessoas que andam pelas calçadas dão a impressão de ser sedentárias. Algumas andam com um vigor que me tranqüiliza; aqui e ali descubro um corpo bem-feito, uma aura resplandecente, um rosto radiante. Ponho-me a imaginar como seriam essas calçadas se algumas das pessoas estivessem correndo. Não correndo desesperadamente para pegar o ônibus ou chegar a um encontro, mas a passos largos, somente pelo prazer de correr. Meu ponto fica várias quadras adiante. Obedecendo a um impulso, desço do ônibus e começo a percorrer as calçadas, correndo com facilidade.

Na primeira quadra o caminho está bem livre. O ônibus parou, preso no tráfego: com um pequeno esforço posso vencê-lo rumo ao meu destino. O semáforo da esquina seguinte passa para o vermelho. Olho para os dois lados e corro entre os carros em movimento. Do outro lado, desvio-me de um grupo de pedestres que aguarda o semáforo. Alguns deles me lançam um rápido olhar, cheio de ressentimento. A próxima quadra está mais cheia de gente. Abro caminho, desviando dos transeuntes. Recebo mais olhares de ressentimento ou se trata apenas de minha imaginação? Em todo caso, a experiência está se tornando menos agradável.

No próximo cruzamento há um policial. Ao aproximar-me, noto que atraí sua atenção. Seus olhos se voltam continuamente para mim — e não se mostram amigáveis. Paro e aguardo a mudança do semáforo. Quando isso acontece, atravesso a rua correndo, sem entusiasmo. Sigo em frente, mas o ritmo de minha corrida diminuiu, quase tomou um tom de desculpa. Sinto o peso da cidade, que me pressiona para caminhar. As calçadas das cidades foram feitas para as pessoas caminharem. Sou um intruso. Continuo a correr, mas a alegria se foi.

Sonho com uma sociedade em que as pessoas possam correr tranqüilamente pelas ruas, ao longo das alamedas sinuosas dos subúrbios, em estradas no campo, trilhas naturais, planícies e praias. Para termos prazer nesse correr tranqüilo, não precisamos convocar o espectro da morte nem visar a delícias atávicas. A corrida pode nos oferecer agonia, clímax e transcendência, mas é também um exercício simples e saudável — será, provavelmente, a forma mais barata e acessível para melhorarmos nossa circulação, nossa respiração e o tônus muscular geral. Correr pode ajudar a nos conectarmos com outras formas de existência, mas é também uma maneira de aumentarmos nossas chances de sobrevivência nesta em que nos encontramos.

Estou convencido de que pessoas de qualquer idade e nos mais variados estados físicos — com exceção de casos extremos — podem correr. Depois de anos de vida sedentária, as primeiras tentativas podem provocar um choque terrível. O simples pensamento de correr quinhentos metros, em qualquer velocidade, pode ser exaustivo e paralisante. Mas o processo de condicionamento é inexorável tanto para o magro quanto para o gordo, o jovem ou o idoso — para todos os atletas do Jogo dos Jogos. Na pista da escola onde costumo correr, tenho visto alguns triunfos notáveis, envolvendo não os velocistas com seus cronômetros — mas homens e mulheres que, a princípio, não eram capazes de correr nem dez passadas sucessivas. Em questão de meses pude ver essas pessoas — as que persistiram — transformadas, não apenas fisicamente. Os estudos sobre os efeitos psicológicos provocados pelo correr confirmaram o que testemunhei: aumento da confiança, um ser mais radiante, o brilho especial dos olhos dos corredores que, antes, só caminhavam (e ainda assim devagar) pelo percurso.

Para os que se interessam sobre o assunto, há vários e bons livros disponíveis sobre o *jogging* para os que não são atletas. Um dos melhores é um pequeno volume intitulado simplesmente *Jogging*, de William Bowerman, treinador de pista no estado do Óregon. O livro de Bowerman é moderado, claro e estimulante e oferece um método seguro de executar as longas e compassadas corridas que são a própria essência do condicionamento físico. Esse método, que se tornou conhecido como o *Bowerman Talk Test*, o "Teste da Conversa" de Bowerman, funciona da seguinte maneira: saia acompanhado de um amigo ou amiga cuja condição física se assemelhe à sua. Comece a correr bem devagar. Ao mesmo tempo, comecem uma boa conversa. Assim que ficar difícil ou desconfortável falar, diminuam o passo. Se necessário, passem a caminhar. Corram (ou caminhem) em uma velocidade que lhes permita manter uma conversa agradável. Deixe o "Teste da Conversa" ser seu guia. Mas mantenha-se o mais firme possível nesse ritmo por, no mínimo, vinte minutos, ao menos três vezes por semana. Com o passar dessas semanas você verá que é capaz de mover-se com mais rapidez enquanto fala. Pode ser, então, que deseje aumentar seus períodos de corrida para trinta minutos, quatro vezes por semana, ou mais.

O "Teste da Conversa", aliás, pode inclusive servir como guia para o corredor treinado que esteja fazendo o treinamento de longa distância lenta (LSD, em inglês, é o termo corrente para essa "viagem" atlética), em ritmo de uma milha em seis minutos. Seja qual for o caso, o que importa é a persistência. Para o iniciante, a persistência deve estar acompanhada também de um raio de esperança. Eis aqui: as primeiras semanas são as mais difíceis. Você só começará a notar certa diferença depois das primeiras seis semanas de treinamento. Lamentavelmente, é justamente nessa fase que muitas pessoas decidem desistir da prática.

Dois amigos, a quem chamarei aqui de Irving e Frank, não se viam há muitos anos. Tinham-se conhecido quando crianças numa cidade do

Meio-Oeste americano, eram ambos doutores pela Universidade de Colúmbia e faziam parte do meio intelectual nova-iorquino, que circulava em torno de publicação tais como *Dissent* e *Commentary*. Ambos tinham carreiras respeitáveis. Irving, que lecionava ciência política numa faculdade de Manhattan, havia publicado duas antologias de textos básicos e dois livros teóricos acadêmicos, cujas vendas eram baixas o suficiente para lhe garantir a aprovação dos colegas. Irving estava totalmente envolvido numa vida mental. Criticava a decadência dos padrões acadêmicos, que via como resultado da manutenção do regime de cotas para os negros e outras minorias. Enxergava qualquer coisa que não fosse puro intelectualismo tanto como sintoma quanto como coisa do vertiginoso declínio da cultura. E sob essa mesma óptica considerava o condicionamento físico, caso chegasse a tomá-lo em consideração — o que, seguramente, não fazia.

A carreira de Frank era diferente, mas de igual qualidade. Deixara Nova York em 1960 para assumir o posto de professor de literatura e criatividade de redação em uma universidade do Meio-Oeste americano. Publicara numerosos livros de contos, que foram premiados. Seus dois romances e o livro de sua autoria, em que fazia críticas ao ensino, eram altamente considerados em certas publicações literárias. Às vezes, colaborava com artigos para o *The New York Times Sunday Magazine* e para o *The New York Review of Books*. Diferentemente de Irving, Frank interessara-se por condicionamento físico. Durante quatro anos praticara ioga e corria com regularidade. Recentemente, começara a pedalar sua bicicleta de dez marchas no caminho de sua casa para a universidade, uma distância de dez quilômetros. Durante esses anos de condicionamento, havia perdido cerca de dez quilos. As pessoas lhe diziam que ele aparentava dez anos menos do que os seus quarenta e cinco de idade.

Quando Irving veio para uma visita de três dias, Frank ficou chocado com a sua aparência. A pele do amigo parecia pálida demais. Embora magro, sua carne parecia flácida e a barriga, bastante protuberante. A ausência de músculos abdominais lhe provocara um desvio na coluna, que tomou a forma de um "S". Seus prognósticos apontavam uma cirurgia nas costas. Precisava de uma bengala para andar.

Esses problemas de coluna, Frank logo concluiu, eram apenas as primeiras das deficiências de Irving. Sofria de gastrite crônica, fazia dieta alimentar e vomitava com freqüência. A audição ia mal; precisava de um aparelho para ouvir. E, o que era mais desconcertante ainda, desenvolvera um tique nervoso que o fazia balançar a cabeça de um lado para o outro, especialmente quando escutava alguém falar. Para surpresa de Frank, Irving parecia não ter consciência desses problemas. O físico, para ele, mal existia. Qualquer coisa fora do normal nesse campo era um problema que cabia aos médicos resolver.

A visão de cultura de Irving se refletia no seu próprio estado físico. Tudo, para ele, tinha um gosto amargo, sem que ele fosse capaz de oferecer alternativas positivas a esse estado de coisas. Seu modo de discurso era o do ataque. Seu modo de ataque era ridículo.

Frank, aos poucos, foi achando a visita cada vez mais desagradável. Irving o rodeava, pedindo-lhe que falasse sobre suas práticas de ioga e de corrida. Fez a pergunta com um divertido sorrizinho de lado. Frank sentia certa relutância em falar sobre o assunto, pois adivinhava qual seria a reação do amigo, mas, assim mesmo, começou a falar, de início hesitante e depois, com ímpeto e entusiasmo.

Irving achou a atividade de Frank inesperadamente engraçada. De fato, podia sentir os cantos de sua boca se levantando, enquanto se esforçava para ouvir. Iria rir na frente do amigo? Lutou para conter o sorriso. Mas aquilo, também, era um pouco demais. Seu velho amigo, um idiota cultuador do físico! Mexeu-se na cadeira, tentando ignorar a dor aguda que sentia no centro do intestino. Sua cabeça balançava e sua mão direita se fechava e se abria em torno do cabo da bengala apoiada ao lado da cadeira. No entanto, não tinha consciência desses movimentos. Franzindo os lábios, procurou o tom correto para o seu comentário:

"Frank, devo dizer que considero tudo isso" — não pôde deixar de sorrir — "muito interessante". Procurou um cigarro sentindo-se, naquele momento, totalmente superior.

A Rampa da Velha Ferrovia começa nas proximidades do pico do Monte Tamalpais e desce até o subúrbio de Mill Valley, na Califórnia, perdendo cerca de 700 metros de altitude em onze quilômetros de curvas formosas. De 1896 a 1930, uma locomotiva a vapor transportava pessoas que queriam fazer piquenique ou simplesmente contemplar a paisagem vista daquela montanha especial, a apenas alguns quilômetros de São Francisco, porém ainda selvagem e intacta. Mas agora o trem e os trilhos desapareceram. A Rampa da Velha Ferrovia está entrelaçada com os trezentos quilômetros de caminhos que circundam a montanha.

No final do verão, durante a semana, esses trajetos têm pouca procura. Até mesmo as criaturas selvagens buscam refúgio em algum lugar, procurando fugir do calor. Nesses dias pode-se ver um corredor ambicioso batalhando para subir a rampa desde seu início para em seguida descê-la novamente. Mas hoje não estou tão ambicioso. Peguei uma carona até um ponto próximo ao topo, e agora corro montanha abaixo, desfrutando o ritmo hipnótico que meus pés produzem em contato com a superfície dura, fazendo jogos de energia com a gravidade, sentindo-me grato pela paisagem soberba que se estende quando o declive faz uma curva para fora, em direção ao cume da montanha, grato pela área de sombra que ela me oferece quando se fecha em outra curva, desta vez para atravessar um riacho.

Mas agora estou sob o sol, sem nenhuma perspectiva de alívio e, nos próximos quilômetros só tenho consciência do calor. Todas as minhas fantasias me abandonam. O suor escorre pelo meu nariz e inunda as laterais de meu corpo. Meu olhos se turvam. A paisagem deixa de ter importância.

A 400 metros, cruzo a trilha Throckmorton, o caminho mais curto e mais íngreme para o topo. Ainda ninguém, em lugar nenhum, nada para quebrar a abençoada monotonia de minhas passadas. Corro num ritmo nem rápido nem vagaroso: apenas corro, tendo a montanha se elevando do meu lado esquerdo, e o sol, do lado direito. Minha mente está quieta. Estou à vontade neste universo.

Sem pressa, a Rampa da Velha Ferrovia vai descendo. À altitude de 300 metros, ela se duplica repetidamente, gerando paralelos a si mesma cinco vezes em 800 metros, à medida que busca um nível mais baixo. Outras trilhas convergem para esse ponto, em um labirinto de voltas e novos ramais. A terceira reta faz uma leve curva; ao passar, posso ver a curva seguinte, mais fechada. Ali, justamente na entrada, uma mulher, usando tênis e shorts cáqui corre viva e ágil, com seus longos cabelos louros balançando de um lado a outro. Está a menos de cem metros de distância. A luz do sol cria uma aura deslumbrante em torno de seus cabelos, brilhando sobre as curvas molhadas das suas costas. Sou atraído por ela como se estivesse em transe. Ela corre em câmera lenta e eu corro com ela, passo a passo. Quando ela começa a desaparecer na curva, consigo ver seus seios respondendo ao ritmo do seu movimento, nosso movimento.

Passaram-se apenas quatro ou cinco minutos, mas sua imagem fixou-se na minha consciência de maneira pura, natural e inteiramente livre, sem nenhuma intenção sexual. Talvez por causa disso, sou dominado por uma sensação de erótico. O sol, a montanha, a poeira sobre a pista, os movimentos de meu corpo, o ar que respiro — tudo é erótico. As coisas se atraem umas às outras. Tudo anseia e se completa. Mover-se, só isso, é amar. Não há necessidade de se buscar outro sentido para a vida.

Ainda num ritmo regular, de transe, completo a curva. Pode-se ver a próxima reta. Nada. Ela se foi. Por alguns instantes, sinto-me desnorteado. Era uma miragem? Mas há no mínimo dois caminhos que ela poderia ter tomado depois de completar a curva. Devo retornar e tentar encontrá-la? A insatisfação começa a solapar as bases de calma e tranqüilidade que quilômetros haviam construído. Mas durante todo esse tempo meus pés continuam a me conduzir. O ritmo em que me encaixei tem impulso próprio. Chego ao fim da curva e inicio a última volta. Ela se foi, mas sua imagem reaparece, ainda mais resplandecente, tão veemente quanto um sonho. Estamos juntos. Estaremos sempre juntos. O sol será sempre atraído por seus cabelos, brincará e brilhará sempre ao longo das curvas de suas costas. Seus seios sempre responderão à gravidade e ao desejo. Ela estará sempre correndo, incansavelmente, movendo-se eternamente ao ritmo desembaraçado de sóis e planetas, de oceanos, rios e nuvens.

Continuo seguindo a Rampa da Velha Ferrovia, descendo em direção a pontos que, em certo sentido, sempre se dissolverão e desaparecerão antes que eu possa alcançá-los. Eis aqui algo que eu já consigo entender: nunca chegaremos a alcançar aquilo em cuja direção corremos — e é isso que constitui a essência e a glória da corrida. No fim, o correr em si é o prêmio. Ele nunca pode ser justificado. Corre-se por correr, nada mais.

11. CAIR, VOAR

Como posso dizer o que voar significava para mim? Como posso resumir aqueles anos no final da infância, quando não conseguia pensar em nada mais além disso? Há muita coisa a dizer. Sou arrebatado, perco as palavras. Se eu pudesse arranjar um único som — o tipo de som que se vê nos gibis ou nos trabalhos de Tom Wolfe: um berro único capaz de abarcar toda a experiência, eu soltaria esse berro aqui, de uma vez só e deixaria as próximas páginas em branco, para você fazer os seus trajetos mentais, suas voltas e giros, suas curvas lentas e tudo o mais que as palavras não conseguem expressar.

Mas estamos presos às palavras e posso apenas dizer que minhas primeiras recordações me fazem voltar ao vôo de Lindbergh sobre o Oceano Atlântico. Ainda não tinha quatro anos completos. Os gritos dos jornaleiros me enchiam de espanto — são gritos aflitos, urgentes, que vêm de longe e se aproximam cada vez mais, que penetram em mim e me trazem lembranças antigas, de quando eu tinha três anos. O que estava acontecendo? Algo maior que meus pais, minha vizinhança e minha cidade — algo grande e poderoso, que virava o mundo do avesso. Eu me rendi ao pavor e a trêmulas esperanças. Foi um longo dia de gritos dos jornaleiros, que a toda hora anunciavam um novo "Extra!". Foi também um dia de milagres: Lucky Lindy,* avistado sobre Newfoundland, visto por um navio no mar, visto acima da Irlanda, da Inglaterra, da França. O Lone Eagle (Águia Solitária) aterrissara em

---

* Lindy, o Sortudo.

Paris! Entendi. Assim seria a vida: longos desafios, enormes dificuldades, milagres.

Depois disso, durante meses eu ficava deitado no tapete da sala de
estar do modesto apartamento onde morávamos em Atlanta, cantando
canções sobre o vôo de Lindbergh. Mesmo naquela época eu estranhava
o fato de não necessitar elaborá-las: a letra e a música já estavam ali
comigo, antes mesmo de eu abrir a boca. Eu era o filho mais velho. Meus
irmãos e irmãs ainda não haviam nascido. Eu me estirava sobre o tapete e
cantava; meus pais olhavam para mim embevecidos. O mundo externo
não podia me fazer mal nenhum. E eu me recordo, mais tarde, de estar
sentado com meus pais e minha irmãzinha na Igreja Metodista, deixando
que as palavras do ministro se fundissem no ar enquanto eu me ocupava
em imaginar um avião em miniatura que seria capaz de voar pelo sagrado
espaço interno do templo. Meu avião imaginário fazia voltas, girava, arre-
metia e me resgatava da monotonia e do desconforto.

No dia de meu aniversário e em outras ocasiões especiais, meu pai
me levava para o campo Candler e comprava um tíquete para um vôo de
avião. Eu era incapaz de imaginar presente melhor do que esse, e me
lembro da maneira como contei a meus colegas que tinha feito meu
décimo terceiro vôo no meu décimo terceiro aniversário. Nos meus devaneios via-me sempre voando, praticando todas as manobras possíveis
com um manche imaginário. Toda noite ia dormir imitando um bimotor
esportivo, que entrava no quarto com perfeita precisão, como um raio.
Sempre voei, mas nunca ousei sonhar que aprenderia a voar. Quando
completei dezoito anos, veio a guerra. Alistei-me na Aeronáutica. Aprendi
de fato a pilotar um avião.

Sim, é terrível um comentário que se faz sobre a civilização: os
maiores avanços e mais memoráveis aventuras na aviação têm estado
associados à guerra e à morte.

Minha carreira como aviador? Tornou-se aquilo que eu já esperava: longos desafios, enormes dificuldades, milagres. No curso básico
de vôo "tomei bomba" nos exames de vinte horas de vôo e isso me
arrasou. Ao final do vôo, o piloto que me examinava se colocou em pé
junto a mim ao lado do avião, e disse: "Eu quero não só que o senhor
nunca mais entre num avião; quero que o senhor nunca chegue *perto* de
um avião." Naquele dia, ao retornar da linha de vôo a minha vida estava
em ruínas. Mas não tinha intenção de desistir. Fiquei internado na enfermaria por três dias: estava angustiado. Um dos médicos foi compas-
sivo: quando deixei a enfermaria não voltei à linha de vôo. Dei
continuidade ao curso em terra, com meus colegas, durante metade do

dia. Quando eles saíam para voar eu me escondia nos alojamentos, grandes baias cavernosas repletas de beliches.

Nesses anos de guerra tudo era pressa e confusão. Não se faziam registros com regularidade. Na linha de vôo, pressumia-se que eu estava cortado. Mas a escola de terra mantinha os registros de graduação ou baixa, e meu nome continuava lá. De maneira que todos os dias, durante as três ou quatro horas em que deveria estar na linha de vôo, eu simplesmente me escondia. Na semi-obscuridade de nossos alojamentos, eu desaparecia como um fantasma. Descobri que podia sentir alguém se aproximando antes de poder ouvir de fato seus passos. Sem que ninguém me ensinasse, aprendi a andar sem fazer ruído. Aprendi o segredo da invisibilidade. O dia da graduação chegou e meu nome constava do programa, juntamente com o de meus colegas. Ainda guardo comigo aquele programa como recordação de um episódio milagroso da minha vida.

Quando meus colegas passaram para o estágio seguinte, o curso básico de pilotagem, quase nem me despedi deles. Estava envolvido demais no meu propósito de tornar-me invisível. Assim, perdi-os inteiramente de vista, aqueles bons amigos e camaradas da famosa corrida com o Esquadrão A no Campo Maxwell. Peguei meus pertences e me transferi para a classe seguinte, dizendo-lhes que havia me rematriculado. Marchei para a linha de vôo em companhia dos meus novos colegas, em um novo esquadrão e me foi designado um novo instrutor. Agora eu precisava ainda encarar um mês de esconderijo durante o curso de terra, uma vez que, para eles, eu já era graduado. Continuei me tornando invisível durante metade do dia.

Na linha de vôo, porém, minha sorte aumentara. De fato, depois de meu exame de quarenta horas, eu estava tão confiante que confessei tudo ao piloto que me examinava — que, por acaso era o aviador mais graduado da escola. Prendi a respiração até que ele começou a rir. O homem que me havia reprovado era um formalista idiota. O piloto-chefe, então, riu com vontade, até seus olhos se encherem de lágrimas. Prometeu-me guardar segredo. Deu-me os parabéns pelo resultado do meu exame de vôo e balançou à minha frente minha carteirinha de sessenta horas. Disse-me que estava liberado para fazer qualquer coisa que desejasse com as horas de vôo que ainda restavam.

As duas semanas que se seguiram foram mágicas. Não tinha amigos entre meus novos colegas, estava bastante só. Todas as manhãs escondia-me, passando de uma baia para outra tão logo ouvia as pessoas se aproximando. A minha percepção do tempo mudara: a manhã era uma eternidade, porém terminava antes de eu perceber. Depois do almoço eu ia até a linha

180

de vôo, cada visão e cada som ao meu redor vívido e intenso depois das horas de isolamento. Meus novos colegas ainda tinham à frente seu exame de sessenta horas. Mas eu não tinha com que me preocupar. Usando meu próprio e delicioso tempo, fazia a verificação, *cockpit* aberto, de um dos bimotores Stearman, ligava o motor, rodava para a posição de decolagem e acionava os comandos, como sempre fizera em meus sonhos. Depois, punha o avião no ar e deixava que ele me levasse para onde quer que fosse. Vagueávamos sem rumo em voltas suaves, enquanto ganhávamos cada vez mais altura. O ar úmido e pesado se tornava mais rarefeito e frio; os solavancos se tornavam a maciez da seda.

Finalmente, voando acima de todos os demais aviões, a cinco mil pés, eu nivelava o avião e o desacelerava. Os sons do motor se dissolviam na grandeza do cenário: a paisagem plana e recortada de lagos da Flórida a meus pés, o azul pálido das águas do Golfo do México se estendendo infinitamente para oeste, a grandiosa coluna vertical de cúmulos longe no norte. A oitenta milhas horárias, eu parecia mal me mover; sentia-me suspenso, flutuando no espaço. Às vezes olhava para a cauda do avião e essa perspectiva me trazia de volta a consciência da insignificância, solidão e vulnerabilidade do meu ser e do meu pequeno equipamento, em tais alturas. Mas eu não podia me permitir pensamentos de vulnerabilidade, de modo que fazia com o avião girasse ficando de ponta-cabeça e em seguida mergulhava direto para baixo, subindo em seguida numa manobra de Immelmann. Ou punha-me simplesmente a fazer *loops* completos, um atrás do outro, perdendo gradualmente altitude a cada volta até baixar ao conhecido calor e turbulência das camadas do ar inferiores. Um dia deixei-me absorver totalmente pelos *snap rolls* (manobras rápidas em volteios) que fazia, pois me parecia que a cada um deles toda a Terra, esse grande e pesado planeta, girava sobre minha cabeça. Continuei até que meu braço direito perdeu a força e apenas com muita dificuldade consegui juntar forças para aterrissar.

Tudo mostrou ser da forma que eu sonhara. Passei pelos cursos básico de vôo, depois pelo avançado. Fiz amigos, embora devagar e relutantemente (tinha começado a gostar de minha solidão e da minha invisibilidade). Apesar de meu início constrangedor, graduei-me, maravilha das maravilhas, em primeiro lugar na classe. Meus pais, avós, tios e tias estavam na platéia quando eu subi ao palco, o primeiro entre 310 cadetes, para receber minhas asas de prata. Não lhes havia dito nada. Sua surpresa e contentamento contribuíram para outro daqueles perfeitos chavões que marcaram os anos de guerra da Força Aérea Americana. Entendam, por favor. Naqueles dias um chavão não era algo a ser

181

evitado, e sim a ser almejado como a melhor e mais confiável forma de ligação com a realidade. Foi justamente como eu esperava: longos desafios, enormes dificuldades, milagres.

Abandonar a superfície da terra e entrar nos domínios do céu, cruzar os limites entre duas dimensões e uma terceira, esse é um ato de não pequena significância. Talvez seja o símbolo das transformações pelas quais já passaram a matéria, a vida e a mente, transformações pelas quais ainda deveremos passar. Ao voarmos, adicionamos a nossas vidas uma outra dimensão, e a adicionamos de uma só vez: não aos poucos. É com apreensão que nos aproximamos desse momento e, uma vez cruzada a linha, somos preenchidos por um sentimento de estranheza. Além disso, freqüentemente há uma sensação de reconhecimento, como se tivéssemos entrado no local que nos é familiar. A embriaguez do vôo não é apenas sensorial, é também a embriaguez do retorno, de retomar à liberdade pela qual sempre ansiamos e que já uma vez conhecemos.

Fico assombrado com o fato de o medo de altura geralmente não se aplicar ao vôo. À beira de um precipício, pode acontecer de meus joelhos começarem a tremer e meu estômago de repente sentir um vazio. Mas já fiquei pendurado de cabeça para baixo, preso somente pelo cinto ao *cockpit* aberto de um bimotor e tive apenas uma deliciosa sensação de estar exatamente no lugar certo na hora certa. Os psicólogos já ofereceram suas explicações para essa discrepância, que estaria ligada ao "fenômeno de precipício", *cliff phenomenum*, ou à percepção visual e à perspectiva de atordoamento criadas pela vista vertical de uma estrutura física. Mas essas explicações, para mim, não se sustentam. Sinto o mesmo desconforto numa cadeira pendurada por um cabo, sem a presença de nenhum "precipício", nenhuma estrutura física entre o chão e eu. Mas eu sei que a cadeira está presa à terra: não é voar; conseqüentemente, parece precário. Livrar-se dos cabos, voar livre, é entrar num outro domínio. Deste domínio, livres das amarras que nos ligam à terra, podemos rapidamente experienciar o mais notável conforto e repouso.

Podemos ter esse mesmo conforto e repouso nas quedas de grandes alturas. Logo no início da era do ar acreditava-se que o pára-quedista corria grande perigo se o seu pára-quedas demorasse a abrir e ele se mantivesse em queda-livre por um lapso de tempo significativo. Segundo esse modo de pensar o ser humano não evoluiu gradualmente para uma existência no ar, como os pássaros; dessa forma, durante uma queda demorada poderia perder o domínio de seus sentidos, sentir tonturas e desfalecer ou, até mesmo, cair em estado de inconsciência. Provou-se que, na verdade, ocorre o contrário. Em seu livro *Song of the Sky* (Canção do Céu), Guy Murchie cita um dos primeiros "relatórios científicos" sobre as sensações presentes no corpo humano durante uma queda-livre, elaborado por um pesquisador em fisiologia da Força Aérea, o capitão Harry Armstrong.

Armstrong notou que os fatores mentais predominantes durante os poucos segundos que antecedem o salto eram medo e excitação, mas que "tão logo se deixava o avião, o medo e a excitação desapareciam". Todos os processos mentais pareciam normais, assim como a percepção visual. Não foi notada nenhuma grande passagem de ar pelos ouvidos. Não se evidenciaram, segundo Armstrong, nenhuma das conhecidas sensações de vazio ou de "caída" na barriga, tão familiares nos elevadores. Os olhos, embora sem proteção contra as rajadas de vento, não ficavam irritados. A respiração era equilibrada, regular e sem distúrbios. A pressão exercida pelo ar sobre o corpo, que impede que a queda atinja velocidade maior do que 180 quilômetros por hora, marcou a consciência do capitão Armstrong como:

> uma pressão superficial generalizada e suave, distribuída uniformemente sobre a parte externa do corpo que cai em direção à terra. A experiência que mais se assemelha a essa, quando estamos em terra, é a de estar sendo deitados mansamente sobre um leito, grande e macio.[1]

Hoje, quando o *skydiving* já se tornou um esporte popular, as percepções expressas pelo capitão Armstrong em seu relatório foram confirmadas em numerosas oportunidades. O esporte da queda nos faz lembrar dos Senoi, na Malásia, um povo primitivo que aprendeu a controlar seus sonhos para fins educacionais. Os Senoi ensinam aos jovens a permitirem, em seus sonhos, que o medo da queda se transforme em prazer de voar. Milhares de *skydivers* passaram pela experiência dessa prazerosa transformação. Caindo alguns quilômetros de altura antes de abrir os pára-quedas, aprenderam a fazer manobras horizontais durante a descida, unindo-se a outros pára-quedistas para realizar formações em círculos e estrelas, darem volteios e saltos mortais, brincar de pega-pega, dar beijos e abraços. Durante todo o tempo, a irresistível sensação não é a de cair, mas de voar, de pairar por um instante suspenso no ar, esse grande leito macio. E o principal perigo repousa, talvez, na tentação, raramente expressa, sempre presente, de se esquecerem das regras da encarnação e continuarem a cair, voando para sempre.

---

1. Guy Murchie, *Song of the Sky.* Boston, 1954, p. 290.

Atualmente, o treinamento de vôo pode envolver conhecimentos técnicos de meteorologia, navegação e rádio, manobras de precisão, aerodinâmica, mecânica e procedimentos de emergência. Pode tornar-se um processo longo e cheio de dificuldades. Mas o simples ato de voar, de controlar um equipamento em pleno ar, é surpreendentemente fácil. Para um adulto, aprender a pilotar um avião talvez seja mais fácil do que aprender a nadar ou dirigir uma bicicleta. Sempre me espanto quando paro para pensar no fato de que a média das pessoas é capaz de pilotar sozinha um avião depois de apenas oito horas de treino, sendo que nessas oito horas lhes são ministrados muito mais conhecimentos do que o mero aprendizado de decolagem, manobras aéreas e aterrissagem. A média das pessoas tem toda a probabilidade de aprender esses dados básicos num par de horas, se tanto. De fato, nos primórdios do vôo a motor, as pessoas em treinamento não precisavam nem de duas aulas para aprender a voar. Eram ensinadas a taxiar seus equipamentos com rapidez cada vez maior até que este se levantasse do solo e planasse no ar. Para o vôo em si, pura e simplesmente, todo o conhecimento técnico é excesso de bagagem. Guy Murchie nos relata o caso de uma jovem que pilotou sozinha, logo depois dele, e que "era incapaz de explicar como funcionava o manche. Não foi capaz de explicar se ou porque suas mãos e pés moviam o equipamento — ainda assim, pôde voar absolutamente bem, como se fosse um pássaro: sem pensar".

Apenas nós, que depositamos toda nossa fé no que é material, poderíamos insistir que o espaço aéreo é um reino estranho, difícil, ameaçador, um território a ser conquistado. Longe disso, trata-se de um reino acessível e familiar, um lugar onde se brinca, onde se pode encontrar a matéria etérea dos sonhos e das lembranças. As culturas primitivas nunca duvidaram do vôo do espírito — não se questionava a "realidade" desse fato. Em condições apropriadas, que lhes eram propiciadas pelas cerimônias rituais, a alma espiritual alçava vôo, cruzava vastos mares e continentes e retornava, trazendo consigo essa dádiva sem a qual o próprio espírito pode morrer: uma nova visão. E as primeiras civilizações tampouco renunciaram totalmente à idéia de voar — embora se tivessem deixado fascinar pela terra e seus aspectos. Os egípcios possuíam suas divindades aladas, os assírios, seus touros alados, e os persas, seus tapetes voadores. O Extremo Oriente, de maneira significativa, raramente considerava necessário prover de asas os seus seres míticos: eles voavam simplesmente levitando.

Então chegou o Ocidente, com sua tocante mentalidade literal. As aves voam. As aves têm asas. Os anjos voam. Os anjos têm de ter asas.

184

Daí as magníficas asas ostentadas nas pinturas de Tintoretto, Botticelli, Raphael. O vôo do espírito se tornou tabu. No Ocidente, essa prerrogativa foi permitida somente aos anjos, apropriadamente dotados de asas. Atribuía-se o voar sem asas somente aos domínios da magia negra. Quando certas mulheres, objeto de desejo, relatavam que às vezes voavam durante a noite, a imaginação ocidental as vestia de negro, conferia-lhes os poderes do cabo de vassoura fálico de seus próprios desejos não admitidos, classificava-as como bruxas e passava a persegui-las. Quem sabe quantos milhares de jovens mulheres foram enforcadas, queimadas ou afogadas de forma primitiva por serem versadas no vôo do espírito?

O literalismo ocidental contribuiu tanto para a glória quanto para a estupidez que marcaram sua "conquista do ar". Sabe-se que, por volta de 400 a.C., um grego chamado Archytas de Tarentum construiu uma pomba de madeira que, levantada pelo braço humano em movimentos giratórios, podia ser propelida por um jato de vapor. Depois disso, para nosso assombro, por cerca de mil e quinhentos anos não chegaram a nós relatos de nenhuma tentativa de navegação aérea. Surge então um deles, no ano de 852 da nossa era, no qual um sábio árabe de nome Armen Firman afirma ter construído asas para si mesmo e tentado levantar vôo na cidade de Córdoba. Somos também informados que o monge beneditino Eilmer de Malmesbury, em 1020, ajustou a seu corpo duas asas e pulou da Abadia de Malmesbury, tendo quebrado as duas pernas na queda. Nos séculos seguintes, podemos ler centenas de relatos de pessoas que saltaram de torres — bravos e temerários aventureiros, desejosos de competir com o vôo dos pássaros, muitos dos quais continuavam batendo as asas ao cair.

Até o final do século XIX, inventores e fantasistas continuaram a desenhar e imaginar ornitópteros que batiam asas. Até Leonardo da Vinci era obcecado pelo movimento de vôo semelhante ao dos pássaros — desenhou muitos ornitópteros mas fez apenas um pequeno esboço, de tamanho minúsculo, daquilo que hoje todos conhecemos como helicóptero. Nenhuma de suas invenções, pelo que se saiba, jamais foi capaz de voar.

É difícil eliminar o literalismo. Depois que os entusiastas da aviação finalmente desistiram de conceber o aeroplano como um pássaro, sua maioria começou a idealizá-lo como extensão do automóvel. Essa estrutura mental, à qual Charles H. Gibbs-Smith, do British Science Museum, denomina como "abordagem choferística", concebia o piloto como, de algum modo, *externo* ao aeroplano, e não parte dele. O automóvel voador seria conduzido de modo a ficar acima do solo, podendo, então, ser dirigido em pleno ar "como se simplesmente tivesse deixado a camada plana da terra para mover-se numa camada ligeiramente menos plana de ar".[2] O estilo "choferístico" de pensar predominou entre os inventores europeus do começo do século xx. Eles tentaram dar a suas máquinas voadoras a maior estabilidade possível, de forma a torná-las bons automóveis aéreos.

Alguns poucos inventores, principalmente Orville e Wilbur Wright, encaixam-se no que Gibbs-Smith denominou de "abordagem braçal". Os pilotos passaram a conceber a si mesmos como *parte* de seus equipamentos, compartilhando e vivenciando cada momento do vôo. Assim, concentraram-se nas manobras e controles, de forma que o aeroplano servisse como extensão direta do seu próprio pensamento. Os irmãos Wright, na verdade, deliberadamente fizeram seus primeiros aviões tão instáveis que mal se endireitavam sozinhos. Seus *Flyers*, porém, obedeciam de tal modo aos desejos dos pilotos que deixaram os europeus deslumbrados.

Hoje, os aviões nos quais cruzamos continentes e oceanos, às vezes não parecem mais do que imensos ônibus aéreos, e o papel mortal que o avião de guerra já desempenhou ainda está perto demais de nós. Mas o vôo começou como atividade esportiva e o céu ainda nos conclama a nos voltarmos a esses momentos de altura, de claridade, durante os quais impulso e ação formam uma só unidade. Nossa busca do puro vôo conduziu-nos pelo caminho mais longo, aos trancos e barrancos, por tortuosos desvios, cada avanço significativo dificultado pelo poder estabelecido. Mas, agora, o sentido geral da jornada é claro. Passamos da complexidade para a simplicidade, da máquina voadora cheia de asas, cheia de armações, para o simples monomotor prateado, para o jato em forma de dardo, para o elegante engenho espacial desprovido de asas. Em seu adorável livro *Wind, sand and stars* Antoine de Saint-Exupéry nos recorda que a evolução do avião demonstra o "princípio único e norteador" de todo o esforço industrial: o princípio da simplicidade:

> É como se houvesse uma lei natural determinando que para alcançar essa finalidade, retirar a curva de uma peça de mobília, da quilha de um navio, da fuselagem de um avião para que gradualmente adquira a pureza da curvatura de um seio ou de um braço humanos é preciso haver a experiência de várias gerações de artesãos. A per-

---

2. Charles Harvard Gibbs-Smith, *Aviation: An historical survey from its origins to the end of World War II*. Londres, 1970, p. 110.

feição, se é que existe, só é finalmente alcançada não quando já nada há mais a acrescentar, e sim quando já não há mais nada a ser removido, quando o corpo já foi reduzido à sua nudez.[3]

Praticantes de *hang-gliding* (vôo livre), atividade esportiva nova e em rápida expansão, alçados às alturas em correntes de ar favoráveis, têm-se mantido suspensos por mais de oito horas, sustentados por nada mais substancial do que uma asa de alumínio e Dacron de cerca de sete metros de largura. Essa asa, definitiva em sua simplicidade e eficiência, foi desenvolvida por engenheiros da NASA com o auxílio de computadores. De fato, já percorremos totalmente o caminho mais longo. Fomos até a Lua para projetar uma asa-delta tão básica, tão despojada que poderia ter sido produzida na época de Lao-Tsé ou de Alexandre, o Grande.

Que formas de simplicidade estaremos deixando de ver agora? Que literalismos desnecessários aprisionam o nosso pensamento? E que viagens nos esperam quando finalmente reduzirmos o ato do viajar à sua nudez? Restam apenas indagações e uma visão, para nos inspirar mesmo quando voamos com metal pesado e queima de combustível, a visão de simplicidade absoluta da qual nada mais pode ser tirado: o puro vôo.

O Atleta dos atletas poderá não ser um piloto, um *skydiver* ou um surfista aéreo mas, certamente será alguém capaz de voar. As lições de vôo informam a todos aqueles dispostos a ultrapassar o lugar-comum, qualquer que seja sua busca: no tênis, na escalada de montanhas ou, simplesmente, tomando consciência do Jogo dos Jogos em que todos estamos envolvidos. O treino não termina nunca. Eis aqui duas dessas pessoas, ambas americanos típicos:

Vejamos novamente aquela fotografia histórica do primeiro vôo dos irmãos Wright. Nota-se que as asas de seu avião são curvadas para baixo e não para cima, como seria de se esperar. Essa curva fornece evidência visual da deliberada tentativa de dar instabilidade ao aeroplano. Esse projeto, aparentemente perverso, tinha suas razões de ser: permitiria que o equipamento desse resposta sensível e imediata aos controles. E exigia também um piloto que não se considerasse um mero motorista, mas, sim, alguém capaz de voar, de ser um só com seu equipamento.

---

3. Antoine de Saint-Exupéry, *Wind, Sand, and Stars* (trad. para o inglês de Lewis Galantière), Nova York, 1941, p. 66.

Décadas de pesquisa aeronáutica e todo o peso do conhecimento convencional se contrapunham aos irmãos Wright e a favor da inerente estabilidade. A despeito de tudo isso, esses notáveis americanos resolveram, como Wilbur descreveu, "colocar em experiência um princípio fundamentalmente diferente. Ajeitaríamos a máquina de maneira que ela não tendesse a aprumar-se sozinha". Depois, naturalmente, a estabilidade e a sensibilidade aos controles seriam combinadas com sucesso. Mas, lembre-se: para atingir uma nova dimensão e uma nova era, foi necessária a criação de uma situação de deliberada instabilidade.

A segunda lição vem de Charles Lindbergh em *The Spirit of St. Louis*, um livro tão poético e tão simples, tão visionário e tão prático que bem poderia ser recomendado a todo atleta de qualquer modalidade esportiva. Essa obra lançou uma nova luz sobre uma familiar história americana.

Quando, em 1926, foi renovado o prêmio Raymond Orteig, de 25 mil dólares, ao primeiro vôo direto entre Nova York e Paris, o prêmio atraiu alguns dos maiores cérebros em aeronáutica da época. Formaram-se vários grupos com o objetivo de reunir os melhores homens e máquinas possíveis para essa aventura. Esses grupos encaravam os problemas que se apresentavam de maneira razoável e com maturidade. A travessia, pensavam, exigiria um equipamento grande, com mais de um motor para o caso de uma pane. Deveria abrigar também uma tripulação completa, quem sabe um técnico em navegação, um homem de rádio e um engenheiro, além do piloto — e de outro piloto para substituir o piloto-chefe, quando este precisasse dormir. Provavelmente, também seriam necessários alojamentos para dormir e os mais avançados equipamentos de navegação e rádio-transmissão. Seriam fornecidas as melhores comidas e bebidas, botes salva-vidas e provisões de emergência em caso de queda sobre mar.

Os especialistas viam isso tudo com muita clareza. Eram, principalmente, homens razoáveis e instruídos. Mas, por alguma razão, perderam de vista o ponto principal, o fator óbvio e singular que determinaria o sucesso ou o fracasso daquele vôo.

Entra Charles A. Lindbergh, desconhecido piloto dos correios. Certa noite enluarada, quando transportava a correspondência de Peoria a Chicago num monomotor, começou a pensar no vôo de Nova York a Paris. Naquela noite, já antes de aterrissar, havia arquitetado um plano revolucionário para um vôo bem-sucedido — um plano que ele seguiria com determinação e engenhosidade nos meses seguintes. Melhor de tudo, havia encontrado o atalho a todas as considerações periféricas que preocupavam os especialistas, chegando à compreensão da simples e óbvia chave para o Atlântico: o alcance de vôo.

Comparado a isso, o resto era secundário. Os motores tinham-se tornado confiáveis: as probabilidades de pane eram pequenas. De qualquer forma, naquela época era impossível alguém ser bem-sucedido se houvesse mais de um motor; se algum deles falhasse os motores adicionais apenas provocariam maior lentidão, maior consumo de combustível e reduziriam o alcance do vôo. Todos os outros acessórios acarretariam as mesmas conseqüências. Quanto à navegação, não havia necessidade nem de um técnico nem de equipamentos complexos. Se alcançasse a costa européia com reservas de combustível, o piloto teria amplo tempo de sobra para orientar-se e alcançar Paris. Equipamento de rádio, provisões, tripulação adicional, condições para dormir — tudo isso era supérfluo. Cada quilo a mais a bordo representaria um litro a menos de combustível e, portanto, menor alcance. A segurança e o sucesso da empreitada residiam neste único fator.

Lindbergh projetou então um avião em função do alcance — de linhas fluidas, movido a um só motor, dirigido por um único piloto e bastante instável (mais tarde creditou a essa instabilidade a obrigação de manter-se acordado que, dessa forma, salvou-lhe a vida). O *Spirit of St. Louis* era despojado até os ossos. Levava uma imensa carga de combustível, a maior parte do qual se encontrava num tanque montado diretamente à frente do assento do piloto; até mesmo sua visibilidade dianteira foi sacrificada em função do alcance. Lindbergh levou seu objetivo a rituais extremos: recortou e jogou fora as partes dos mapas de que não necessitaria, economizando assim ainda alguns gramas de peso. Alcance!

Quando seus planos começaram a atrair a atenção da imprensa, Lindbergh foi chamado de Louco Voador. Quando atravessou com sucesso o continente e chegou a Nova York para preparar a travessia do Atlântico, foi apelidado de Lindy, o Sortudo. Quando aterrissou em Paris, antes do tempo programado e com o tanque ainda cheio de combustível, ficou conhecido como Águia Solitária.

Esse homem, cujo gênio ainda não foi totalmente apreendido, provou estar certo em todos os detalhes. Mais tarde, à medida que a aviação progredia rapidamente, os itens adicionais puderam ser acrescentados aos vôos transatlânticos sem nenhuma perda de alcance. Mas naquele instante histórico, foi a Lindbergh quem coube a visão. O alcance estava acima de tudo. E ainda está.

Hoje é fácil dizer que Lindbergh não era realmente um louco. Mas não há necessidade de descartar esse apelido. Porque, para aprender de verdade, é preciso ser louco, ter a capacidade infantil de ver a nudez do imperador, e dos especialistas. Sempre que nossa empreitada atlética nos conduzir para as fronteiras do desconhecido, provavelmente exigirá também que descubramos o simples e o óbvio. Não existe nada mais difícil do que isso.

Como posso falar sobre vôo? Não há como. Mas talvez você já tenha tido na vida um caso incomparável de amor, dois anos ou mais roubados do resto de sua existência, drama e melodrama, separação e retorno, prazeres impossíveis oferecidos justamente quando menos esperava, perigos, transcendência. Para mim, voar foi como um caso de amor. Foi consumado em uma sexta-feira, 13 de agosto de 1943, quando, pela primeira vez, na Flórida, fiz um vôo solo em um bimotor Stearman. Esse caso terminou (embora, na época, eu não soubesse que seria esse o final), em junho de 1945, quando conduzi um esquadrão de doze aviões de ataque A-20 em uma missão frustrada pela proximidade da monção, e retornei à terra com um floreio sobre a pista de pouso da Ilha Mindoro, nas Filipinas. Voei, outras vezes, desde então, mas nunca mais foi a mesma coisa. Durante aquele período de quase dois anos, fui um perfeito celibatário no mundo dos homens e mulheres, não em virtude de ausência de desejo, mas por timidez e falta de oportunidade. Mas isso não vem ao caso: voar era meu mundo e meu amor.

Como posso dar nome às delícias do vôo? Não existem palavras que expressem o sutil equilíbrio que há entre o dominar e o render-se, que é a marca do que de melhor existe tanto no voar como no amar. Ambos nos oferecem experiências nas quais o controle se torna tão elevado e seguro que acreditamos que pode ser totalmente abandonado. Há vôos difíceis de cinco horas de duração que acabam se realizando sozinhos e nos deixam tão relaxados e exaustos que, ao final, podemos nos permitir cair no sono profundo e sensual que é a imagem espelhada da paixão. Existem também aterrissagens em campos de pouso estranhos, excursões em territórios previstos mas não conhecidos de fato — a navegação completa, a longa descida, o sol que se põe, as rodas que procuram aquele pedaço de chão duro e plano que, antes, era apenas um nome, um símbolo no mapa. E há o mundo de nuvens que nenhum mapa é suficiente para mostrar, aquele nas alturas, país feito de formas e matizes notáveis, em eterna transformação, infinitamente fascinante; lembranças que chegam agora da perseguição a outro avião em meio a abismos e *canyons*, por entre as nuvens altas, entrando e saindo da luz do sol, das sombras e véus de névoa serena iluminados: um jogo de esconde-esconde. Há o vôo em formação, em que nos somamos a outro avião, de tal maneira que a conexão invisível que se estabelece entre os dois pilotos constitui tudo o que existe de firme e seguro entre as coordenadas do espaço. De fato, a terra pode chegar ao fim ou se desconjuntar e rodar ao seu redor como um satélite gigante — mas você se mantém preso àquele outro avião, voando talvez a várias centenas de quilômetros por hora, mas totalmente imóvel, congelado no espaço. Como ocorrem também vôos noturnos, solitários, nos quais o avião o envolve mas está invisível — como invisível também está seu próprio corpo, ambos suspensos no nada, um minúsculo clarão de consciência entre as estrelas — as estrelas do universo acima e as estrelas da humanidade abaixo; e na cabine, como Saint-Exupéry nos faz recordar, "os instrumentos mágicos se ajustam como jóias ao painel, lampejando como constelação na escuridão da noite", essas agulhas fosforescentes, destinadas a medir o pulsar dos céus.

Há renúncia também. Para o amante e para o piloto que se dedica ao vôo por esporte e não apenas como meio de transporte, primeiro, antes que tudo, há a renúncia a tudo o que é seguro, familiar e confiável — a terra que nos dá suporte, os marcos da configuração terrena, os confortos do lar e do verde. Em troca, tanto aquele que ama como aquele que voa recebe a dádiva de novas dimensões, a graça do perigo e, apenas como uma possibilidade, a chance de aproximar-se um pouco mais do cerne da existência humana.

Eu doei ao vôo o meu entusiasmo e pleno compromisso, juntamente com minha arrogância e orgulho infantis. Em troca, recebi (o vôo perdoou minhas falhas) todas as graças e dádivas que um amante poderia desejar. A guerra terminou inesperadamente. Tal como milhares de outros, presos no teatro do Pacífico quando a paz chegou, tracei meus planos para voltar correndo para casa, para começar a desfrutar daquele vago e dourado mundo do pós-guerra que havíamos prometido a nós mesmos. Nunca poderia imaginar que desistiria de voar. Mas o mundo dourado demonstrou ser uma ilusão. Minha vida apenas estava começando: eu ainda deveria freqüentar uma universidade, não havia dinheiro para voar (e pensar que eu fora pago *para* fazê-lo!).

Como já disse, foi como o fim de um caso de amor. Durante muitos meses meu coração doeu por essa perda. Mas a "realidade" prevaleceu e, aos poucos, pude esquecer-me daquela dor. Alguns dos meus amigos passaram a fazer parte da aviação comercial, mas isso nunca me animou. Essa carreira oferecia muito pouco em comparação com as árvores e o topo dos telhados vistos a trezentas milhas por hora ou a brincadeira de esconde-esconde por entre as nuvens. O que antes eu fora encorajado a fazer, era agora ilegal. Então, a distância, e também a idade, me levaram a questionar os propósitos que os nossos adoráveis aviõesinhos, com suas asas viradas para cima e rabo inclinado haviam defendido. A mortal inocência que caracterizara minha geração ainda teria de se desenredar. Isso levaria muito, muito tempo. Mas meu caso de amor com o vôo havia terminado, decisivamente, de uma vez por todas. Estava tudo acabado.

Vez por outra tenho a oportunidade de assumir os controles de um avião. Mas não é a mesma coisa. Na maior parte dos casos, viajo na cabine dos passageiros, em companhia daqueles que nunca voaram de verdade. Tento sempre arranjar um lugar próximo à janela. Encosto minha testa no vidro durante todo o tempo de decolagem e aterrissagem, conclamando a presença de algum fragmento de memória e visão — uma disciplinada, inspirada transcendência das limitações, uma passagem para novos mundos.

12. MERGULHAR

Nosso corpo e nosso cérebro originaram-se no mar. Retornamos ao mar agora, não para o redescobrirmos, mas para nos reapossarmos de nossas origens. Reentramos nas vísceras do planeta para nos lembrarmos de novo das esquecidas profundezas dentro de nós mesmos.

Há quanto tempo deixamos as águas da terra? Alguns teóricos audaciosos lançaram a hipótese de que evoluímos em linha direta de algum mamífero marinho e não dos habitantes nas árvores. Seja como for, nosso próprio sangue — e todo o líquido que circula em nosso corpo — tem o gosto salgado que também caracteriza a água do mar; e a tentativa humana de retornar às profundezas de nossas origens remonta aos tempos mais antigos. Nossos ancestrais mergulhavam no mar à procura de comida muito antes de aprenderem a cultivar as colheitas que tinham em terra. Restos de banquetes pré-históricos, pequenos montículos de conchas de criaturas que vivem somente no solo oceânico, foram descobertos em terra firme, a 250 quilômetros do mar. Aborígenes habitantes da costa das águas mornas eram freqüentemente hábeis exploradores das profundezas; Colombo, em sua terceira viagem ao Novo Mundo, ficou encantado ao descobrir que os índios Caribe, que habitavam a região costeira da Venezuela, mergulhavam para apanhar ostras e produzir colares de pérolas.

Nossos próprios precursores culturais, os habitantes dos antigos estados mediterrâneos, versados em conhecimentos sobre o mar, usavam seus recursos de maneira mais inteligente, talvez, do que fazemos hoje. As conchas encontradas nas ruínas da Mesopotâmia revelam a presença de atividade submarina que remonta, no mínimo, há 4500 anos a.C. Nas escavações da Sexta Dinastia Tebana, no Egito, foram encontrados entalhes em madrepérola que remontam há 3200 a.C. O povo cretense, que teve seu apogeu por volta de 2500 a.c., venerava um deus mergulhador denominado Glaucus, que se tornou o patrono dos marinheiros, pescadores e mergulhadores gregos.

A mitologia grega está repleta de lendas submarinas, e o mergulho é citado com freqüência nos textos clássicos. Tanto Heródoto como Plutarco contam casos que envolvem mergulhadores. Homero e Tucídides oferecem relatos sobre mergulhadores em tempos de guerra. Aristóteles descreve as doenças e acidentes a que se expunham os mergulhadores em sua época, e menciona um primitivo equipamento de respiração subaquática denominado *lebeta* ou "chaleira", por meio do qual se faziam baixar suprimentos de ar para os mergulhadores em busca de esponjas. Segundo uma antiga lenda, Alexandre, o Grande, protegido por uma espécie de recipiente de vidro, "desceu no mar" com dois amigos, tendo lá permanecido por vários dias. Essa lenda subsistiu durante toda a Idade Média, período que não se fez marcar pela atividade subaquática.

Quando finalmente o Ocidente se voltou para a exploração, experimentação e tecnologia, a conquista do reino subaquático se deu de maneira muito semelhante à conquista do ar. Mais uma vez, da Vinci encabeçou a pesquisa tecnológica. Desenhou um equipamento para possibilitar a respiração subaquática, mais avançado do que tudo até então conhecido, e que consistia em um elmo de couro provido de uma janela de vidro e um tubo de respiração. Elaborou também nadadeiras para pés e mãos e um *scuba* (aparelho de respiração subaquática autônoma) engenhoso, mas pouco prático.

Depois de da Vinci, o desenvolvimento da tecnologia do mergulho passou pela costumeira evolução, da complexidade e deselegância para a simplicidade e graça. Os inventores concebiam, e às vezes construíam, imensos sinos de mergulho suspensos por guinchos, "máquinas de mergulho" grotescas, submarinos de madeira impelidos por remos, desajeitados trajes com cordas e mangueiras condutoras de ar e botas pesadas para caminhar no fundo do oceano. Daí surgiram a batisfera e o batiscafandro para a exploração de águas profundas, o moderno submarino e vários equipamentos de capacidade limitada para o mergulho livre. Mas não foi senão em 1943 que o capitão Jacques-Yves Cousteau e Emile Gagnan, ambos franceses, atingiram a elegante simplicidade que nos abriria as portas do mundo submarino. Combinando duas antigas invenções, o tanque de aço de ar comprimido e o regulador de respiração

194

ajustável à profundidade, criaram o celebrado Aqualung. Finalmente, o mergulhador desnudo se libertava da superfície. Munido de seu Aqualung, máscara e nadadeiras, o mergulhador médio poderia compartilhar da vida dos peixes, dos polvos e dos corais vivos.

No final da Segunda Guerra Mundial o número de mergulhadores por esporte era relativamente pequeno. Em 1948 Cousteau enviou doze unidades de Aqualung para Los Angeles. No ano seguinte, fez uma pesquisa para saber quantas unidades poderiam ser vendidas nos Estados Unidos. Foi-lhe informado que poderia enviar mais vinte unidades se quisesse, mas que estas provavelmente não seriam vendidas porque o mercado americano já estava saturado. Em meados da década de 1950, naturalmente, o número de usuários do Aqualung chegava aos milhares e nunca parou de crescer. Hoje, várias faculdades e universidades oferecem a seus alunos cursos de mergulho paralelamente aos de ciências marinhas. A década de 1960 assistiu ao início da colonização submarina e aos projetos *Sealab*, da Marinha americana, desenvolvidos nos Oceanos Atlântico e Pacífico; e ao projeto *Conshelf*, do capitão Cousteau, desenvolvidos nos mares Vermelho e Mediterrâneo. Ao mesmo tempo que o mundo submarino se abria para esportistas, cientistas e exploradores, era revelado ao público em geral por meio de filmes-documentários e de aventuras, dentre os quais se destacaram os produzidos por Cousteau.

O fato de um novo universo perceptual ter sido aberto a tão grande número de pessoas em tão curto espaço de tempo é questão que se reveste de alguma importância histórica. A primeira visão que tivemos das profundezas do mar nos chegou quase ao mesmo tempo em que, pela primeira vez, pudemos contemplar nosso planeta, toda a Terra, a partir do espaço. A confluência da exploração interior e exterior, mais do que qualquer outra coisa, exemplifica a empreitada atlética definitiva.

Marca também o começo de um novo capítulo da história humana. Aqueles que precisam encontrar justificativas para os gastos e perigos das viagens aos mundos interno e externo apressam-se em prometer benefícios "reais" como retorno: os "subprodutos" do programa espacial, a possibilidade de se descobrirem minas e de se criarem fazendas no mar. Mas nenhum subproduto material, nenhuma recompensa, por mais rico que seja, pode sacudir o mundo como os novos campos de percepção. O programa espacial nos proporcionou benefícios tecnológicos que a humanidade tem tratado de colocar em uso. Mas uma nova visão do planeta — esse oásis brilhante e solitário suspenso no espaço — conquista nossos corações e ilumina nossos olhos. Um novo campo de percepção não é capaz de colocar comida na mesa, nem eleger o próximo presidente. Tal como a gravidade, trata-se de uma força fraca, discreta que acaba prevalecendo sobre as demais. Dessas novas percepções é que nascem as novas visões do futuro, as novas teorias, novos modelos de existência humana, novas políticas, uma nova vida. Começamos a entender o que significam para nós essas fotografias do espaço, em termos de perspectiva cósmica e sobrevivência planetária. Mas o mar é mais sutil. Fala-nos em sussurros que vêm das profundezas ocultas.

O novo mundo no qual o mergulhador submarino penetra não é tanto um lugar, é mais um estado de ser. Ele se deixa fascinar por equipamentos, requintes tecnológicos, planos contingenciais, mas o resultado final de toda essa preocupação é a libertação do pensamento. "Não é verdade que o mergulhador seja como um peixe no oceano", afirma Philippe Diolé. "Talvez seja mais fácil entender se eu disser que ele se movimenta pelo oceano tal como nos movemos em sonho." Suspenso, livre da sensação de peso nessa penumbra rica e estranha, o mergulhador se deixa levar, sem desejos de um encantamento a outro. Os problemas mundiais se dissolvem. A consciência se expande. Não há necessidade de pressa.

"Sinto-me um só com o oceano", explica-me um amigo. Esse amigo é um mergulhador dedicado, um instrutor de mergulho de garrafa.

"Mas em que você pensa quando está lá embaixo?", pergunto-lhe.

"Em nada. Minha mente fica em branco. Tenho consciência do que se passa ao meu redor, o que farei em seguida. Isso é tudo."

Meu amigo é um homem simpático, impetuoso. Em terra, como todos nós, tem sua cota de problemas. Mas agora me diz, com crescente convicção, que sob o mar todos os seus problemas desaparecem.

"Lá embaixo não tenho preocupações com dinheiro. Não me preocupo com o tráfego. Não me preocupo com política. Não penso em *nada*."

O caminho para o fundo é uma jornada para o aqui e agora. Nenhum horizonte distante nos acena. Nenhuma sombra define o espaço que nos separa do grito que nos cerca. O mundo visual é suavemente delineado à nossa volta. Nossa existência tem lugar numa esfera mágica. Tudo o que se pode ver está próximo, quase ao nosso alcance. Os objetos não são apenas ampliados, mas de certa forma são imediatos, *presentes*. O presente nos cerca. Exerce sua pressão em cada centímetro de nossa pele. Não pode ser ignorado. E aqui no mar, presos nesse abraço do eterno presente, estamos mais do que nunca conscientes da possibilidade da morte.

Há poucos anos quase me afoguei quando mergulhava na praia do Cabo San Lucas, na ponta extrema da Baixa Califórnia. Minha esposa e eu tínhamos passado uma manhã agradável flutuando entre os cardumes abundantes nesse cabo tropical. Sentindo-nos extremamente relaxados, caminhávamos pela praia de volta ao hotel. A faixa de praia mais próxima ao hotel fica aninhada num rochedo costeiro, no local onde o hotel está construído. Uma placa adverte para a forte correnteza que às vezes ocorre.

Não tenho a menor idéia do que me impulsionou para que eu entrasse na água exatamente em frente à placa de aviso, sozinho, numa hora em que não havia nenhuma pessoa à vista em qualquer direção. Mas eu disse a minha esposa que logo a alcançaria, vesti nadadeiras e máscara, ajustei meu *snorkel* e entrei no mar. Mal me acostumara com o ambiente submarino quando percebi que estava sendo rapidamente arrastado para o oceano. Ainda relaxado e bastante despreocupado, fiz precisamente o que não devia fazer: me virei no sentido contrário ao da corrente e tentei voltar à praia. Esse incidente ocorreu apenas alguns meses antes que eu começasse a me dedicar ao aikidô e aprendesse — mais de uma vez, de mil maneiras diferentes — a nunca me opor diretamente a uma força superior a mim, mas a harmonizar-me com ela e transformá-la em vantagem mútua. Mas não havia necessidade de nenhuma arte marcial para saber o que eu deveria ter feito. Deveria ter-me movido por alguns instantes com a corrente para depois fazer uma ampla meia volta e retornar à praia em algum ponto dezenas de metros acima de onde estivera, longe das rochas. Mais tarde, vi mergulhadores experientes agirem exatamente assim. Naquele momento, porém, minha segurança parecia ter ficado lá onde estava o aviso e onde eu entrara no mar. Sem pensar, eu batia as pernas cada vez mais forte, não fazia progresso, me exauria.

Logo comecei a engasgar por falta de ar. Aspirei um jato de água salgada pelo tubo, o que me fez tossir e soltá-lo. Vim à tona engasgado, tossi novamente, engoli mais água. Em segundos percebi que estava envolvido em um processo mais conhecido como "afogamento". Depois de outra engasgada e outro acesso de tosse todo meu raciocínio de termos e categorias se foi. Em seu lugar, passei a sentir a presença de algo enorme, algo que pode ser descrito vagamente como um véu infinito que me cobria, e um outro céu, que se abria. Na verdade, porém, esse "algo" era tão aterrador, tão definitivo que se encontra inteiramente além do poder de expressão das palavras.

Chegou um momento, um momento muito preciso, em que compreendi que ali me era oferecida uma opção. Com essa compreensão, parei de lutar e me concentrei apenas em relaxar. Virei em ângulo reto em relação à corrente, virando em direção às rochas com braçadas lentas e calculadas, limpando a garganta ao me mover. Alcancei a praia no ponto entre duas formações rochosas pontiagudas e sofri apenas pequenos cortes e arranhões. Caminhei de volta para o meu quarto de hotel sentindo-me ao mesmo tempo um tolo pela minha estupidez e aterrorizado com a experiência pela qual passara. A luz do sol era particularmente deslumbrante. Parecia-me que eu estivera ausente por um período de tempo muito, muito longo. Ao entrar no meu quarto contei a minha esposa que quase me afogara. Ela disse que isso era impossível, só haviam se passado dez minutos desde que me deixara na praia...

A superfície do mar é uma fronteira que nos informa sobre todas as demais fronteiras, e que nos cega para a natureza do mundo que se encontra do outro lado. Olhamos de cima para essa fronteira inferior e ela nos lança de volta os elementos familiares que compõem nosso meio ambiente costumeiro: céu, nuvens, Sol, Lua e, quem sabe, um fragmento de nossa própria imagem. Essa fronteira estabelece uma linha, avisa-nos sobre o perigo que existe em cruzarmos para o vago reino de penumbras que ali se encontra, abaixo de nós. Mas a empreitada atlética definitiva nos impele a ultrapassar todas as fronteiras deste mundo: entramos no mar tal como fizeram os nossos ancestrais distantes, só que hoje contamos com o auxílio de uma tecnologia simples, que nos permite a liberdade que nenhum outro ser humano jamais experimentou. Penetramos nessa superfície fatal e nossa passagem não deixa atrás de si a menor ruga ou ferida. A superfície continua a brilhar acima de nós, como um espelho ondulado que define os contornos da vida e da morte. É melhor não contemplá-lo por muito tempo porque ele pode seduzir-nos com suas definições e chamar-nos de volta para aquele mundo de luz e ar. Cruzamos uma fronteira e agora aceitamos nossa transformação. Voltamos as costas a essa superfície brilhante e voamos como só os que sonham podem voar, descendo suavemente, deslizando em meio a coisas maravilhosas, revivendo nossos sonhos mais lindos.

Em que consiste esse reino psicodélico? Onde já vimos tudo isso antes? Cores vívidas brilhando na obscuridade, contornos monstruosos, vegetação densa a oscilar em câmera lenta, esponjas que se assemelham a tulipas amarelas, lagostas ornamentadas da cabeça aos pés por armaduras medievais, algas de formas esféricas que lembram estrelas de safira, espinhos, crescentes, espirais, agulhas e — para onde quer que nos voltemos

— olhos que seguem nosso vôo, olhos em cada recesso escuro, olhos em açoite, olhos que se refugiam, olhos frios, fixos, que nos observam.

Se continuarmos nossa pesquisa, veremos que pode começar a se estabelecer um padrão. Podemos observar as saias translúcidas das águavivas a pulsar como corações em miniatura, esponjas de tessitura semelhante à dos tecidos de nossos pulmões, corais como o córtex de um cérebro gigantesco, e o coral mais familiar que se abrem para o oceano como se fossem um estômago virado do lado do avesso, anêmonas que se abrem e se fecham como os orifícios de nosso corpo, tubos de algas enovelados como nossos intestinos e hélices marinhas que se espalham como redes de veias e artérias pelas águas do oceano. Tudo está lá, em alegre colorido, nuances sutis — bexiga, membrana, glândulas, mucosas, músculos, dentes, ossos, língua, cílios, cabelos — todos os órgãos especializados de nosso corpo ali se encontram, vivendo isolados na profunda barriga de nosso planeta.

Por meio do misterioso processo da evolução, aprendemos a encerrar tudo isso, toda essa selvagem e variada vida oceânica, no interior de nossos organismos. Podemos caminhar eretos em terra seca e até mesmo deixar a terra — mas nunca poderemos escapar do mar. Precisamos reconstituir continuamente os seus líquidos e sais dentro de nós para mantermos vivos os órgãos que se movem seguindo os vagarosos ritmos peristálticos dessas criaturas que habitam as águas eternas. Até mesmo o próprio corpo, com todos os seus órgãos, tem de se transformar, e esta transformação é da natureza de uma mudança no mar: inexorável e profunda.

Por que viemos aqui, a esse espaço profundo? Talvez tenhamos vindo, ao menos em parte, para contemplar as profundezas proibidas de nosso próprio corpo; para aprender mais uma vez que o visceral não se opõe ao etéreo, mas é apenas mais uma manifestação da unidade bela e aterrorizante com que sempre nos defrontaremos, sempre e sempre, atrás de cada fronteira, em todos os níveis de profundidade.

Ao respirar o ar comum, mistura de oxigênio e nitrogênio contida no tanque de ar comprimido, o mergulhador estará suscetível a uma condição de euforia, que aumenta de acordo com a profundidade. A essa condição os americanos dão, em geral, o nome de "narcose nitrogênica"; os britânicos a chamam de "narc" e os franceses, de "êxtase de profundidade". Os iniciantes em mergulho de garrafa aprendem a definir seus efeitos segundo uma regrinha conhecida como a "Lei do Martíni". Essa lei estabelece que os efeitos da intoxicação, a cada cinqüenta pés de profundidade, se igualam aos de uma dose de martíni seco ingerido com o estômago vazio. A cem pés, por exemplo, a pessoa se sentirá tão intoxicada como se tivesse ingerido duas doses de martíni seco com o estômago vazio. Procurando as causas desse êxtase, os cientistas aventaram a hipótese de que o aumento de concentração de nitrogênio no corpo, sob as condições de pressão no mar profundo, de alguma forma interfere na passagem dos impulsos entre as sinapses que separam as células nervosas. Se a pessoa respirar uma combinação de hélio e oxigênio em vez de ar comum em profundidades superiores a cem pés, há possibilidade de sanar essa condição.

Mas algo ocorre em relação ao êxtase da profundidade que a ciência atual não consegue explicar. Geralmente esse "algo" é acompanhado por um misterioso ir ainda mais fundo. De fato, numerosos mergulhadores perderam a vida devido a esse impulso. Jacques-Yves Cousteau experimentou o êxtase da profundidade, pela primeira vez, em 1951. Ele e um companheiro exploravam um ambiente especialmente admirável do Mar Vermelho, deixando-se levar pela euforia de novas profundezas. "Naquele instante" escreve, "estávamos a cerca de duzentos e cinqüenta pés abaixo da superfície e eu conseguia ver, estendendo-se tentadoramente abaixo de mim, tão longe quanto meus olhos podiam alcançar, o que me pareceu ser a infinita serenidade e quietude de uma escuridão que me revelaria todos os segredos do universo, se eu apenas conseguisse ir um pouco mais fundo." Cousteau lutou contra esse impulso e retornou à superfície mas nunca abriu mão da intuição que lhe veio a duzentos e cinqüenta pés: a convicção de que seu destino se encontrava lá embaixo, bem mais fundo, no mar.

A explicação científica relativa aos níveis de concentração de nitrogênio nas sinapses pode esclarecer o mecanismo, mas nada nos diz sobre o sentido da jornada humana. O impulso que nos conduz para as profundezas, para o limite real da mortalidade, deve aguardar por uma explicação mais abrangente. A busca atlética definitiva nos leva sempre de novo para essa "infinita serenidade e quietude de uma escuridão que revela todos os segredos do universo". Às vezes, essa busca não tem volta.

13. ARRISCAR, MORRER

Nos últimos três capítulos vimos como três ambientes diferentes — os mundos dos que se dedicam à corrida, ao vôo e ao mergulho — podem nos estimular a ultrapassar fronteiras, a transcender limitações e a ganhar novas percepções. Esses ambientes são básicos e simbólicos, mas os exemplos de atividade atlética que citei até aqui são apenas alguns dentre muitos de igual intensidade e significância. Por exemplo: o nadador que se equilibra precisamente na fronteira entre dois mundos, participa da vida na água e no ar ao mesmo tempo que desfruta o diálogo entre a dor e a morte, que o corredor tão bem conhece. Um *skydiver*, ao combinar a arte de voar com a de mergulhar, transcende as limitações humanas quando mescla gravidade e impulso angular. Um velejador junta-se à força primordial do céu e cria, assim, uma bela geometria de movimentos sobre a superfície da água. O surfista utiliza apenas um equipamento mínimo necessário no mar e domina as ondas — não se opondo, mas unindo-se a elas.

E aí vêm os esportes praticados sobre o gelo e a neve. Seria necessário todo um volume para que se pudesse dar expressão a todas as possibilidades de transformação desse mundo mágico, no qual o apoio firme dos pés, tão desejado pelo corredor, é substituído por uma superfície brilhante que não se agarra a nada. Talvez mais do que em qualquer outro esporte, o esqui *downhill* (descer montanha abaixo sobre esquis) junta o geométrico ao sensual. Os poucos momentos proporcionados pelo esporte podem ser comparados à pausa no topo da trajetória, precedendo uma longa e delirante queda que deixará seu rastro sobre a neve: as curvas da habilidade e do desejo humanos.

Ainda mais vertiginosa é a experiência de escalar a face escarpada de uma rocha. Superando os temores humanos normais o alpinista penetra em incomuns dimensões do ser. A tecnologia deste esporte, como tantas outras, desenhou todo um círculo até alcançar a elegância e a simplicidade — roupas e mochilas leves como plumas, cordas de náilon vermelho, ganchos, fivelas e pítons de alumínio e cromo-molibdênio. Menor do que uma lâmina de barbear, o píton RURP (*Realized Ultimate Reality Piton*) penetra apenas um quarto de polegada em fendas que mal se percebem e, ainda assim, é capaz de suportar o peso de um alpinista. Este, ao buscar o caminho mais difícil para sua escalada, concretiza a realidade definitiva ao exercer seu domínio diante de perigos que ele mesmo se impõe.

Todas essas práticas esportivas, como já disse, apresentam seus próprios aspectos de transformação, em termos de fronteiras ultrapassadas, limitações transcendidas e percepções adquiridas. Também compartilham o elemento de risco: seus praticantes confrontam a possibilidade de ferimentos ou morte. Alguém poderia pensar que esse fator manteria as pessoas afastadas. Ao contrário, enquanto todos os ramos esportivos passaram por um explosivo aumento a partir da Segunda Guerra Mundial, o crescimento dos esportes perigosos — do mergulho ao alpinismo e ao vôo livre — tem sido verdadeiramente fenomenal.

O impulso que nos leva ao risco nos esportes contraria a tendência, na moderna sociedade industrial, de se reduzir ou eliminar o risco em cada aspecto da vida. A "mentalidade voltada para o seguro", na verdade, chegou a limites extremos nestes últimos anos. O seguro de vida é providenciado de forma tal que o pai ainda "esteja presente" após sua morte. O pacote de turismo assegura um certo nível de experiência: naquele dia, você tem a garantia de ir àquele museu, fazer aquele roteiro, ver aquela paisagem, jantar com dois drinques grátis e um passeio turístico pela vida noturna. Uma companhia aérea chegou ao ponto de oferecer um seguro-alegria; se o tempo estiver ruim durante as férias no Havaí, você receberá uma compensação por sua perda.

Os vendedores e burocratas que gostariam de eliminar o risco acenam com uma existência cada vez mais amena e "empacotada". A Disneylândia e seus imitadores são o exemplo disso. Os programadores de diversões calculam quantas pessoas podem ser submetidas a determinada experiência durante um determinado tempo, então os que aguardam ficam em fila, cooperando obsequiosamente com os funcionários que os conduzem aos assentos. É digno de nota como se apressam para tornar o processo mais eficaz, aceitando humildemente as emoções empacotadas, e novamente se apressam, desta vez para desocupar o espaço, para que o próximo grupo possa ocupar o seu lugar.

O exemplo é instrutivo. Nossa máquina social encontra-se com sua energia direcionada no sentido de tornar toda forma de vida mais padronizada, confiável e previsível. E, como é de se prever, todo esse empenho freqüentemente se volta contra quem o realiza. A medicina moderna ocidental atingiu a maior parte de suas metas de eficiência e padronização — e encara a maior crise de sua história. Foi bem-sucedida em tratar pacientes, ministrar drogas e eliminar partes inoperantes. Mas não dispõe de nenhum instrumento, nenhum remédio, nenhuma norma, nenhuma hipótese e nenhuma linguagem para a débil condição de vitalidade que se encontra além de uma mera ausência de doenças, hoje consideradas como "normais" no mundo médico, uma condição que, com toda probabilidade é a verdadeira base da saúde.

A despeito — ou talvez, em razão dela, — da moderna eficácia médica, mais e mais pessoas vêm afundando num estado doentio. O abuso de drogas legais e as doenças de fundo iatrogênico (produzidas por médicos) alcançaram proporções escandalosas. As doenças degenerativas proliferam; a expectativa de vida entre os homens começou a diminuir. A doença ou as lesões relacionadas ao uso de álcool, tabaco e acidentes de automóveis são responsáveis pela ocupação de mais de metade dos leitos hospitalares. Obstruída dessa forma a linha de produção, os cuidados médicos se tornam inaceitavelmente caros e impessoais. O parto, um aborrecimento. Para reduzir os riscos e inconveniências a mãe é drogada fortemente, o pai banido da sala de parto. A morte é um embaraço. Esse risco definitivo deve ser adiado a todo custo. O sistema segue, fazendo o que sabe fazer e mantendo mal e mal o paciente vivo, mesmo quando a morte seja esperada e o paciente esteja em coma. (Afinal, a experiência do paciente nunca foi parte dessa equação.) Quando o paciente insiste em morrer, talvez em inconsciência e solidão, todos os envolvidos não se sentem à vontade enquanto o corpo não for entregue aos cuidados de uma funerária onde, mais uma vez, será submetido a um processo livre de riscos.

Ninguém poderia racionalmente opor-se às medidas que tenham por objetivo prolongar a vida, prevenir doenças e evitar o sofrimento, produzir casas e carros e veículos públicos mais seguros, e proteger-nos contra drogas e alimentos perigosos. Mas eu me preocupo profundamente com as ênfases e os extremos que atualmente se observam. Quando o sistema médico busca eficiência e confiabilidade é para o bem. Mas negligenciar a experiência humana para assegurar essa eficiência e

203

confiabilidade é cortejar o desastre. Quando a sociedade, por intermédio de seus agentes, protege as pessoas contra os danos causados pela natureza ou outras pessoas, está cuidando de suas próprias atribuições. Mas quando passa a proteger as pessoas contra elas mesmas, contra seu próprio impulso de experiências e aventura, está embarcando numa trajetória especialmente traiçoeira.

Uma coisa é insistir que todo automóvel tenha um alto grau de segurança: outra, completamente diferente, é tentar erradicar a produção de carros esportivos e conversíveis, ou transformar cada carro num tanque de combate. Uma coisa é analisar todos os esforços legais e tecnológicos para impedir pessoas embriagadas de dirigir e colocar em risco a vida dos demais: outra, completamente diferente, é obrigar as pessoas a vestirem armaduras de segurança ou instalarem *air bags* nos carros para se protegerem. Uma coisa é apontar para os perigos de dirigir uma motocicleta sem a proteção de um capacete: outra, totalmente diferente, é utilizar meios legais para proibir que motociclistas dirijam suas motos arriscando sua própria cabeça.

Na maior parte dos casos, a área esportiva provê um espaço para que as pessoas assumam riscos calculados sem violar a lei. Qualquer intromissão em larga escala nessa área por parte do decrépito protecionismo da nossa sociedade seria um assunto muito sério. Um médico especialista em medicina preventiva já ressaltou o fato de, na nossa espécie, uma certa dose de risco ser uma necessidade evolucionária básica, um elemento essencial a toda vida. Ao discutir os efeitos salutares do perigo, o dr. Sol Roy Rosenthal, da Universidade de Illinois, divide o mundo esportivo em duas categorias. De um lado, estão os esportes de risco (*RE*, em inglês, *risk exercises*), tais como o esqui e o *skydiving*; e os de não-risco (em inglês, *non-Re*),[1] tais como o tênis e o golfe. O dr. Rosenthal ressalta que a mesma quantidade de energia investida nos dois tipos de esportes e pela mesma pessoa poderá produzir resultados totalmente diversos. O tênis, por exemplo, tende a cansar, enquanto o esqui estimula. Mais ainda, os esportes de risco tendem a encorajar uma postura saudável em relação à vitória e à derrota. Enquanto os de não-risco, tais como golfe ou vôlei, na maior parte das vezes se encontram estritamente vinculados à vitória, os que envolvem risco geralmente são praticados pelo prazer que proporcionam em si.

---

1. Uma grande parte dos esportes de risco tem sido chamada recentemente de *esportes radicais*. (N. do T.)

O dr. Rosenthal, que atualmente está escrevendo um livro sobre o tema do risco nos esportes, de nenhuma forma apóia a imprudência. É precisamente a tensão que se estabelece entre a alta capacitação técnica e o risco cuidadosamente calculado que dá origem à excitação e à saúde. Os estudos que esse médico conduziu demonstram que a prática regular de esportes de risco contribui para que homens e mulheres demonstrem mais eficiência, criatividade e produtividade. Também contribui para uma "apreciável melhora" na vida sexual. O dr. Rosenthal acredita que os esportes de risco são tão vitais ao bem-estar que deveriam ser subsidiados pela municipalidade, comunidade, estado ou governo federal.

"Todo tipo de exercício é excelente", diz ele. "Mas o exercício de risco é essencial."

Dentre as muitas e novas práticas esportivas surgidas nos últimos anos, nenhuma poderia ser mais dispendiosa ou arriscada do que o esqui a bordo de helicóptero. Esquiadores ávidos em todo o mundo passaram a alugar helicópteros que os conduzem a picos localizados em áreas remotas e isoladas, a partir dos quais podem desfrutar do raro prazer de declives desertos, recobertos por intocados flocos de neve. Em troca desse êxtase, os que praticam essa modalidade aceitam o desafio de vários riscos incomuns. O helicóptero pode se acidentar numa súbita tempestade de neve ou o esquiador cair num abismo oculto e sofrer uma fratura de pescoço. Até a lesão "normal" provocada pela prática de esqui torna-se particularmente perigosa na ausência de uma Patrulha de Esqui atenta e de um ortopedista nas proximidades. Mas o maior de todos os perigos é, de longe, o risco de uma avalanche provocada pela presença humana em áreas de neve não estabilizada.

Pouca coisa existe na natureza tão aterrorizante quanto toneladas de neve rugindo montanha abaixo. E a morte que espera a vítima desse acidente é especialmente horrível de se contemplar. O esquiador é instruído a agarrar uma árvore quando a avalanche começa e deixar a neve deslizar ao seu redor. Se isso for impossível, deve mover-se como se estivesse nadando enquanto é arrastado para baixo, numa tentativa de manter a cabeça fora da neve. Aqueles que sobreviveram a avalanches contam que foram cobertos e descobertos várias vezes durante o pesadelo da descida. O momento crítico chega quando a avalanche diminui seu ímpeto e a neve começa a se acumular de forma cada vez mais compacta. Se, nesse momento, o esquiador conseguir manter a cabeça, ou mesmo apenas um braço, acima da superfície, é provável que possa escavar sua saída. Mas, se estiver completamente soterrado pela neve, ainda que a meio metro da superfície, provavelmente estará preso, incapaz de mover um dedo. A morte está longe de ser instantânea, uma vez que até mesmo a neve mais compacta retém ainda uma certa quantidade de ar. Fechado na escuridão total, preso no aperto mortal da neve, a vítima vai lentamente perdendo o ar. A princípio, a neve à frente do seu rosto se derrete por causa do calor de sua respiração. À medida que a temperatura de seu corpo diminui, no entanto, essa neve derretida congela-se novamente sobre sua face de forma que, quando o corpo é retirado da neve, verifica-se que o rosto mantém uma perfeita máscara mortuária feita de gelo.

O esqui de helicóptero, com todas as belezas e terrores que oferece, foi tema de um vigoroso artigo de autoria de William H. Honan, publicado na revista do *New York Times*. Honan explorou cuidadosamente o assunto, mas o episódio central de seu trabalho gira em torno da morte de Anne Janss, esposa de William C. Janss, dono do *resort* de esqui Sun Valley. Das conversas que manteve com sobreviventes da avalanche que sepultou Anne Janss, o autor reconstituiu os acontecimentos de 22 de janeiro de 1973, o tipo de dia em que "o céu parece uma extensão de azul contínuo, ilimitado, e as montanhas um branco de açúcar imaculado." Antes de conduzirem o grupo para uma área virgem conhecida como Balcom Ridge, dez quilômetros a nordeste de Sun Valley, o casal Janss se preocupou em tomar medidas de precaução maiores que as habituais. Pela manhã, uma equipe de controle de avalanches testara a área, esquiando pela rota que iria ser seguida mais tarde e detonando pequenas cargas de explosões — treze no total — para fazer eclodir qualquer avalanche incipiente. A neve se mostrara estável e firme.

Os dezessete participantes do grupo foram transportados, completaram sem incidentes a primeira descida, e em seguida conduzidos novamente "para cima". Dessa vez, logo depois que os esquiadores deixaram o cume, uma grande massa de neve se soltou e deslocou ladeira abaixo, arrastando consigo Anne Janss e vários de seus companheiros. No artigo de Honan, os sobreviventes relatam como foram arrastados para baixo, as tentativas de agarrar as árvores, de estarem momentaneamente cobertos pela neve, de ouvirem gritos e gemidos, de terem "visto a cara da morte". Três membros do grupo foram parcialmente soterrados quando a neve formou um bloco compacto no final da descida, mas conseguiram safar-se.

Seguiu-se então uma desesperada busca por Anne Janss, desenvolvida com precisão militar. Os sobreviventes se alinharam numa das extremidades de uma massa de neve e entulho com cerca de 25 a 45 metros

206

de largura por 800 de comprimento. Dali marcharam em frente, um passo por vez, enfiando a cada passo as varas dos esquis invertidos na neve. Após vinte e cinco minutos de trabalho exaustivo, um dos membros do grupo bateu com a vara em algo metálico. A pessoa ao seu lado bateu no mesmo objeto duro que parecia ser um esqui. Todos acorreram para o local e começaram a cavar freneticamente.

Em menos de um minuto o corpo de Anne Janss ficou exposto — enrijecido, com a face voltada para baixo e a cabeça para o pé da montanha — a pouco mais de meio metro da superfície. Como prova das forças terríveis a que seu corpo ficou sujeito, uma de suas pernas estava grotescamente torcida, e o esqui de fibra de vidro e metal atado àquele pé tinha se partido na altura dos dedos do pé e do calcanhar, restando ali um pedaço de esqui do tamanho aproximado de um patin de gelo. Quando seu corpo foi retirado da neve, o rosto mostrava-se coberto por uma máscara de gelo de cerca de dois centímetros de espessura, o que denota que Ann respirava quando seu corpo fora comprimido naquela posição. Todas as tentativas para ressuscitá-la foram em vão e, cerca de quarenta e cinco minutos depois, o médico que havia sido transportado ao local declarou Anne Janss morta."[1]

Esse acidente foi revivido numerosas vezes ao se espalhar boca-a-boca por toda Sun Valley e arredores, tendo sido objeto de investigação por parte do serviço florestal norte-americano. Mas o programa de esqui de helicóptero em Sun Valley continuou sem interrupção. Apenas dez dias depois da morte de sua mulher, William Janss estava novamente esquiando em áreas montanhosas e desertas com seus amigos, explicando, simplesmente: "Esse é um risco que nós todos corremos".

Por que somos tão atraídos pela morte? Qual é a mensagem que se esconde nesses contos de terror que seguimos com atenção tão ávida? Freud alega ter descoberto um instinto de morte, ao qual denominou Tanatos, igual e oposto a Eros, o instinto da vida. Segundo sua teoria, esse instinto pode contribuir para explicar a atração que sentimos pela morte; essa atração seria reflexo de nossa luta para diminuir as tensões envolvidas em manter formas de vida mais elevadas, reduzindo-as a

---

2. William H. Honan, "Helicopter skiing in avalanche country". *New York Magazine,* 19 de novembro de 1973.

formas mais simples. Freud concebia Tanatos como um impulso destrutivo, mas sempre tendendo a um estado de imobilidade. Também encarava a busca da ioga em termos puramente negativos, como uma manifestação de Tanatos. Admitia, porém, que nunca experimentara a "emoção oceânica" dos estados místicos. Freud, obviamente, não entendeu a elevada aventura envolvida na viagem interior que nos conduz a outros estados do ser. Nem pôde a sua teoria contribuir para o sentimento de excitação do atleta ao chegar perto da morte.

O apelo que o fantasmagórico exerce sobre nós (o fato de as crianças *gostarem* de ser assustadas) também deve ser explicado em termos de catarse ou como um saudável impulso que prepara sensibilidades delicadas para os horrores verdadeiros que precisam ser suportados. Mas nada disso pode explicar plenamente a intensa fascinação que nos arrasta em direção ao que mais tememos.

Isso se pode ouvir nas conversas entre homens jovens isolados da sociedade comum e envolvidos em empresas de risco. Em tempos de guerra, por exemplo, ficávamos horas falando sobre os assuntos mais triviais; mas a conversa que mais nos mantinha em agradável suspense dizia respeito a rápidas passagens próximas da morte, estranhas colisões que jamais poderiam ser explicadas. Melhores que tudo eram as lendas que conduziam, às vezes, no entremeio de um labirinto de circunstâncias e acaso, mas sempre e inevitavelmente, à morte. Encantados conseguíamos ouvir o estrépito do vôo dos aviões sobre o Norte da África, ver a vida terminar, explodindo em labaredas nas florestas da Nova Guiné, escutar as últimas palavras, alegres, patéticas e desafiadoras de um piloto caindo em parafuso sobre o oceano e que se agarra ao microfone para dizer: "Minha parte, já terminei. Tomem uma por mim em 'Frisco'". Ouvindo-as, mantínhamo-nos suspensos em algum lugar, num tempo e espaço diferentes. As horas passavam sem que notássemos; por fim, voltávamos um tanto eufóricos ao nosso mundo, onde os riscos podiam ser administrados.

Não, não existe nenhum traço de imobilidade no fato de se narrar essas histórias fatais. À luz da fogueira a voz do narrador vibra mansamente. As palavras ressoam de encontro ao círculo da noite que a tudo envolve. Os olhos dos que escutam absorvem a luz do fogo e oferecem em troca sua própria luz, a feroz faísca de vida que cintila na presença da morte. Nem negativo, nem imóvel, nem destrutivo. Vivo!

Não precisamos de nenhuma teoria tortuosa para explicar o fascínio da morte e os salutares efeitos do risco calculado. Devemos apenas nos lembrar de que, sob o ponto de vista da consciência encarnada, a morte nos oferece a mais clara das ligações com o eterno. Deve-se dizer que, em nossa atual condição de carne e sangue, somos os participantes de um jogo — que denominei o Jogo dos jogos —, e, de alguma forma, em algum nível, todos temos consciência de um limite, de uma linha que não podemos cruzar se quisermos retornar ao jogo. Cruzar essa fronteira é renunciar a esse especial arranjo de moléculas que denominamos nosso corpo. É renunciar ao especial arranjo de consciência que denominamos nosso ego. Ao renunciar até mesmo ao nos preparar para essa renúncia, começamos a aprender algo sobre nosso estado presente. Aprendemos algo sobre o equilíbrio sempre mutável, sobre o intercâmbio entre o individual e o cósmico, sobre as limitações necessárias e desnecessárias que impomos a nós mesmos neste campo de jogo. Obtemos indícios de possibilidades com as quais nunca tínhamos sequer sonhado.

Cruzar qualquer fronteira significativa é mudar. Ao nos aproximarmos da fronteira definitiva, preparamo-nos para uma transformação mais ampla. O ramo menos imaginativo da nossa ciência atual só consegue observar essa transformação em termos puramente materiais, e, portanto, como entropia, decadência física. Mas essa é a opinião de uma minoria, sobre um tema fundamental. As maiores correntes filosóficas de todas as épocas e as mais duradouras percepções sobre a raça humana se colocam do lado oposto, nessa questão. Em qualquer um dos casos, porém, a transformação se faz presente. E mesmo que isso não nos tenha sido ensinado, sabemos que chegar perto da última fronteira e retornar ao jogo é estimulante e instrutivo. Esse estímulo é evidente no brilho do olhar, na saúde da mente e do corpo. O aprendizado também é claro, mas resiste à descrição nos termos da linguagem humana. Este fato é em si parte do aprendizado, porque precisamos ser lembrados de que o modo lingüístico da organização, embora magnífico e profundo, não pode abarcar totalmente a realidade. De fato, na presença da nossa própria morte, por maior que seja o contexto do ser, é provável que sintamos haver sempre um contexto maior capaz de abrangê-lo. A partir daí, pode-se inferir que mesmo no presente contexto da nossa existência, no Jogo dos jogos, apenas começamos a experimentar a riqueza e variedade do jogo. Sempre haverá mais.

Não é preciso dizer que o risco pode se tornar desordenado e repetitivo. Há pessoas que assumem riscos sobretudo para fugir dos seus próprios problemas, do seu verdadeiro ser. Como existem também os viciados em adrenalina, indivíduos que enfrentam riscos, basicamente, para aliviar os sintomas de abstinência quando não o fazem. Tais indivíduos não conseguem alcançar as gratificações mais profundas de suas ações. Mas para a média das pessoas razoavelmente bem equilibradas, a oportunidade de assumir riscos calculados, como afirmam o dr. Rosenthal e outros, é essencial.

Precisamos de uma sociedade na qual não seja necessário fazer guerras ou afrontar a lei para nos sentirmos vivos. Podemos começar a criá-la dando um basta a futuras leis e regulamentos que protejam as pessoas contra si mesmas. Em seguida, deveríamos repelir algumas das leis que presentemente constam dos códigos, pois finalmente chegamos ao ponto em que leis adicionais apenas pioram a maioria dos problemas sociais. Se, no entanto, a contribuição legal demonstrar ser de caráter absolutamente essencial para salvaguardar o direito humano de assumir riscos pessoais que não acarretem perigo aos outros, recomendo o que se poderia se chamar de Legislação do Direito-de-Afogar-se.

Essas leis se aplicariam a um número maior de casos do que afogar-se, mas sua denominação estaria relacionada com as praias perigosas. De acordo com seus termos, por exemplo, tais praias seriam claramente demarcadas por meio de placas que mostrariam, de forma acurada, a natureza do perigo. As Leis isentariam de responsabilidade os proprietários das áreas e o Estado, em caso de acidentes. Mas o nadador que optasse por ignorar o aviso não deveria ser resgatado às custas do Estado. Por outro lado, uma vez colocado o aviso adequado, o Estado estaria legalmente proibido de interferir no direito individual de expor-se aos perigos naquela determinada praia. As mesmas proibições se aplicariam aos agentes que tendem a obrigar os cidadãos a utilizar cintos de segurança, capacetes de proteção ou a instalar *air bags* nos seus automóveis.

A Legislação do Direito-de-Afogar-se seria aplicada a todas as aventuras do corpo e do espírito — quem sabe, sem perder mais um minuto. Já existem tentativas de se proibir aos indivíduos o uso de equipamentos de *biofeedback* (ou seja, de aprenderem por si mesmos a controlar seu relaxamento muscular, o ritmo de suas ondas cerebrais e similares) sem prescrição médica, permitindo-o apenas no curso de experimentos controlados. O mesmo protecionismo imbecil norteia hoje os grupos de encontro. Se dermos chance aos intrometidos mais radicais, dia virá em que será considerado ilegal pequenos grupos de pessoas se encontrarem numa casa particular e ali interagirem emocionalmente. Os olhos suspiciosos do governo estão se voltando até mesmo contra a meditação. Há certos funcionários públicos — acredite ou não, o risco é seu — que gostariam de tornar ilegal o fato de sentar-se e pensar em nada durante meia hora.

Na verdade, não deveria ser preciso nenhum tipo de legislação adicional para dar fim a toda essa ingerência normativa. Aqueles que aprovam leis que protegem as pessoas contra si mesmas já estão pisando num terreno constitucional bastante instável.

A necessidade de se aventurar e assumir riscos calculados estende-se a todos os aspectos da vida, a toda a prática esportiva dentro do Jogo dos jogos. Mas essa necessidade é experiencida talvez de forma mais intensa nos esportes físicos. Quando eu soube pelo meu professor que três praticantes de aikidô tinham morrido na Japão em 1973, em decorrência de fraturas no pescoço, isso não me levou a querer abandonar o esporte e muito menos a torná-lo ilegal. O fato de eu saber que a falta de cuidado ou um erro de avaliação podem quebrar um pescoço, ou uma garganta, simplesmente serve para aguçar a minha atenção, tornar minha prática mais vivida e intensa, contribuindo, de certa forma, para ressaltar a existência como um todo.

Certa vez, no final de uma prática, meu professor me chamou diante da classe e me fez passar por uma série de arremessos e quedas que exigiram muito de mim, e que eu jamais experimentara antes. Naquela noite, ao dirigir meu carro de volta para casa, percebendo que passara pela provação sem nenhuma dor ou arranhão, senti uma suave comichão de felicidade que, lamentavelmente, na nossa cultura é raro entre pessoas de meia-idade e mais velhos. À minha maneira, própria e diminuta, eu chegara um pouco mais perto da fronteira que nos cerca por todos os lados, e desfrutara de outro pequeno e furtivo olhar em direção à infinita serenidade e quietude para a qual o capitão Cousteau chama a nossa atenção.

O impulso de ir mais fundo, mais alto, mais longe não deve ser calado. Os representantes do Estado interessados em impor restrições a todo *dojo,* campo esportivo e arena psíquica para nos proteger contra nós mesmos e assim transformar cada montanha e praia selvagem numa nova Disneylândia, que se cuidem. Tentando construir uma nação segura, iriam torná-la terrivelmente perigosa: porque onde a ordem social não sanciona nem estimula experiências mais elevadas, estas logo descem as submundo. Dizer que não restaria absolutamente nenhuma forma de excitamento para aqueles que quisessem respeitar a lei não é inteiramente verdade: sempre haveria as longas horas assistindo assassinatos na telinha colorida de dezenove polegadas.

14. A DANÇA DENTRO DO JOGO

A edição de março de 1974 da revista *MS.* traz um artigo de autoria de Clayton Rile intitulado "Did O. J. Dance?" ("O. J. deu baile?"). O autor observa que, apesar da soberba beleza e controle do grande *running back*, O.J. Simpson já perdera vários de seus torcedores brancos porque ainda não havia jogado no time campeão. Riley cita um amigo negro do jogador que diz o seguinte: "A rapaziada branca só quer saber qual foi o resultado do jogo; só se interessam pelos resultados. Já os irmãos querem saber o que aconteceu *no* jogo, por exemplo: "O O. J. *deu um baile?*"

Riley segue traçando uma linha bem definida entre a maneira como os brancos e os negros experienciam a vida. Os brancos, em sua busca ingênua pela vitória, desumanizam seus oponentes e a si mesmos, perdendo contato com a existência em si. Os negros, despojados dos corruptos efeitos do poder "porque simplesmente não temos nenhum", focalizam o estilo, a verdadeira essência da vida.

Há verdade naquilo que ele diz: o pior e o melhor da cultura branca ocidental podem ser definidos em uma única frase: é a antidança. Os aspectos de dança têm sido implacavelmente extirpados dos nossos ritos religiosos. Sacramento e movimento têm sido mantidos em separado. Só se anda para chegar a algum lugar. Só se corre para ficar em boa forma ou para bater recordes. Tudo o que fazemos é *por causa* de alguma outra coisa. A dança é para ser executada em palco. Os negros, por seu lado, de alguma forma conseguiram preservar a consciência da dança no coração de cada movimento. Pela sua própria maneira de caminhar, eles parecem sinalizar para o fato de que estão sintonizados com a natureza rítmica, pulsante e dançante da existência.

Riley tem razão, mas creio que a linha que ele traça é fina demais. Em todos nós existe o desejo — embora velado, embora corrompido pela luxúria da vitória — de ver que O. J. deu um baile. Em toda uma vida como espectadores de esportes, os momentos que mais nos marcam, seja qual for nossa raça, são os de pura dança. Podemos esquecer a colocação na tabela, o resultado final e até mesmo quem ganhou, mas jamais podemos esquecer certos momentos que se assemelham à dança: aquele passe sobrenatural que Brodie fez para Washington em 1971, no jogo eliminatório contra os Redskins; aquele golpe absolutamente limpo com o qual Sugar Ray Robinson pôs fim ao combate com Gene Fullmer, aquele *running catch*[1] transcendente de Willie May no primeiro jogo da World Series de 1954, no Polo Grounds. Na verdade, talvez seja mais esse desejo pelo transcendente da simples vitória o que nos mantém presos a nossos aparelhos de televisão durante tantas tardes ensolaradas em que nós mesmos deveríamos estar lá fora jogando. Apesar de mal-humorado e intratável depois de uma derrota de "seu" time, mesmo o mais fanático torcedor talvez tenha alcançado a compreensão — impossível de ser expressa em palavras — da dança que o levará a voltar sempre, de novo, independentemente do resultado final.

De fato, pode-se dizer que toda a complexa estrutura do futebol profissional foi criada, basicamente, para que O. J. (e outros como ele) possam dar um baile. Para esse baile, O. J. necessita de companheiros valorosos e treinadores eficientes. Precisa também de adversários valorosos; na verdade, é a excelência destes, e sua plena determinação de impedi-lo, que faz com que o baile atinja níveis mais elevados. Precisa de um contexto físico e psicológico — ou seja, o estádio, a organização do empreendimento esportivo e de relações públicas, a venda de ingressos, os árbitros, os torcedores, enfim, da união de tudo que está envolvido para que cada jogo e cada temporada se transformem em algo dramático e significativo. Nesse contexto podem entender a frase do treinador Lombardi: "Vencer não é tudo. É a única coisa que importa", não como a afirmação de um fato, mas como um dos fatores da somatória que dará origem a uma atmosfera supercarregada. Seria mais preciso afirmar que: "Vencer não é tudo. É um dos componentes do baile".

O aikidô, um dos esportes que mais se assemelham à dança, proíbe a competição e carece da familiar superestrutura empresarial e de rela-

---

1. Pegar a bola enquanto corre. (N. do T.)

ções públicas. Ainda assim, até mesmo aqui exige-se que o atacante crie a dança. Todo praticante de aikidô se vê diante do problema de encontrar um bom parceiro para treinar, uma pessoa capaz de atacar com predisposição real. O maior presente que um praticante de aikidô pode receber de um parceiro é o ataque limpo, verdadeiro, o golpe que, a não ser que seja bloqueado ou evitado, atingirá o alvo com resultado real. Essa doação de energia pode ser transformada numa bela dança, na qual nenhum dos praticantes se fere e ambos estão unidos. O ataque displicente, sem mira, é mais difícil de enfrentar, e tem mais probabilidade de provocar lesões. Sem dúvida, há um contrato não-escrito naquilo que mestre Morihei Uyeshiba denominou como "O ataque amoroso e a reconciliação pacífica". O ataque oferecido ao iniciante, embora suave e lento, não é menos verdadeiro. O praticante avançado pode solicitar ataques "em câmera lenta" ou "de média velocidade". Mas o ataque totalmente irrestrito está implícito em toda interação.

Um de meus mestres, Frank Doran, nunca deixa de enfatizar esse aspecto. "O aikidô talvez seja a única dentre as artes marciais a assumir responsabilidade pela segurança e bem-estar da figura do atacante. Nós praticamos o respeito e a delicadeza. Empenhamos o máximo de nossa capacidade para usar o aspecto delicado entre os possíveis aspectos da resposta. Mas devemos estar preparados para fazer tudo o que for necessário, o que inclui fazer retornar contra o agressor a força máxima do seu golpe. Podemos praticar as técnicas mais suaves, e fluidas, mas — que ninguém se engane —, o aikidô é *budo*, é uma arte marcial." De fato, na ausência do seu elemento de *budo* a arte do aikidô estaria incompleta e a dança dentro da arte acabaria por degenerar-se em mero formalismo.

O exame de faixa-preta é o mais significativo dos ritos de passagem. Os alunos do aikidô, mesmo os que vivem a quilômetros de distância, se reúnem para assistir o candidato que é chamado ao tatami para apresentar-se diante de uma banca examinadora composta por cinco faixas pretas. O candidato faz, primeiramente, uma demonstração de sua proficiência numa diversidade de técnicas contra um único atacante. Em seguida, selecionam-se ao acaso três ou quatro faixas-pretas (dependendo do tamanho do tatami) que farão um ataque simultâneo e total. Tradicionalmente o candidato está extremamente bem preparado antes de ser autorizado a prestar esse exame, de maneira que se espera que seja uma ocasião de convalidação e celebração. Mas o sucesso, aqui, nunca é automático. A possibilidade de fracasso, de morte simbólica, adiciona sabor a essa dança ritual.

Certa vez meu mestre chamou-me e, lembrando-me de que meu exame de faixa-preta estava próximo, sugeriu que nos meses seguin-

214

tes eu assistisse a todos os exames que pudesse. Seguindo sua sugestão, presenciei uma das raras vezes em que o exame resultou em fracasso. Naquela ocasião, apresentaram-se dois candidatos numa quadra de handebol cuidadosamente forrada, num *campus* universitário. Junto aos demais espectadores pude observar das arquibancadas como o primeiro candidato, um jovem de origem oriental, deslizou por suas técnicas, com uma graça e confiança que eu almejara para mim. Sua resposta ao ataque de três homens não foi menos impressionante. Rodopiou, esquivou-se e mandou os adversários ao ar repetidas vezes. A platéia começou a aplaudir antes que ele terminasse e, no final, ele inclinou-se agradecendo a ovação.

Quando o segundo candidato fez a demonstração de suas primeiras técnicas básicas, ficou evidente que havia algo errado. Seus movimentos eram forçados e duros; ele raramente se fundia por inteiro com a energia que chegava. Eu me perguntava como um ele teria conseguido chegar até ali. Mais tarde, fui informado de que havia chegado no último instante. Embora seja costume o mestre acompanhar seu aluno, o dele não estava lá. Mas ele havia declarado o nome do mestre e insistido em ser examinado. Para não ofender o mestre, a banca havia voltado atrás e, apesar de sua relutância, aceitara a inscrição. Para mim, foi realmente doloroso assistir à demonstração. Eu tinha vontade de virar as costas e ir embora, em busca de ar fresco. Mas em vez disso invoquei meu próprio treinamento, centrei-me e tentei abrir totalmente meu ser ao momento presente viesse o que viesse.

O candidato foi capaz de suportar o adversário único (mais tarde um dos componentes da banca examinadora, um ex-policial, me disse que o candidato era "muito forte, provavelmente um bom lutador de rua"). Mas o que ele fazia ali não parecia uma dança. Perguntei-me o que aconteceria quando chegasse a vez do ataque múltiplo. Será que os atacantes faixas-pretas, claramente conscientes do seu despreparo, moderariam sua ação? Apesar de estar solidário com o candidato, fiquei perturbado com esse pensamento.

O ataque múltiplo teve início e as minhas dúvidas desapareceram. Os três atacantes talvez tenham investido menos energia com o segundo candidato do que com o primeiro, mesmo porque sua falta de habilidade tornava possível um número menor de bons ataques. Mas os golpes eram duros e verdadeiros. O rapaz foi atingido diversas vezes; duas vezes foi derrubado. No final, foi aplaudido por seu espírito esportivo e convidado pela banca a voltar e tentar de novo, depois de se preparar melhor. Mas, quando vi o candidato derrotado caminhar atordoado pelo saguão, tive a sensação de que aquele episódio havia sido decisivo. Não havia como negar ou suavizar a derrota.

Para mim, essa experiência traçou uma linha mais definida na arte do aikidô. A arte fundamenta-se em harmonia, mas harmonia não se conquista pela brandura. Toda ação acarreta uma conseqüência. Os momentos mais elevados contêm em si o risco da derrota. E isso se aplica em todos os meios de atividade atlética. Lamentavelmente, a maioria dos programas atuais de educação física tem pouco a oferecer aos Babcocks, os meninos gordos e a outros como ele, que já de início enfrentam uma falta de capacitação física. Felizmente, porém, muitas pessoas que hoje atuam nesse campo se preocupam em desenvolver programas que permitam a esses meninos algum sucesso. Mas, se forem completos, tais programas não lhes negarão a dignidade da derrota. A dança não é inconseqüente. Até mesmo O. J. Simpson (graças a Deus!) às vezes é derrotado.

"Mas por que essa violência? Será que você não está caindo em contradição? Você, um defensor da não-violência e da harmonia, falando em *ataques*?" Uma senhora de meia-idade lançou-me esse desafio na primeira noite de um *workshop* sobre conscientização energética. Havia-se indignado quando expliquei que o aikidô é uma arte marcial. "Se é *marcial* significa que tem a ver com *guerra*, e para *mim* não tem *nada* a oferecer." Como ameçasse se retirar sem mais cerimônias, modestamente pedi-lhe que permanecesse mais um pouco e constatasse o que aquela atividade tinha a lhe oferecer. Mas não neguei a aparente contradição. Muitas vezes me questionei sobre esse assunto e não estou seguro de ter uma resposta satisfatória. A despeito da afirmação de Heráclito, de que os opostos compõem a melhor harmonia, às vezes me pergunto como posso justificar as centenas de horas que tenho passado envolvido em ataques.

Ainda assim, sei que a não-violência não é a negação da violência, e sim a recusa da violência. A única forma de negar a violência é negar o mundo. Tal negação poderia levar eventualmente a um tipo de insanidade, à morte em vida. Por outro lado, a glorificação da violência e do mal geralmente reflete uma postura meramente romântica. O pior que se pode afirmar acerca da maioria dos cultos satânicos é que eles são triviais.

Nem a negação nem a glorificação são capazes de tranqüilizar nossas mentes no que diz respeito à violência. Mas a violência pode ser dançada e, desta forma, talvez compreendida. O poder do Shiva Dançante é que ele nos mostra em um só corpo o dançarino da destruição e o dançarino da criação — dançando juntos para sustentar o mundo (flores da primavera que nascem sobre o corpo dos heróis tombados, novas culturas que nascem das cinzas das culturas antigas). Estamos todos unidos na dança maior, a dança do corpo, a dança do mundo. Podemos ter sido levados a nos esquecer de que somos dançarinos; a acreditar, ao contrário, que devemos percorrer arduamente nosso caminho pela vida. Mas há momentos em que o véu do esquecimento é arrancado, possibilitando-nos ouvir a música, sentir o ritmo, ver os outros dançarinos que nos rodeiam. Nesses raros momentos estamos seguros no seio de um universo inexplicado, dançando nossas vidas enquanto as definições costumeiras caem por terra. Inverno e verão, luz do dia e escuridão da noite, tudo dança junto e nós compreendemos, afinal, de que maneira a Morte, a décima terceira carta dos Arcanos Maiores do Tarô, veio a assumir o significado de criação, renovação e transformação.

A dança dentro do Jogo dos Jogos tende a se mover numa espiral dialética. Lá está a Dança de Eros, do amor, a juntar e fundir. Lá está a dança de Tanatos, da morte, destruição, dissolução. E essas danças, teses e antíteses, juntam-se na Dança do Cosmos, dança de unidade, harmonia, perfeição. Podemos observar esse processo sempre de novo nas danças primitivas. Os dançarinos tribais africanos, freqüentemente, são vistos pelos olhos ocidentais como selvagens e assustadores. No entanto, toda essa brilhante selvageria está somada à necessidade erótica rumo a uma elevada função moral: o estabelecimento da conduta, da justiça, do equilíbrio. Na contradança entre o bem e o mal, entre o desejo individual e o bem grupal, entre a inação e ação exagerada, a dança tribal comprova o triunfo da reconciliação e do equilíbrio.

Essa preocupação com o equilíbrio, estranha à nossa desequilibrada cultura expansionista, está presente na dança *Epa* do grupo Iorubá Ekiti, da Nigéria. Carregando na cabeça um adorno esculpido em madeira de mais de vinte quilos, o jovem dançarino iorubá salta para o topo de um monte de terra diante dos anciãos e do chefe da tribo. Sem os véus que o cobrem, o adorno revela as figuras do guerreiro, do xamã, do sacerdote e do rei — dos que edificaram a cultura iorubá. É pela própria maneira de carregar o adorno enquanto se move ao ritmo dos tambores, que o dançarino prova literalmente a sua capacidade de assumir o peso da responsabilidade. Porque apenas quando o corpo do indivíduo está equilibrado e centrado é que a ordem social adquire o seu necessário equilíbrio.

Os dançarinos Kao gle ("espírito do gancho") do Dan, a noroeste da Costa do Marfim, ensinam padrões de conduta pelo método dialético — isto é, fazendo as coisas que não devem ser feitas. Trazendo ganchos de

217

metal ou madeira muito afiados, dançam ao redor do vilarejo fingindo cometer diabruras. Em seguida, atiram seus ganchos sobre o grupo de músicos-atletas que os acompanham, e estes se desviam dos projéteis voadores com bem treinada calma. Essa dança expressa uma verdade básica da vida tribal: a melhor maneira de contrabalançar as influências destrutivas que possam ser encontradas no interior da aldeia é com ação calma e imediata, de modo que a ordem da aldeia possa ser mantida.

Podemos considerar que toda forma de arte primitiva está dirigida ao caráter autocorretivo da ordem social. Podemos ver a dança primitiva como celebração e sacramento. Mas é também um ensino de advertência. Com sua batida de tambor, capaz de provocar o medo no coração daqueles cuja cultura criou a bomba H, os dançarinos primitivos de todo o mundo dão seu aviso contra o uso promíscuo do poder; e confirmam o mandamento implícito pelo qual a segurança dos mais dotados não pode se apoiar sobre a insegurança dos menos afortunados.

Toda ordem social necessita de um equilíbrio capaz de corrigir-se a si mesmo. A transformação não é um processo puramente linear: é um processo que implica estabelecer equilíbrio num nível mais elevado. Os povos primitivos sempre souberam aquilo que só agora está ficando claro para ecologistas e especialistas em energia. Nas palavras do teórico em sistemas de energia, Howard Odum: "A desordem é parte necessária do ciclo contínuo de ordem e desordem uma vez que, em termos de manutenção de uma estrutura complexa, é menos oneroso um re-desenvolvimento do que um conserto". O que Odum e outros nos dizem é que, ao tentarmos criar estados de ordem cada vez mais elevados, devemos aprender a lidar com o inevitável aumento da desordem; devemos evitar exigir demais de nós mesmos ao impormos uma ordem excessiva a nossos sistemas sociais. O indivíduo demasiadamente caprichoso, a sociedade excessivamente ordeira, pode se tornar uma ameaça para o mundo.

A desordem aparente pode encaixar-se em uma ordem maior. As enchentes e incêndios que assolam florestas, no final das contas, podem contribuir para aumentar a capacidade energética da terra. A morte não é apenas uma ligação com o eterno; é também uma necessidade neste mundo, um requisito tanto para a estabilidade social como para a transformação. Assim, dançamos a violência como parte da celebração da harmonia. Para que nossos Novos Jogos possam oferecer uma completa ecologia do jogar, devem incluir tanto o Massacre como o Futebol de Roda como o Vôlei Infinito e o Acasalamento. A Nova Educação Física, para ser verdadeiramente humana, deve continuar a oferecer alguns jogos de contato vigoroso, bem como novas modalidades esportivas como o Orientar-se.

218

No que diz respeito ao aikidô, ainda não estou completamente seguro de que não haja alguma irremediável contradição entre a minha prática e o meu compromisso com a não-violência. Mas sei como me sinto depois de uma boa sessão — e isso nada tem a ver com luta ou guerra. Visto como dança, o aikidô se move delicadamente na direção da harmonia; cada ciclo de ataque e defesa contém em si os três elementos da dialética. O atacante executa a dança Tanatos. O defensor, aceitando e fundindo-se com o ataque, executa a dança de Eros. E, na harmoniosa fusão dos dois, alcança-se o Cosmos — dois limitados corpos humanos imitam a junção dos rios que correm pelas montanhas, o giro de estrelas distantes.

"O O. J. deu um baile?" Se essa pergunta serve para ser feita em relação a um jogo de futebol, pode ser feita também em relação ao jogo maior. Você dançou o seu verão? Estou dançando o meu outono? Estamos dançando a nossa vida? Tudo é uma questão de consciência. Quanto mais aprofundamos nossa visão de vida, mais claramente percebemos a dança. Ao buscarmos a realidade no núcleo do átomo, nada encontramos a não ser vibração, música, dança. Também o mundo de nossos sentidos é dança (a teia de uma aranha brilhando na luz da aurora, as árvores que balançam ao vento, o calor dos carros ao longo da estrada, o sangue que pulsa atrás de nossos olhos). Precisamos apenas tomar consciência, e nos descobriremos dançando também.

Ir caminhando para o trabalho pode ser uma inevitável perda de tempo. Pode ser também uma aventura em termos de movimento e equilíbrio. Limpar a cozinha pode ser uma obrigação. Pode ser também uma dança cheia de movimentos elaborados. Insensíveis a tudo exceto a resultados, estamos sujeitos a perder a dança. Mas o que são *resultados*? Chegamos ao trabalho. A caminhada entre casa e trabalho novamente foi um intervalo sem significado. A cozinha está limpa. Amanhã estará suja. Temos construído os edifícios mais altos, as rodovias mais longas, as maiores cidades. Vencemos o jogo. Mas, enquanto fazíamos tudo isso, como nos sentíamos? Dançando?

Os médicos do Institute of Sports Medicine and Trauma (Instituto de Medicina e Traumatologia Esportiva) realizaram um estudo sobre as exigências físicas impostas a indivíduos que desempenham vários tipos de atividades que exigem vigor físico. Como parte desse estudo, classificaram essas atividades em dez categorias: vigor, resistência, tipo físico, flexibilidade, coordenação, velocidade, agilidade, equilíbrio, inteligência e criatividade. Os resultados a que chegaram não surpreenderam os aficionados da dança. Somando-se as médias, o balé surgiu como a atividade que mais exige — acima do basquete, do futebol americano, do futebol, e muito acima do beisebol. Há jogadores de beisebol com excesso de peso. Mas, e quando um bailarino ou bailarina ganha peso demais? "Ele ou ela desiste", diz George Balanchine, mestre de balé.

Se uma disciplina apenas fosse escolhida como obrigatória nas escolas, na minha opinião essa deveria ser alguma forma de dança — da pré-escola ao doutoramento. Não posso afirmar que um dançarino seja o Atleta dos Atletas. Estou totalmente seguro, porém, de que o Atleta dos Atletas é um dançarino.

A sensibilização ao Corpo de Energia e a prática da consciência de energia se assemelham à dança em cada um de seus detalhes: a concentração na respiração e no equilíbrio, a abertura à existência que advém da consciência do *hara*, ou centro, o próprio Corpo de Energia, em constante mutação de tamanho, forma e densidade, e nas inefáveis e, de certa forma, festivas correntes de energia que parecem unir todas as coisas. No entanto, não é necessário nenhum conhecimento formal do Corpo de Energia para que você possa aderir à dança. Ela já começou há longo tempo. Nunca terminará. Ela estende a nós um convite eternamente renovado. Nem mesmo exige que renunciemos a resultados, mas, apenas, que os coloquemos em sua perspectiva adequada. Tudo o que se exige é uma mudança mínima na consciência, talvez apenas uma pergunta que devemos dirigir a nós mesmos, não apenas uma vez (porque esquecemos com demasiada facilidade de nossa própria existência) mas sempre de novo: estou executando uma dança?

Apesar de ser fácil realizar essa pequena modificação na consciência, ela às vezes também pode ser muito difícil pois pode envolver dor. Quando nos recusamos a dançar mantendo uma postura rígida, existe uma boa razão: simplesmente não estamos dispostos a suportar a dor da plenitude de consciência. Para nos entorpecermos, inconscientemente, retesamos nossos músculos e vísceras. Só podemos nos permitir relaxá-los se tivermos condições de exercer um certo controle sobre eles. Para tanto, temos de ter consciência deles. Consciência acarreta dor. Para evitar a dor, evitamos a consciência. Assim, não podemos nem relaxar nem nos abrir à existência. Não podemos verdadeiramente executar nossa dança pelo caminho da vida. Considerem-se as estratégias que desenvolvemos para manter afastada a nossa consciência: a síndrome do "Eu-trabalho-duro-e-jogo-duro", o uso do fumo, álcool e outras drogas, a avidez de consumo, o sonambulismo, viagens sem propósito. Chegamos a ponto de idealizar o nosso entorpecimento, de um lado na figura do macho-*cowboy*-detetive-espião e, do outro, no intelectual irônico e cáustico. Tudo isso diz respeito à fuga aos sentimentos profundos, à recusa em suportar a dor.

Esta não é uma questão sem importância, e eu não disponho de nenhum modelo pessoal de iluminação; muitas foram as vezes em que declinei de um maior envolvimento com a existência, com o propósito de fugir à dor. Mas sei que a mim, como a todos nós, cabe uma escolha existencial. Podemos caminhar por nossas vidas embotando nossos sentimentos e, assim, minimizando a dor e também a alegria. Ou podemos nos juntar à dança da existência, com nossos corações abertos à dor, sofrimento, lágrimas e a consciência da morte e, dessa forma, compreender essas ligações que encontram sua melhor definição numa palavra que, para nós e no contexto de nossa cultura, é tanto sinônimo de fascínio como de desconforto: êxtase.

Mas não há meios de escapar inteiramente à dança. Todos executamos a dança de Tanatos em cada movimento para destruir as amarras da forma, de varrermos para sempre estruturas velhas e limitantes. Despojados das alegrias dionisíacas compensadoras de culturas mais sábias, ainda dançamos a desordem libertadora que contém e é contida na ordem.

Todos executamos a dança de Eros em cada movimento para criar, para unir, para encontrar forma onde antes parecia não existir forma nenhuma. Todos executamos a dança de Eros em cada tentativa de nos fundir com Deus ou com a natureza, ou de penetrar na pele de nosso amante (apenas o desejo aberrante de manipular, explorar, "marcar pontos" pode afastar de nós a dança do fazer amor.).

Além disso, todos nós já nos entregamos à dança do Cosmos — embora nos seja muito difícil perceber harmonia e unicidade numa cultura que devota tanta energia à insatisfação e à fragmentação. Mas existem inegáveis momentos de perfeito fluxo e reconciliação, que existem como a mais elevada função da literatura — nas colheitas de feno balançando em ritmo perfeito durante uma breve tempestade de verão; ao ficar no deque de um navio em movimento e sentir uma união perfeita com o mar; naquele dia em que ficamos deitados na encosta da colina, junto à macieira, acompanhados pelo canto e pela riqueza do nosso primeiro amor. Creio que todos já experimentamos esses raros momentos quando não há separação entre o dançarino e a dança.

É possível conceitualizar todo um jogo de futebol como tendo sido criado para que O. J. Simpson pudesse dar seu baile, executar sua dança. Será, então, difícil demais imaginar que esse jogo maior, o Jogo dos Jogos, tenha sido criado neste planeta para que todo mundo, todo ser vivo, pudesse dançar?

15. IDEAL E REALIDADE

Há apenas alguns anos os futuristas proclamavam com frenético entusiasmo que estava próxima a Época Dourada dos computadores. Em 1968, por exemplo, Herman Kahn, do Hudson Institute, previu que o uso extensivo de robôs computadorizados como forma de auxílio às tarefas domésticas e demais atividades seria "muito provável' no ano 2000, dando-lhe nome e apostando que a verdadeira inteligência artificial já teria sido desenvolvida naquele espaço de tempo. O livro e o filme de Arthur C. Clarke, *2001, Uma Odisséia no Espaço*, ambos do final da década de 1960, nos apresentaram uma figura inesquecível, misto de herói e vilão: Hal, o Computador — que não apenas entendia e falava um inglês perfeito como também era capaz de traduzir nuances sutis de entonação. O CAD (*Computer Assisted Dialogue*) de meu livro *Educação e êxtase* foi concebido independentemente de obra de Clarke, mas compartilha de algumas das habilidades de Hal, ao lado de — *mea culpa* — seu humor e seu senso de estética.

Sem pensar muito sobre o assunto, viemos a aceitar os computadores — e outros equipamentos que foram oferecidos pela tecnologia — como entes sobre-humanos. Nos desenhos animados e nos filmes de ficção científica, o computador, o robô e o ciborgue (combinação de organismo vivo e máquina) assumem o papel de *deus ex machina* — o deus onisciente e todo-poderoso de nossa época. A popularização da associação homem-máquina atingiu um nível de degradação, na minha opinião, numa série da televisão, *O homem de seis milhões de dólares*, na qual um astronauta muito ferido é reconstruído em parte como homem e em parte como máquina computadorizada. O ciborgue daí resultante, candidato televisivo ao título de Atletas dos atletas, é dotado de superpoderes de força, rapidez, agilidade e percepção. Tais poderes, são em geral empregados na perseguição a tipos criminosos desagradáveis e essa perseguição se desenrola em episódios tão deteriorantes e desumanizantes qualquer outro filme de crimes.

Hoje, parece que tanto futuristas quanto os que se dedicaram à popularização desses temas foram precipitados. Os computadores, de fato, conseguem realizar certas proezas de computação e arquivamento de dados que parecem situar-se além do poder da mente humana. Estamos descobrindo, porém, que mesmo o maior computador, o mais avançado, não pode ser levado a entender sentenças que uma criança de quatro anos domina sem hesitar. E uma brincadeira simples como andar de bicicleta sem usar as mãos tem resistido à duplicação mesmo pela mais sofisticada tecnologia espacial; um robô recentemente desenvolvido pela NASA, feito para equilibrar-se sobre uma bicicleta, não conseguiu realizar essa proeza que qualquer adolescente de doze anos nos mostraria com prazer. De fato, neste exato momento o desenvolvimento de um simples robô doméstico, de capacidade muito menor do que a de Hal ou de O Homem de Seis Milhões de Dólares, parece mais remoto ainda do que o seria há oito ou dez anos.

O que estamos aprendendo não é que os computadores são menos maravilhosos do que havíamos imaginado, mas, sim, que a capacidade humana é muito mais maravilhosa do que achávamos. Ao desenvolver programas de computadores que possibilitem entender uma simples sentença, fomos obrigados a perceber a tremenda quantidade de passos lógicos, as brilhantes inferências, o vasto corpo de conhecimento necessário a um processo que, até então, era ponto pacífico. E até que tentássemos construir um robô capaz de andar de bicicleta sem usar as mãos não havíamos ainda dado valor adequado ao soberbo equilíbrio e controle envolvidos em alguns de nossos atos mais triviais. A Era do Computador pode sim tornar-se uma era dourada, afinal, porque revela o milagre que existe em tudo aquilo que consideramos como o mais corriqueiro em nossas vidas.

Confrontando-nos diariamente com a impossibilidade de os seres humanos se relacionarem bem uns com os outros, com as imperfeições, aparentemente fatais, dos sistemas sociais e com o patogênico desespero e cinismo das nossas artes e entretenimentos, torna-se fácil para nós encarar com pessimismo as perspectivas humanas. Mas mesmo esse pessimismo não é capaz de explicar as razões pelas quais continuamente desprezamos o potencial da nossa espécie, das impressionantes capacidades de todas as formas de vida neste planeta e da capacidade, mais impressionante ainda, da consciência humana. É como se fosse doloroso demais encarar a verdade, contemplarmos esse grande abismo que está presente entre o que somos e o que poderíamos ser. Temendo o brilho de nossas próprias potencialidades, continuamos a contemplar as sombras sobre as paredes da caverna e a chamar a visão mais ampla de "não-científica", "inconsistente". Mas até mesmo essa racionalização nos está sendo retirada. A física moderna está cada vez mais próxima de se parecer com a Filosofia Perene; já é impossível, como o demonstram as pesquisas realizadas pelo psicólogo Lawrence LeShan, estabelecer a distinção entre as afirmações feitas por físicos famosos daquelas feitas pelos grandes místicos. E mesmo a ciência mais implacável hoje vem corroborar com a visão de vida, corpo e mente que alguns cínicos taxariam como "inconsistente".

Consideramos fácil imaginar robôs super-humanos, mas agora a ciência está demonstrando que nossas habilidades são ainda mais notáveis. Experiências recentes levadas a efeito pela dra. Barbara Sakitt, psicóloga naturalista da Universidade de Stanford, por exemplo, comprovaram que o olho humano, sem auxílio, é capaz de detectar até um único *quantum* de luz, ou seja, a menor parcela de energia possível no universo conhecido. O *quantum* é uma unidade de energia tão pequena que a energia liberada por um pedaço de giz que caísse de um milionésimo de polegada equivaleria a 1.000.000.000.000 *quanta*. Achamos fácil, também, ficarmos estarrecidos com o número de *bits* de informação que podem ser armazenados em um computador avançado — até que comecemos a dar atenção ao fato de que um gene de dimensões comuns pode ser agrupado em 10^{600} maneiras diferentes (para se ter uma idéia da magnitude desse número, deve-se ter em mente que todo o universo conhecido contém apenas, estimadamente, 10^{80} átomos). Cada gene é composto pelo DNA, um registro básico de toda forma conhecida de vida. Um vírus, a mais simples dessas formas, compõe-se de um gene ou genes recobertos por uma camada de proteína. Pode-se afirmar, portanto, que o mundo dos vírus, entidades submicroscópicas tão pequenas que passam pela maior parte dos filtros, é dotado de possibilidades informacionais capazes de causar vertigens ao mais desenvolvido dos computadores.

Mas deixemos que nossa imaginação se expanda, dos vírus para um único ser humano, com seus cem mil ou mais genes e trilhões de células singulares, combinadas numa quantidade qualquer de padrões complexos. E deixemos que nossa atenção se focalize, por um instante, nessa particular concentração de células transportadoras de informações, ou neurônios, que chamamos de cérebro, e todas as multifacetadas interações desses neurônios: os complexos caminhos das sinapses, os domínios dos neurônios cooperando entre si, as ondas que carregam informações e que pulsam por esses domínios, as constantes mudanças de oscilação eletroquímicas dentro e entre neurônios, a capacidade de multiplicar informações entre cérebro e "mente", a constante interação entre os campos do cérebro e de cada músculo, órgão, nervo e receptor sensorial do corpo, a interação entre tudo isso e o que está do lado de fora da pele, com a natureza e cultura, e possivelmente com domínios de informação ainda não identificados. De fato, a quantidade de interações possíveis de se operar apenas no interior do cérebro está além da atual capacidade de cálculo significativo dos nossos matemáticos. A melhor maneira de dar expressão à plena capacidade criativa do sistema nervoso central dos seres humanos, em linguagem leiga, é dizer que, para todos os propósitos práticos, ela é infinita.

Dessa forma, a ciência nos leva à tese central da maioria das religiões existentes no mundo, um mistério sutil e profundo no Brahma Sutra, e uma sentença que provoca calafrios na espinha na Bíblia do rei James:

Deus criou o homem à sua *própria* imagem, à imagem de Deus o criou; macho e fêmea os criou.

À imagem de Deus! Como poderíamos viver à altura de tal pronunciamento? Conforta-nos o fato de que nossas religiões também permitem que sejamos falíveis, absolutamente sem salvação, carentes de iluminação. Não importa quão falíveis sejamos, porém, não podemos continuar a negar nossas capacidades divinas — a ciência não nos permitirá essa negação. E somos lembrados também da promessa das religiões antigas: a salvação, a redenção e a transformação se encontram decididamente ao nosso alcance.

Se vislumbrarmos alguma verdade nesse argumento, seremos forçados, também, a encarar nossa vida atual com certa dose de admiração e perplexidade. Não são apenas a guerra, a doença, a fome e a injustiça social óbvia que nos estarrecem, é também um total desperdício do potencial humano. Conscientes de nossas capacidades divinas, observamos indivíduos devotarem suas vidas a objetivos rudimentares, que embotam, aviltam. Conscientes das transcendentes possibilidades nas nossas atividades cotidianas, contemplamos as pessoas melhores e mais brilhantes do nosso meio se deixarem atrair por manipulações frias e insensíveis de um lado, e, de outro, por alternativas triviais, superficiais. E vemos a imagem de Deus, mourejando e se agarrando a produtos de consumo sem sentido. Desperdício!

Quando se fala em potencial humano, são necessárias certas especificidades. Nem todo potencial pode ser canalizado para a criação e a iluminação. Grande parte dos circuitos alojados em nosso corpo e nosso cérebro precisa ser redundante para que a vida persista. Algumas de nossas capacidades devem ser dedicadas a necessidades de sobrevivência de ordem inferior. E, à medida que criamos níveis de ordem mais elevado, devemos também lidar com a inevitável desordem. Mesmo estabelecidas essas condições, porém, ainda permanece o fato evidente de que continuamos a operar com uma diminuta fração de nossas reais capacidades. Quando estudamos a natureza, verificamos que os sistemas são criados para serem utilizados em sua plena capacidade. Qual é o propósito de toda essa capacidade humana não utilizada? A que ela se destina?

Em busca de respostas a nossas perguntas, nossa visão tem sido impedida tanto pelo passado como pelo futuro, tanto pela "história" como pelo "ano 2000." A "história" afirma que a "natureza humana" não muda. Mas a "história" reporta-se apenas ao começo da civilização, por volta da época das pirâmides. Todo esse período teve como base um só modelo organizacional básico, edificado sobre o problema de lidar com os excedentes agrícolas originados pelas bem-sucedidas colheitas de grãos cultivados em larga escala. Esses excedentes provocaram o surgimento dos mercados, dos sistemas legais, das castas e classes sociais, das pirâmides, das catedrais, dos grandes edifícios, das redes de comunicação, dos veículos velozes, das gigantescas máquinas militares, das cidades, das nações e dos impérios. A consciência individual, na medida do possível, foi fixada e limitada. A "mente" foi separada do corpo. A imensa maioria dos seres humanos tem sido utilizada pela máquina social como seus componentes padronizados. Mais e mais energia foi arregimentada. Mais e mais matéria foi controlada. O potencial humano deixou de ser um fator importante nessa equação.

Ao voltarmos nosso olhar para trás na "história", e para o futuro que se estende adiante do "ano 2000", compreendemos que todo esse período, na verdade, constitui apenas um breve segmento da jornada humana mais ampla. Em meu livro *The Transformation* (A transformação) assinalei as primeiras transformações (do bando primitivo que se une para a caça para a aldeia tribal, e desta para o Estado civilizado) que nos conduziram à época presente, detalhei as características da Era da Civilização e afirmei que já estava a caminho uma Transformação maior, rumo a algo completamente diferente do que temos conhecido. Desde a publicação desse livro, que data de 1972, tem-se tornado cada vez mais aparente que o nosso modelo básico de organização social já não funciona mais. Princípios antigos consagrados referentes à economia, agricultura, educação e controle social têm-se revelado falhos à luz da presente realidade. A alienação individual aumenta em ritmo alarmante. Toda a estrutura social, com sua poderosa atividade física, hoje se apresenta diante de nós como frágil e vulnerável.

É claro que uma grande mudança está a caminho. Nós já a teríamos notado antes se não tivéssemos nos deixado seduzir pelo futurismo tecnológico. "O ano 2000", que se revelou como uma mera estratégia para justificar "a mesma coisa, só um pouco mais igual", impediu-nos de ver o presente, onde uma transformação já está ocorrendo. Já devíamos ter sabido disso. A existência não é fixa. Mesmo o mais poderoso organismo social acaba evoluindo para algo diverso. Essa evolução implica a dissolução de antigas formas, mas, não necessariamente, a catastrófica destruição de seres humanos. Ainda assim, os empecilhos a uma transformação relativamente pacífica neste momento parecem bastante persistentes. Vemo-nos diante da possibilidade de uma catástrofe física juntamente com o colapso de velhas fórmulas e a ausência de novas. Vemo-nos diante da possibilidade de variações sobre o tema de um estado policial, quando os líderes sociais reagem ao surgimento de tendências anárquicas. Mas nos vemos também diante da possibilidade — seria tão covarde quanto ilógico simplesmente descartar o fato — de uma mudança menos atemorizante, na qual nosso enorme potencial, enfim descoberto, seria plenamente utilizado: fortes empecilhos, enormes dificuldades, milagres!

Alguma forma de transformação é inevitável. A presente máquina social pode, provavelmente, ser guardada ainda algumas vezes, ao menos em nações tão ricas como os Estados Unidos. Mas cada ano que passa nos leva mais perto da compreensão de que nossa atual maneira de fazer e de ser não pode perdurar muito mais. Se a mudança para um novo modo da existência deve se realizar de maneira voluntária, inteligente e não-catastrófica, há muito trabalho a ser feito. Nosso sistema econômico-energético deve ser convertido de crescimento exponencial para algo próximo à estabilização — processo que, em si, tende a exigir grandes quantidades de energia. O deslocamento econômico decorrente deve ser administrado com coragem e equanimidade, com um senso de sacrifício por parte dos mais abastados. E, mais importante ainda, devemos aprender a valorizar novos estados de ser na forma de novos tipos de riquezas e novos tipos de energia nas variedades dos fluxos corporais já descritos. Essas questões, que ninguém se equivoque, não são de forma alguma etéreas. As mudanças na natureza daquilo que é satisfatório e recompensador para os indivíduos devem ser acompanhadas das necessárias e significativas reformas na política, nos sistemas de saúde, na política externa e no sistema legal, na justiça e no campo dos direitos individuais.

A forma pela qual essas reformas devem ser levadas adiante foge ao escopo deste livro. Para que elas ocorram, porém, precisamos ter uma certa visão positiva das novas formas de existência, algum senso de esperança que faça com que o tremendo esforço e o inevitável sofrimento valham a pena. Precisamos, talvez mais do que tudo, de novos mitos que nos sirvam como guias. Necessitamos de seres míticos que nos ofereçam seu exemplo de comportamento, que nos forneçam os mapas, as rotas e a bússola segura para que possamos nos orientar durante nossa trajetória evolucionária. Os antigos heróis míticos americanos, Paul Bunyan, pioneiro do Oeste, e o caubói Horatio Alger e o defensor da Mãe e da torta de maçã na Segunda Guerra Mundial — cumpriram a sua função, mas são mais do que inúteis nas atuais circunstâncias. E, com bastante rapidez, já nos desencantamos dos heróis do mito tecnológico: Hal, o Computador, o astronauta sem emoções, a máquina de pensar descorporificada.

Talvez, então, não seja inadequado voltarmos nosso olhar para o campo dos esportes, da educação física e para nosso próprio corpo em busca de nosso mito de transformação. Desde a virada do século temos visto muitos seres de evolução humana rápida anunciando essa transformação à medida que limites físicos supostamente intransponíveis são vencidos um após o outro. Poucas confirmações da potencialidade humana são mais satisfatórias do que aquelas que se observam nos recordes das modernas Olimpíadas, de 1896 até nossos dias; e, às vezes, parece até que a seção esportiva dos jornais diários é a única que traz boas notícias.

Mais significativo ainda é o papel cultural central desempenhado pelo esporte — papel este que, como já se observou, os antropólogos estão apenas agora começando a perdoar. De fato, mitos e jogos são aliados próximos em sua função social e na forma como exercem essa função. Ao iniciar-se num ritual mítico, o jovem da tribo de fato torna-se um jaguar ou uma águia. Assim transfigurado, dentro do sistema fechado e pleno de significado próprio ao ritual, esse jovem adquire um sentido central para sua vida, a qual, de outra forma, poderia ser desprovida de sentido. Esse compromisso com o mito não é supérfluo, mas necessário à própria sobrevivência da sociedade. Da mesma forma, o garoto que joga *stickball* e diz "Eu sou Hank Aaron. Quem é você?" estabelece um certo comprometimento mítico, encontra significado, estrutura, modelo e uma certa parcela de esperança em meio à anomia. E em esportes como o aikidô, mesmo homens e mulheres de meia-idade podem, ainda que por um instante, deixar para trás os incômodos da vida e aspirar a ser um novo tipo de samurai, devotado ao uso do equilíbrio e do poder para o estabelecimento da reconciliação e da transcendência. É importante ter em mente que o compromisso mítico, seja ele "religioso" ou "atlético", nos oferece não apenas um sentido cognitivo, mas uma maneira de andar, sentar, ficar em pé e de nos relacionarmos com o mundo. É essa linha de conduta relativa ao ser — mais do que meramente ao fazer — que está quase completamente ausente de nossa atual formação acadêmica.

Alguns críticos, diante da natureza agressiva, territorialista e guerreira de nossos jogos convencionais, optariam simplesmente por eliminá-los e por negar ênfase a todos os esportes. Nessa crítica há uma vaidade tola. Porque a estrutura que o esporte oferece é necessária, principalmente numa época em que todas as demais estruturas parecem precárias. A maneira de ser, o estilo de vida que se adquire por meio do comprometimento mítico com o futebol, por exemplo, pode se revestir de certo perigo nesses tempos, mas provavelmente será menos perigoso do que nenhuma maneira de ser. Em vez de simplesmente atacar os jogos convencionais, deveríamos trabalhar pela reforma e pela mudança da ênfase em certas atitudes dentro dos jogos. Deveríamos também criar novos jogos — precisamos deles da mesma forma como precisamos de novos mitos.

E necessitamos de figuras míticas nos esportes, para que sejam nossos modelos e para que sirvam de guias na jornada que hoje nos instiga rumo a destinos que não podemos conceber.

Se o Atletas dos atletas é definido como a pessoa, seja ela quem for, que sirva como modelo e guia em nossa atual jornada evolucionária, torna-se relativamente fácil perceber que muitas de nossas bem conhecidas figuras esportivas não podem desempenhar esse papel. Mark Spitz, por exemplo, certamente se configurou como modelo em matéria de superar limites físicos, quando, numa atuação sem precedentes, ganhou sete medalhas de ouro nas Olimpíadas de 1972, quebrando, nesse processo, sete recordes mundiais. Mas não nos mostrou a sensibilidade, a consciência e a largueza de ser que obviamente necessitamos nesta época. Talvez seu regime de treinamento, obsessivo e determinado para um único fim, tenha-o limitado. Em todo caso, embora possa estar errado, não consigo ver Spitz como alguém que una corpo, mente e espírito de maneira equilibrada e centrada.

Da mesma forma, muitos de nossos atletas, de primeiro escalão, sofrem as lamentáveis conseqüências do excesso de especialização e exploração. Quando se aproximam do final de suas carreiras (e penso aqui em Mantle, Mays, Aaron, Unitas), um leve tom de amargura se observa em suas vozes; seus olhos revelam uma certa melancolia costumeira; pálidas linhas de suspeita e mesmo de ressentimento se apresentam em torno de suas bocas. Sim, o esporte é o que todos dizem. De outra maneira, não chegaria onde cheguei, foi bom para mim. Todavia fica algo não dito, um subtom de anseio e de pesar. Aquelas tacadas que alcançavam grandes alturas, aquelas pegadas impossíveis, mas inevitáveis, aqueles deliciosos momentos de velocidade, equilíbrio e fluxo — para onde foram? É como se estivessem esperando, na filmoteca, para serem reprisados em alguma ocasião mais importante. Fomos usados, recompensados e agora somos levados à aposentadoria, é o que parecem nos dizer esses grandes esportistas. Mas deve haver uma outra maneira de entender o que realizamos, uma maneira que não se restrinja a estatísticas, recordes e relíquias mantidas no *Hall* da Fama — *alguma outra maneira*.

De minha parte, gostaria de expressar minha gratidão a Mantle, Mays, Aaron, Unitas, Spitz e muitos outros pelos grandes momentos que nos proporcionaram. Acredito que esses momentos nos informam sobre a natureza da vida humana e dão indicações do destino humano. Quando se considera a característica mística dos esportes e a natureza lúdica da existência humana, seus feitos começam a adquirir a significância que merecem. Também respeito os longos anos de esforço extremo que construíram a base para a transcendência, mesmo quando esse esforço foi exagerado. Não merece absolutamente nenhuma comiseração, porém, a rigidez de seus horários de trabalho. Nas palavras de Shivas Irons: "Se você encontrar uma bela disciplina, vigorosa, daquelas que o levam além de si mesmo, você será um homem afortunado". A disciplina, quando de livre escolha, vivenciada de forma plena, pode tornar-se ativamente um daqueles elementos essenciais à transformação, negligenciados e mesmo denegridos em nossa cultura atual.

No entanto, a despeito de tudo o que os nossos grandes nomes do esporte nos deram seria forçar demais definir qualquer um deles como

230

o Atletas dos atletas. Outros nomes vêem à mente — Charles Lindbergh, Jacques-Yves Cousteau, Roger Bannister, *sir* Edmund Hillary — nomes de pessoas cujos feitos e vidas os conduziram além dos estreitos limites da estrutura esportiva. Não tomei nenhuma precaução para esconder o fato de que Lindbergh tem especial significado para mim. Sua travessia do Atlântico, como fez notar a revista *Times* por ocasião de sua morte, em 1974, foi "um desses gestos de prístina pureza e magnífica eloqüência, que despertam as pessoas de todos os lugares para o ilimitado potencial da vida". E o arrojo de seu pensamento, seu sentido do cosmos e seus posteriores esforços para salvar o meio ambiente do planeta se juntam para elevá-lo além no nível temporário da fama. Mas, então, eu penso em falhas, erros de julgamento que cometeu em sua meia-idade, uma certa rigidez de pensamento. E é esse, precisamente, o problema de nomear um indivíduo, ainda que provisoriamente, como o Atletas dos atletas.

Seria melhor evitar limitações desnecessárias. Olhando apenas a nossa cultura, perdemos de vista outras maravilhas do atletismo que já ocorreram, e fechamos nossas mentes para as que estão por vir. Os iogues indianos regularmente realizam proezas de controle corporal que nossa ciência considera impossíveis — até que ela mesma vem a comprová-los depois de duvidar da sua veracidade. Os andarilhos *lung gom*, do Tibete, palmilham dia e noite milhares de quilômetros mantendo o ritmo de seus passos a uma velocidade constante de cerca de dez quilômetros por hora, para confirmarem seu domínio sobre a vida interior. Alguns monges tibetanos, praticando a disciplina do *tumo*, são capazes de produzir calor corporal intenso. Sentando-se nus sobre a superfície congelada de um lago, dão provas de sua arte envolvendo-se em lençóis mergulhados na água através de um buraco feito no solo e secando-os, um após outro, no decorrer de toda uma noite.

Registros feitos por testemunhas confiáveis comprovam as demonstrações de Morihei Uyeshiba, nas quais ele parecia ir além das limitações estabelecidas pelas leis físicas conhecidas. Certa vez, completamente cercado por homens armados de facas, conta-se que ele desapareceu e reapareceu no mesmo instante no alto de um lance de escadas, olhando lá de cima para seus atacantes. Uyeshiba recusou-se a repetir esse feito, afirmando que o esforço envolvido poderia consumir vários meses de sua vida; e eu duvido muito que esses episódios possam jamais ser confirmados. Mas é impossível não ficar impressionado com o número e a qualidade dos testemunhos visuais que aparecem nos relatórios sobre os dotes atléticos aparentemente sobrenaturais desse homem. Jeremy Ets-Hokin, empresário e líder civil em São Francisco, faixa-preta em judô e karatê, contou-me sobre uma notável demonstração, a que teve oportunidade de assistir em Tóquio, em 1962. Desafiado a demonstrar seus poderes, Uyeshiba, um homem magro e pequeno que então contava setenta e oito anos de idade, convidou quatro dos mais rijos judocas do Kotokan (o *dojo* do sistema do judô) para atacá-lo. Ao redor do tatami, reuniram-se em grande número distintas personalidades japonesas. Uyeshiba sentou-se no centro com as pernas cruzadas e olhos vendados. Meditou por cerca de dois minutos; passado esse tempo, os judocas, que Ets-Hokins descreve como sendo "verdadeiros gigantes filhos de uma puta truculentos", atacaram-no, um após o outro, com toda força, por trás. Uyeshiba arremessou seus atacantes ao ar com facilidade. Eles aterrissaram de costas no chão, com expressão aturdida.

Não foi muito tempo depois desse fato que meu mestre, Robert Nadeau, tornou-se discípulo de Uyeshiba. "Depois de seis meses lá", disse-me ele, "o *O-sensei* (termo honorário que significa mestre dos mestres) sinalizou para eu o atacar. Com todos os anos de treino em artes marciais, quis mostrar-lhe o que eu já tinha, de maneira que fui duro. Mas quando me acerquei dele foi como se eu tivesse entrado na nuvem. E na nuvem havia uma grande mola que atirava para fora dela. Vi-me voando pelo ar e aterrissei com uma queda vigorosa, golpeando o tatami com a mão como se faz no judô. Ali deitado, procurei com os olhos o *O-sensei*, mas ele parecia ter desaparecido. Finalmente, virei-me totalmente, o único lugar que eu não esperava que ele estivesse — e lá está ele, calmamente em pé."

Os filmes que mostram Uyeshiba em ação parecem corroborar seus legendários poderes. Em um deles, registrado por um estudante americano com uma câmera de oito milímetros, dois atacantes convergem sobre Uyeshiba a grande velocidade. No filme, vê-se que Uyeshiba ocupa um espaço a partir do qual encara os adversários que correm em sua direção e, aparentemente, é apanhado por eles. No quadro seguinte, ele é visto cerca de meio metro adiante, virado na direção oposta. Enquanto Uyeshiba parece deslocar-se de uma posição para outra em uma fração de segundo (ou em tempo nenhum!) o movimento de aproximação de seus atacantes continua seqüencialmente, uma fração de passo por vez, até que os dois se chocam e são levantados pelo mestre.

Sejam ou não validados cientificamente os feitos de Uyeshiba, permanece o fato de que aqueles mais familiarizados com o teste estarão convencidos de que ele operava "em outra dimensão", especialmente durante seus últimos anos de vida. Repetidas vezes parece ter "subitamente desaparecido" ou ter criado "uma curva no tempo e no espaço". Termos como esses são recorrentes nas descrições sobre o trabalho desse mestre e podem servir para que nos lembremos de possibilidades que repousam além das estruturas bastante rígidas da nossa cultura.

Desde a época de Newton, o Ocidente tem operado o máximo possível dentro de um conjunto de dimensões bem definidas e facilmente mensuráveis: espaço, tempo, energia, massa, impulso, aceleração — tendo alcançado grande progresso tecnológico. Podemos também dizer que os sensacionais avanços nas atividades atléticas nos últimos setenta e cinco anos são, em larga medida, o resultado do aperfeiçoamento tecnológico em métodos de treinamento, equipamentos e alimentação. Mas por trás de cada aperfeiçoamento que pode ser atribuído à "tecnologia" está a poderosa intencionalidade humana, cujo propósito é evolução, transcendência e transformação. É significativo o fato de as corridas de cavalo, apesar dos métodos mais científicos de ação e treinamento, mostrarem um aumento de velocidade correspondente, proporcionalmente, a apenas uma fração daquela alcançada por corredores humanos no mesmo período.

Em última análise, a intencionalidade humana é a mais poderosa força evolutiva que atua sobre este planeta. Para chegar a seu objetivo ela utilizará qualquer ferramenta a seu alcance, e descartará as que se tornarem obsoletas. Usando as dimensões newtonianas de realidade e uma tecnologia instrumental, a intencionalidade humana edificou um impressionante meio ambiente artificial e realizou notáveis aprimoramentos nos campos da comunicação, transporte, agricultura e controle das doenças. Mas agora há sinais de uma redução no ritmo do progresso conseguido a partir dos presentes modelos de tecnologia e definições da realidade. Somando-se a isso, vemos os muitos e lamentáveis efeitos colaterais que se desenvolvem quando a tecnologia é levada para além dos limites humanos. O fim de nosso atual impulso tecnológico não significa o fim de nossa jornada evolutiva; mas implica redefinirmos o que é "progresso" e mudarmos para novos meios de ampliar o alcance do inexorável processo em direção ao qual a vida sempre tende. É importante não confundirmos a ferramenta com a força que a manuseia.

A nossa presente tecnologia é apenas uma ferramenta. Ela não criou nosso progresso recente; quem criou foi a intencionalidade. Da mesma forma, devemos evitar confundir um conjunto qualquer de dimensões de realidade com a realidade em si. A realidade sempre implica a interação entre observador e observado. Quando nossos poderes de observação se expandem, expande-se também nossa realidade.

Para dar seqüência ao seu propósito evolucionário, a intencionalidade humana um dia irá utilizar ferramentas que hoje ainda não existem e operar em dimensões que confundem a nossa ciência atual. Bem pode ser que nos tornemos pela primeira vez conscientes dessas mudanças no campo dos esportes e no âmbito do corpo humano. Hoje podemos estar assistindo a uma certa estabilização no espetacular aumento do desempenho atlético — especialmente nos esportes de pista, como se os aperfeiçoamentos possíveis por meio da presente tecnologia já tivessem cumprido sua missão. Alguns especialistas esportivos agora supõem que os futuros aperfeiçoamentos deverão implicar mais fatores mentais ou psicológicos do que físicos. Os fatores "não-físicos", naturalmente, sempre desempenharam um papel central na grandeza atlética. Mas temos visto também como outros fatores, que nos parecem de natureza mística ou mesmo mágica, podem existir mesmo nos mais convencionais cenários esportivos. Quando, nos esportes, os aspectos "da mente" receberem mais atenção e quando se permitir que os aspectos "místicos" saiam do porão para emergir à plena consciência, então será possível que novas equipes esportivas se tornem corriqueiras. A questão não é o fato de ser ou não possível percorrer uma milha em um minuto e meio (acredito que certamente o será), mas, sim, quais eventos serão realizados.

Pensar no Atletas dos atletas em termos de esportes, pistas e recordes, tais como existem hoje, seria limitar a nós mesmos. A evolução humana continuará, deve continuar. Os Jogos Olímpicos que estão além daquilo que nossa percepção rotulou como "o ano 2000" podem perfeitamente incluir eventos e modos de observação extremamente difíceis de serem imaginados por nós. Talvez se estabeleça um prêmio para o atleta que melhor integre corpo, mente e espírito. Talvez haja lugar para eventos psíquicos homenageando o atleta que tiver melhor controle de projeção astral ou que melhor demonstre a psicocinese. O atleta que nos aguarda além de nossas tímidas expectativas tem o poder de fazer com que o céu se precipite sobre a terra e de trazer, por meio de seu corpo, mente e espírito, os elementos de nosso próximo passo no sentido da evolução.

Os atletas atuais nos inspiram e fazem com que nossos pensamentos se voltem para a evolução humana. Mas para evitar ser limitado, o Atletas dos atletas, nosso modelo e guia, deve permanecer no plano mítico. Sendo místico, o Atletas dos atletas deve incorporar um ideal de cunho universal. E, por ser universal, esse ideal deve apresentar ainda mais sentido para a média das pessoas do que para as renomadas figuras que ainda se enclausuram nas atuais especialidades esportivas. Verifique novamente o ideal que surgiu a partir destas páginas. O Atletas dos atletas é:

- quem realiza a união de corpo, mente e espírito na dança da existência;
- quem explora tanto o seu interior como o exterior;
- quem ultrapassa limitações e atravessa fronteiras no processo de transformação pessoal e social;
- quem participa do jogo maior, o Jogo dos Jogos, com plena consciência, cônscio da vida e da morte, e aceitando de bom grado tanto a dor como a alegria que essa consciência traz;
- quem, afinal, melhor serve de modelo e guia em nossa jornada evolutiva.

Esse ideal, que deve ser mantido em caráter experimental e aberto, não exclui ninguém por causa de incapacidades físicas. De fato, o homem ou mulher de meia-idade, acima do peso, sedentário, torna-se aqui um herói simplesmente dando a sua primeira volta na pista com esforço e agonia. Seis meses ou um ano depois, vários quilos mais magro e com um brilho no olhar, essa pessoa pode se transformar no exemplo do potencial que reside em cada um de nós. Ir um passo além: se essa mesma pessoa, reconhecidamente transformada em termos de corpo, mente e espírito, tomar essa experiência como impulso para níveis mais profundos de investigação, para ultrapassar suas fronteiras e ampliar seus níveis de consciência, poderemos dizer que ela encarna o ideal atlético definitivo.

Conheço uma mulher que se encaixa nesta descrição. Durante quase um ano corremos na mesma pista e eu pude observar a metamorfose que nela se operou. Nunca nos falamos, mas quando passamos um pelo outro (hoje em dia ela corre bem) nossos olhares se encontram e nós sorrimos. Sou muito emotivo em relação a correr e, às vezes, chego às lágrimas diante de uma grande corrida. Nenhum corredor de classificação mundial, porém, jamais me inspirou tanto quanto essa mulher, cujo nome desconheço e cuja proeza não aparecerá em nenhum livro de recordes. Se ela conseguiu realizar tanto a partir de tão pouco, o que então não será possível?

A barra fixa ainda está lá, brilhando ao sol da primavera. Os meninos e meninas ainda estão sentados em um banco no gramado esperando que seus nomes sejam chamados. O homem com corte de cabelo militar baixa o olhar em direção à sua prancheta e fala. Mais uma vez o menino gordo se levanta, encaminha-se para a barra brilhante, ergue o braço para tocar o metal liso e, em seguida, retorna com a cabeça balançando de um lado para o outro sob o silencioso olhar dos colegas.

A cena começa a perder seus contornos. O menino gordo desaparece. As imagens do instrutor, da barra brilhante e dos meninos e meninas tremula e se dissolve. Já não consigo mantê-la no lugar. O menino gordo, cujo nome é Babcock, foi embora. Já fez seu papel em nosso pequeno teatro. Podemos deixar que se vá. Mas há outro Babcock, com o qual ainda não lidamos, uma criatura de carne e osso que não se afastará de nosso mundo com tanta facilidade.

Quem é essa criatura que deixamos que se afastasse de nós? Pois é justamente outro menino gordo, um fracasso inevitável da maioria de nossos atuais programas de educação física. Ele é, também, o ponto culminante de uma notável jornada evolutiva, o repositório da experiência de éons, a representação da ordem que reside além do poder de compreender-se plenamente. É uma criatura que se compõe de mais de dez milhões de cintilantes neurônios, capaz de cometer erros supérfluos e de estabelecer um número quase infinito de correlações criativas. Mas, acima de tudo isso, ele é um de nossos filhos, ele é como nós — vulnerável e orgulhoso, um filho de nossa raça, que sente esperança, vergonha e amor, que um dia poderá se envolver na criação da vida. É um menino gordo, nascido à imagem de Deus; mas está se distanciando de nós, é mais uma possibilidade de vida que se perde.

Certamente, este não é o final da história. Deve haver alguma forma de trazê-lo de volta, porque esse menino possui uma limitação a mais, além das usuais, que lhe cabe ultrapassar; portanto, um dia poderá nos informar com maior autoridade sobre o tema da transformação. Certamente, existem atividades físicas que poderão lhe devolver as alegrias corpóreas com as quais ele nasceu. Com certeza, existem jogos que lhe permitirão experimentar a mítica intensidade do jogo. Certamente, existem meios de lhe permitir a sensação do fluxo da energia que existe dentro e ao redor de seu corpo, e de perceber o corpo maior que une toda forma de vida na dança universal.

Babcock mostrou-se para nós como símbolo das limitações, uma vítima de nosso sistema. Mas não está sozinho. Cada vez que estabelecemos definições deploravelmente pobres para o funcionamento humano (as que hoje prevalecem), passamos a compartilhar da sua sorte. Quando percebemos a grandeza com a qual ele pode se superar, renunciamos a essas definições que restringem a nós e à raça humana. Babcock, de fato, é o símbolo de um potencial insuspeitado; eventualmente, podemos tirar mais proveito de como respondemos aos nossos Babcocks do que aos nossos O. J. Simpsons. O ideal atlético definitivo pode ser elevado, mas, por sua própria natureza, nunca estará completamente fora do alcance de qualquer pessoa. Em potencial, no plano da interação existente entre ideal e realidade, Babcock é o Atletas dos atletas — como também somos você e eu.

A resposta estava aqui, junto de nós o tempo todo, muito perto, parte íntima demais de nós mesmos para que pudéssemos notá-la: não "apenas carne", mas como metáfora central da existência humana, meu corpo, seu corpo (o corpo do Atletas dos atletas), abarcando o oceano, abraçando as estrelas, oferecendo acesso direto ao próprio cosmos. Pois vimos que corpo é espírito, que cada célula reenceta a dança do amor e da morte, que na relação dessas células é possível traçar a anatomia de toda relação. Não há um único Atletas dos atletas. Há milhões deles, esperando para nascer. Correndo, saltando, voando, mergulhando — cada um de nós pode entrar em forma ou mesmo estabelecer novos recordes. Mas o corpo do Atletas dos atletas — gordo ou magro, alto ou baixo — nos convoca para além desses detalhes, nos convoca na direção do eu e, no devido tempo, para o nascer de um novo mundo.

APÊNDICE — SETE NOVOS JOGOS PARA QUEM GOSTA DE SE AVENTURAR NOS ESPORTES

1. Novo *Frisbee* (*New Frisbee*)

O Novo Frisbee baseia-se nos princípios de máximo desempenho, potencial humano e impecável moralidade pessoal. Neste jogo não há, nem deve haver, um juiz, nem linhas demarcadas.

Antes de começar a partida, os jogadores declaram com que mão irão arremessar e agarrar. Podem optar por arremessar e agarrar com mãos diferentes (arremessar com a direita e pegar com a esquerda, por exemplo) ou com a mesma mão. No decorrer da partida, porém, devem usar somente a mão que declararam, tanto para arremessar como para agarrar. Os jogadores se revezam arremessando um de cada vez.

O arremessador lança o Frisbee em qualquer direção. O pegador tentará de todas as maneiras alcançá-lo e agarrá-lo.

Se o pegador não conseguir alcançar e tocar no Frisbee em nenhum momento durante o vôo, *o pegador ganha um ponto*. Para estabelecer o esforço ou desempenho ideal, ele deverá seguir um rumo direto à melhor posição possível para agarrar o Frisbee; se tiver de mergulhar para conseguir, deve mergulhar.

Se o Frisbee entra no raio de ação do pegador e mesmo assim ele não conseguir alcançá-lo e tocá-lo — isto é, se o pegador não conseguir um desempenho ideal ou calcular mal a trajetória do Frisbee — *o pegador dá um ponto ao arremesador*.

O pegador dá pontos ao arremessador. Se o pegador tocar o Frisbee e deixá-lo cair, o pegador deve dar dois pontos ao arremessador se o

Frisbee tocar em algum ponto de seu corpo e cair; ou se pegá-lo com a mão errada; ou se apanhar o Frisbee depois que este resvalar no seu corpo ou no outro braço.

Se o Frisbee sofrer uma inclinação de mais de 45 graus a partir da posição horizontal em qualquer ponto da trajetória o pegador poderá dizer em voz alta: "Quarenta e cinco!", mas deverá fazê-lo enquanto o Frisbee ainda estiver no ar. Neste caso, *o pegador ganha um ponto.*

Ninguém marca pontos. Se o pegador realiza uma pegada limpa, com a mão que declarou, a expectativa é a perfeição e, portanto, não é premiada de forma explícita.

Se o pegador corre o risco de chocar-se contra algum obstáculo físico, ele ou o arremessador devem dizer em voz alta: "Obstáculo!" e, nesse caso, repete-se a jogada. Se houver um novo obstáculo *o pegador ganha um ponto.*

O pegador canta todos os pontos. Ao ouvi-lo, o arremessador não se expressa nem por gritos nem por gestos de desaprovação.

Um *jogo informal* consiste em onze pontos. Os jogadores trocam de posição quando um deles alcança seis pontos. Vence o jogador que primeiro chegar aos onze pontos. Os resultados não afetam a colocação.

Em *competições*, o jogo consiste em vinte e dois pontos. Os jogadores trocam de posição quando um deles alcança onze pontos, vencendo o que primeiro alcançar vinte e dois pontos. Nos jogos de competição deve estar presente, no mínimo, um observador reconhecido. Os observadores são encorajados a aplaudir as boas jogadas e as boas chamadas. Embora não possam modificar as chamadas do pegador, os seus sinais de aprovação ou desaprovação podem ser úteis aos esforços do pegador no sentido de avaliar seus limites físicos.

2. Vôlei Infinito (*Infinity Volleyball*)

O objetivo deste jogo de cooperação é manter a bola em jogo por tempo ilimitado. De modo geral aplicam-se as regras habituais do jogo de vôlei, exceto que não se requer um número específico de jogadores. Tal como no vôlei comum, cada time não pode tocar mais de três vezes na bola antes de atirá-la para o outro lado. Os jogadores de cada time devem cantar o número de vezes que a bola é tocada. O resultado final alcançado é partilhado pelos dois times. Para a média dos jogadores, considera-se muito bom um resultado acima de cinqüenta pontos. Acima de cem é considerado fenomenal.

3. Pegador Iogue ou Dhú-dhú-dhú (*Iogi Tag*)

O pegador iogue, um jogo de velocidade, agilidade e controle da respiração, é jogado numa área relativamente plana, que possa ser dividida em duas partes iguais por uma linha central. Nesse jogo, que favorece reflexos e equilíbrio, a superfície do solo deve ser macia o suficiente para amortecer quedas. As áreas mais utilizadas são tatamis de ginástica, praias ou gramados. E qualquer quantidade de jogadores pode participar, dependendo do tamanho do campo.

Os jogadores se dividem, metade em cada lado do campo, formando assim dois times definidos pela área ocupada. Os dois times se revezam, enviando um de seus jogadores para o outro lado. Para decidir quem manda o jogador primeiro pode-se tirar cara ou coroa.

Antes de cruzar a linha para o campo oposto, o jogador faz uma profunda inspiração. A partir do momento em que cruzar a linha deve dizer, continuamente e sem respirar: "Dhú-dhú-dhú". Se em qualquer momento em que se encontrar no território do time adversário o jogador parar de fazer o som, estará fora do jogo. Seu objetivo é tocar um ou mais dos jogadores do time oposto e retornar ao seu território com segurança, tudo num só fôlego. Se conseguir cruzar a linha que separa os dois campos, mesmo com a ponta de um dedo, antes de soltar a respiração, todos os oponentes que foram tocados por ele devem sair do jogo.

Os jogadores do time oposto, no entanto, deverão tentar agarrar o invasor e prendê-lo em seu território até que este perca o fôlego e dessa forma seja obrigado a abandonar o jogo. Nesse caso, os que tiverem sido tocados podem permanecer.

Assim que uma interação tiver sido completada e todos os jogadores eliminados tiverem deixado o campo, o outro time pode enviar imediatamente um de seus jogadores para o lado adversário. O jogo continua alternadamente até que todos os jogadores de um dos times tenham sido eliminados.

Ao capturar e deter um jogador invasor, *os membros do time não devem fazer uso desnecessário da força*. Não são permitidas *running tackles*[1] e nem agarrar o invasor abaixo da cintura. Qualquer pessoa que usar desnecessariamente a força deve abandonar o jogo. Para garantir a obediência às regras pode-se utilizar tanto um árbitro como um compromisso de honra.

---

1. Termo utilizado no *rugby* e no futebol americano; corrida em que um jogador derruba o adversário, ao agarrá-lo. (N. do T.)

4. Pega-Pega Ambiental (*Environmental Tag*)

Deste jogo, que favorece velocidade e conhecimento ecológico, pode participar qualquer número de jogadores. O organizador traça um percurso de cerca de quatrocentos metros. A partir do ponto de saída, os jogadores fazem uma caminhada pela natureza ao longo do trajeto, durante o qual lhes são informados os nomes de dez a quinze flores, árvores ou outras plantas. Ao final do percurso, selecionam-se determinados jogadores que serão chamados de "It". Deve haver um "It" para cada grupo de cinco a dez jogadores. O objetivo do jogo é retornar ao ponto de saída sem ser tocado por nenhum "It". Os jogadores estão a salvo sempre que estiverem tocando uma das plantas identificadas. O "It" pode desafiar os jogadores a dizer o nome da planta que estão tocando. O jogador que não conseguir fazê-lo é considerado pego e, portanto, fora do jogo. Os "Its" podem também pegar os demais jogadores da maneira normal quando estes não estiverem tocando as plantas identificadas. Todos aqueles que conseguirem retornar ao ponto de saída são vencedores.

5. Mantenha Distância (*Stand-Off*)

Neste jogo de reflexos e equilíbrio, dois jogadores se mantêm em pé, um diante do outro, de maneira que as pontas dos dedos do mais baixo possam alcançar os ombros do outro. Ambos devem manter os pés totalmente juntos. Os jogadores colocam as mãos à frente, mantendo os queixos erguidos e as palmas das mãos voltadas umas para as do outro. A meta consiste em atingir as palmas das mãos do oponente de tal forma a fazê-lo perder o equilíbrio. Perde a partida o primeiro jogador que mover um dos pés ou cair sobre o oponente, ou aquele que atingir o outro em qualquer lugar exceto as palmas de suas mãos. Vence o primeiro que fizer com que o outro perca o equilíbrio cinco vezes durante cada partida.

6. Acasalamento (*Mating*)

Para este jogo de mímica devem-se arranjar cartas que mostrem nomes e/ou figuras de mamíferos, aves, peixes e répteis. Dá-se preferência a espécies em extinção, como a águia dourada, o lobo das montanhas, o pelicano castanho etc., por exemplo. O número de cartas deve ser igual ao de jogadores, devendo haver duas cartas para cada espécie animal. Embaralham-se as cartas, e cada jogador tira uma. Todos formam um círculo. Sem palavras, cada qual expressará por mímica o animal identificado na carta tirada, tentando localizar o parceiro. Quando o acasalamento ocorre, os participantes se abraçam ou se dão as mãos e saem do círculo.

7. Futebol Americano de Roda (*Circle Football*)

Este jogo, cheio de truques e particularmente excitante, oferece possibilidades quase ilimitadas ao estrategista dos Novos Jogos. Deve ser jogado num círculo de cerca de trinta a cinqüenta metros de diâmetro, dependendo do número de jogadores (trinta metros é um tamanho adequado para dois times de cinco jogadores cada). Há um outro círculo concêntrico periférico com raio cinco metros maior do que o primeiro, criando uma zona de gol, semelhante à área de finalização (*end zone*) do futebol americano comum. No centro desses círculos há um círculo interno de dois metros de diâmetro. Entre este círculo interno e a zona de gol deve existir um corredor de dois metros de largura.

Uma das equipes se agrupa, e em seguida um dos membros do ataque, o *passador* se coloca segurando a bola no centro do círculo interno. Os outros membros do ataque, bem como todo o time defensivo, podem posicionar-se em qualquer parte entre o círculo interno e a zona de gol. O passador começa seu jogo contando em voz alta em intervalos de um segundo. Quando a contagem começa todos os jogadores se movem. Antes de chegar a quinze, o passador deve passar a bola ou correr pelo corredor tentando alcançar a zona de gol. Enquanto estiver no círculo interno, o passador está a salvo. No corredor, pode ser agarrado ou derrubado, dependendo do tipo de jogo que tiver sido combinado. O passador pode avançar pelo corredor e retornar ao círculo interno, mas só pode passar a partir do círculo interno.

O passador pode passar para qualquer membro do time atacante. O atacante que pegar a bola pode tentar correr para o gol e assim marcar um ponto, ou pode passá-la para outro membro de sua equipe. O número de passes permitido é ilimitado. Se o passe não for completado, ou se o atacante for agarrado ou derrubado antes de marcar, a bola volta ao passador para uma nova investida.[2] Permitem-se três investidas antes que a bola passe para o outro time.

---

2. Utilizamos o termo "investida" para o *dow* do futebol americano. Outros termos que têm sido usados em português são "descida" ou "arremetida". (N. do T.)

Se o time defensivo interceptar um passe, pode imediatamente tentar marcar um gol. Se a defesa interceptar mas não conseguir marcar um gol, ganha a posse da bola para três investidas.

As regras não definidas aqui regem-se pelas do futebol americano comum.

Aviso: Os jogadores novatos nesta modalidade podem sofrer colisões inesperadas. Uma vez que o Futebol Americano de Roda é um jogo de 360 graus, aqui mais do que em qualquer outro espaço é necessário atenção para todos os lados. O bloqueio físico vigoroso não é recomendável.

Agradecemos a permissão pelo uso do material:

The John Day Company, pelo material de *The Way of Life*, de Lao Tzu, traduzido para o inglês por Witter Bynner. Copyright © 1944 by Witter Bynner. Reimpresso com autorização do editor.

Vanguard Press, Inc., pelo material de *New Heaven, New Earth* de Joyce Carol Oates. Copyright © 1974 by Joyce Carol Oates. Reimpresso com autorização do editor.

Ziff-Davis Publishing Company, pelo material de "I Experience a Kind of Clarity" de Michael Murphy e John Brodie. Copyright © 1973 by Ziff-Davis Publishing Company. Reimpresso com permissão da revista *Intellectual Digest* e de Ziff-Davis Publishing Company.

O original americano de *The Ultimate Athlete* é patrocinado pela Society for the Study of Native Arts and Sciences, uma entidade educacional sem fins lucrativos, cujos objetivos são desenvolver uma perspectiva educacional e transcultural unindo variados campos científico, social e artístico; estimular uma visão holística das artes, ciências, humanidades e saúde; e publicar e distribuir literatura de relação corpo-mente-natureza.

GEORGE LEONARD

Autor de vários livros proféticos sobre o potencial humano e transformações sociais, incluindo *Education and Ecstasy*, *The Ultimate Athlete*, *The Silent Pulse* e *Adventures in Monogamy*.

De 1953 a 1970, Leonard trabalhou como editor sênior para a revista *Look*. Produziu numerosos ensaios e artigos especiais sobre educação, relações raciais, ciência, política, artes e política externa. Uma coleção de seus ensaios foi publicada em 1970 sob o título *The Man & Woman Thing and Other Provocations*. Durante as décadas de 50 e 60, foi o mais premiado autor de artigos sobre educação.

Escreveu artigos para revistas como *Harper's*, *Atlantic*, *New York*, *Saturday Review* e *The Nation*. Atualmente colabora com a revista *Esquire*, escrevendo arigos sobre uma variedade de temas e editando o número especial anual "Ultimate Fitness".

Leonard é faixa preta terceiro grau em aikidô, e co-proprietário de uma academia de aikidô em Mill Valley, Califórnia. É fundador do Leonard Energy Training (LET), uma prática inspirada no aikidô que oferece formas alternativas de lidar com os problemas do dia-a-dia. Leonard já iniciou mais de 40 mil pessoas no LET, nos Estados Unidos e no exterior.

Formado pela Universidade da Carolina do Norte (1948) e doutor em Ciências Humanas pelo Lewis and Clark College (1972) e pela Universidade John F. Kennedy (1985). Foi presidente da Associação de Psicologia Humanística e faz parte do Conselho do Instituto Esalen. Leonard serviu como piloto de combate na Força Aérea durante a Segunda Guerra Mundial, e foi editor e agente da inteligência durante a Guerra da Coréia. Suas aventuras nos limites humanos durante os anos 60 estão descritas em suas memórias, publicadas em 1988, sob o título *Walking on the Edge of the World*. Leonard é casado e tem quatro filhas.

Leia também
de
GEORGE LEONARD

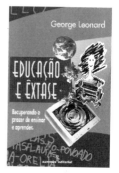

EDUCAÇÃO E ÊXTASE
Recuperando o prazer de ensinar e aprender

Professores malpagos e sobrecarregados. Alunos desinteressados, estudando mecanicamente apenas para alcançar notas e aprovação nos exames finais. Este é um quadro familiar, um sistema que rouba todo o gosto do processo educativo.

Mas como recuperar uma escola ao mesmo tempo eficiente e prazerosa?

George Leonard, educador, pensador e jornalista apresenta-nos neste livro as idéias básicas que sugerem como isto é possível. Reunindo suas experiências pessoais e a efervescência cultural dos anos 60, Leonard nos revela uma visão totalmente nova e peculiar: a ênfase recai sobre a própria noção de ensino e aprendizagem, e não sobre simples mudanças de métodos e técnicas. Trata-se de uma abordagem que privilegia fundamentalmente o prazer de ensinar e aprender. Para ele, a função primordial da educação é oferecer às novas gerações instrumentos que permitam a plena realização de seu potencial como seres humanos. É esta função que se encontra tão negligenciada e deteriorada nos nossos sistemas de ensino atuais. Com suas idéias, Leonard procura resgatar esse papel primordial, transformando o processo educativo numa busca espontânea de crescimento intelectual e espiritual, potencializando a necessidade que todos temos de descobrir e dominar o mundo à nossa volta. Utiliza recursos inusitados que estimulam os sentidos, a consciência, a elevação do espírito e o sublime prazer de aprender.

Esta é uma obra perene, sempre atual, que oferece uma nova dimensão do processo de transmitir experiências e conhecimentos, que é parte de nossa essência como seres humanos. REF. 621

_ _ _ _ _ _ _ _ _ dobre aqui _ _ _ _ _ _ _ _ _ _ _ _ _

ISR 40-2146/83
UP AC CENTRAL
DR/São Paulo

CARTA RESPOSTA
NÃO É NECESSÁRIO SELAR

O selo será pago por

summus editorial

05999-999 São Paulo-SP

_ _ _ _ _ _ _ _ _ dobre aqui _ _ _ _ _ _ _ _ _ _ _ _ _

summus **editorial**
CADASTRO PARA MALA-DIRETA

Recorte ou reproduza esta ficha de cadastro, envie completamente preenchida por correio ou fax, e receba informações atualizadas sobre nossos livros.

Nome:_____ Empresa:_____

Endereço: ☐ Res. ☐ Coml. _____ Bairro:_____

CEP: _____-_____ Cidade: _____ Estado: _____ Tel.: ( ) _____

Fax: ( ) _____ E-mail: _____ Data de nascimento: _____

Profissão:_____ Professor? ☐ Sim ☐ Não Disciplina: _____

1. Você compra livros:

☐ Livrarias ☐ Feiras
☐ Telefone ☐ Correios
☐ Internet ☐ Outros. Especificar:_____

2. Onde você comprou este livro?

_____

3. Você busca informações para adquirir livros:

☐ Jornais ☐ Amigos
☐ Revistas ☐ Internet
☐ Professores ☐ Outros. Especificar:_____

4. Áreas de interesse:

☐ Educação ☐ Administração, RH
☐ Psicologia ☐ Comunicação
☐ Corpo, Movimento, Saúde ☐ Literatura, Poesia, Ensaios
☐ Comportamento ☐ Viagens, Hobby, Lazer
☐ PNL (Programação Neurolingüística)

5. Nestas áreas, alguma sugestão para novos títulos?

_____

6. Gostaria de receber o catálogo da editora? ☐ Sim ☐ Não

7. Gostaria de receber o Informativo Summus? ☐ Sim ☐ Não

Indique um amigo que gostaria de receber a nossa mala-direta

Nome:_____ Empresa:_____

Endereço: ☐ Res. ☐ Coml. _____ Bairro:_____

CEP: _____-_____ Cidade: _____ Estado: _____ Tel.: ( ) _____

Fax: ( ) _____ E-mail: _____ Data de nascimento: _____

Profissão:_____ Professor? ☐ Sim ☐ Não Disciplina: _____

summus editorial

Rua Cardoso de Almeida, 1287 05013-001 São Paulo - SP Brasil Tel (011) 3872 3322 Fax (011) 3872 7476
Internet: http://www.summus.com.br   e-mail: summus@summus.com.br

cole aqui